Medizinische Informatik und Statistik

Herausgeber: S. Koller, P. L. Reichertz und K. Überla

30

Dietmar Möller

Ein geschlossenes nichtlineares Modell zur Simulation des Kurzzeitverhaltens des Kreislaufsystems und seine Anwendung zur Identifikation

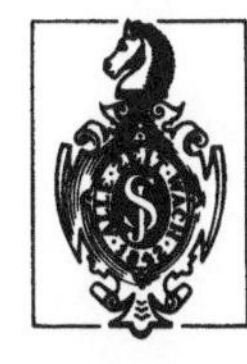

Springer-Verlag
Berlin Heidelberg New York 1981

Reihenherausgeber

S. Koller P. L. Reichertz K. Überla

Mitherausgeber

J. Anderson G. Goos F. Gremy H.-J. Jesdinsky H.-J. Lange
B. Schneider G. Segmüller G. Wagner

Autor

Dietmar Möller
Physiologisches Institut
Johannes Gutenberg Universität Mainz
Saarstraße 21, 6500 Mainz

AMS Subject Classifications (1979): 03C50, 03C52, 15A03, 28-04, 34A34,
34C35, 34D20, 34K35, 35G20, 65C99, 65K10, 68J05, 68J10, 70G30, 73P05,
76A05, 76D05, 76Z05, 92-02, 92A07, 93B05, 93B07, 93B30, 93B35, 93C10,
93C60, 93D05

CR Subject Classifications (1981):   3.12, 3.25, 3.26, 3.34, 3.65, 4.20, 5.15,
                                              5.42, 8.1

ISBN-13:978-3-540-10878-8   e-ISBN-13:978-3-642-81665-9
DOI: 10.1007/978-3-642-81665-9

CIP-Kurztitelaufnahme der Deutschen Bibliothek
Möller, Dietmar:
Ein geschlossenes nichtlineares Modell zur Simulation des Kurzzeitverhaltens des
Kreislaufsystems und seine Anwendung zur Identifikation / Dietmar Möller. – Berlin;
Heidelberg; New York: Springer, 1981
(Medizinische Informatik und Statistik; 30)
ISBN-13:978-3-540-10878-8

NE: GT

2145/3140 - 5 4 3 2 1 0

MEINEN ELTERN GEWIDMET

in Dankbarkeit für ihre liebevolle
Erziehung und die Ausbildung, die sie
mir ermöglichten

Vorwort

Die Entwicklung von mathematischen Modellen zur Simulation
biologischer Systeme ist Gegenstand interdisziplinärer
Forschung. Der Wert solcher Modelluntersuchungen liegt begründet in der Möglichkeit Kombinationen detaillierter
Einzelbefunde zu einem konsistenten und widerspruchsfreien
Gesamtverhalten zu verbinden. Ist das Modell hinreichend
genau verifiziert, dann sind z.B. Modellvorhersagen zu in
vivo nicht meßbaren Größen möglich, oder es können aufgrund
von Modellergebnissen gezielte experimentelle Untersuchungen
stimuliert werden.

Der Titel der Arbeit soll das komplexe bearbeitete Gebiet in
prägnanter Form charakterisieren. Im nachhinein ist jedoch an-
zumerken, daß dieser Forderung durch einen umfassenderen
Titel besser Rechnung getragen wäre, wenn man durchdenkt,
daß es eine Reihe von unphysiologisch geschlossenen Modellen
gibt (Kurzschluß unter Auslassung biologischer Teilsysteme).
So müßte der Titel der Arbeit besser lauten:
"Ein physiologisch vollständig geschlossenes nichtlineares
Modell zur Simulation des Kurzzeitverhaltens des Kreislaufsystems und seine Anwendung zur Identifikation von Parametern"

Die vorliegende Dissertation wurde an der Universität Bremen
unter der Betreuung von Herrn Professor Dr.-Ing. D. Popović
durchgeführt. Sie entstand während meiner Tätigkeit als
Wissenschaftlicher Mitarbeiter des Physiologischen Institutes
der Johannes Gutenberg-Universität in Mainz.
Die Dissertation lag dem Promotionsausschuß Dr.-Ing. der
Universität Bremen vor. An dem Promotionsverfahren haben
Herr Professor Dr.-Ing. D. Popović - Fachgebiet Prozeßrechen-
technik an der Universität Bremen - und Herr Professor
Dr. rer. nat. Dr. med. W. Barnikol - Physiologisches Institut
der Universität Mainz - als Gutachter mitgewirkt. Das
Kolloquium fand am 26. September 1980 statt.

Herrn Professor Dr.-Ing. D. Popović gilt mein aufrichtiger
Dank für seinen persönlichen Einsatz bei dieser externen
Dissertation sowie für zahlreiche wertvolle Gespräche, An-
regungen und die Ermöglichung die rechnerunterstützten
Untersuchungen in der Fachgruppe für Prozeßrechentechnik
an der Universität in Bremen durchführen zu können.

Herrn Professor Dr. rer. nat. Dr. med. W. Barnikol gilt
mein aufrichtiger Dank für seinen persönlichen Einsatz mit
der Übernahme des Korreferates sowie für zahlreiche wertvolle Gespräche und Anregungen. Ich möchte ihm an dieser
Stelle meinen Dank dafür aussprechen, daß er auch den
äußeren Rahmen ermöglichte, welcher zum Gelingen der vorliegenden Arbeit erforderlich war.

Herrn Dr.-Ing. G. Thiele (Fachgruppe Prozeßrechentechnik an
der Universität Bremen) gilt mein herzlicher Dank für zahlreiche wertvolle Gespräche und Hinweise sowie für seine
Unterstützung der am Prozeßrechner notwendigen Arbeiten.

Mein Dank gilt auch Herrn Professor Dr. rer. nat. Dr. med.
G. Thews (Direktor des Physiologischen Instituts der
Johannes Gutenberg Universität Mainz) für sein stets wohl-
wollendes und förderndes Interesse an meiner Arbeit.

Herrn M. Obitz möchte ich hiermit für die Reinschrift der,
in der Arbeit angegebenen Formeln auf das herzlichste
danken. Für seine Unterstützung bei der Erstellung der
Zeichnungen danke ich ebenso Herrn R. Zinck.

Herrn B. Müller danke ich an dieser Stelle für das An-
fertigen der erforderlichen Fotografien.
Frau I. Menzel gilt mein herzlicher Dank für die Reinschrift
der Arbeit.

Abschließend möchte ich meiner Frau für ihre Geduld und
Nachsicht danken, die sie meiner Arbeit stets entgegenge-
bracht hat. Auch unsere kleine Tochter Christina Sophia
soll in Dankbarkeit bedacht sein, da sie ihren Papa
häufig vermissen mußte.

Mainz, im Frühjahr 1981   Dietmar Möller

INHALTSVERZEICHNIS

		Seite
	VORWORT	V
	INHALTSVERZEICHNIS	VII
	VERWENDETE FORMELZEICHEN	XI
1.	EINFÜHRUNG	1
1.1	Simulationsmodelle und Identifikationsverfahren in der Anwendung auf das Herzkreislaufsystem	1
1.2	Problemstellung der Arbeit	5
2.	GESCHLOSSENES KREISLAUFMODELL DES KURZZEIT-VERHALTENS UNTER EINBEZUG DES BAROREZEPTOR-REFLEXBOGENS - ORBIS CARDIOVASCULARIS -	7
2.1	Zur Physiologie des kardiovaskulären Systems	7
2.2	Ableitung der hämodynamischen Gleichungen des ungeregelten kardiovaskulären Systems	13
2.2.1	Allgemeine Problematik	13
2.2.2	Ableitung der hämodynamischen Gleichungen zur Biomechanik des kardiovaskulären Systems unter Einbezug der Windkessel-Theorie	13
2.3	Ableitung der kardialen Gleichungen des ungeregelten kardiovaskulären Systems unter Einbezug des Frank-Starling Mechanismus	26
2.4	Einstellverhalten der verschiedenen Drucke und des Stromzeitvolumens im ungeregelten kardiovaskulären System	31
2.5	Die Regelung des arteriellen Blutdrucks und der Herzfrequenz unter Einbezug des Barorezeptorreflexbogens als spezifischer Afferenz	47
2.6	Zustandsraumbeschreibung und Stabilitätsanalyse des geregelten kardiovaskulären Simulationsmodells	61
2.7	Modellerweiterung unter Einbezug des Zusammenhangs zwischen Sauerstoffaufnahme und Belastung	72

Seite

2.8 Implementierung des erweiterten Simulations-
    modells im SIDAS-System 80

2.8.1 Allgemeine Problematik der Simulation
    kontinuierlicher Systeme 80

2.8.2 Das SIDAS-Programmsystem 81

2.8.3 Anwendung des Spezialblocks SP5 84

2.9 SIDAS-Simulationsergebnisse des erweiterten
    geschlossenen geregelten Kreislaufmodells
    bei Simulation unterschiedlicher physio-
    logischer und pathophysiologischer Zustände 87

2.9.1 Das Verhalten des ungestörten Systems 87

2.9.2 Das Einstellverhalten verschiedener Kreislauf-
    größen bei sprungförmiger ergometrischer
    Belastung 88

2.9.3 Einstellverhalten der mittleren Blutströmungs-
    geschwindigkeit bei sprungförmiger ergo-
    metrischer Belastung 98

2.9.4 Vergleich der Modellergebnisse mit leistungs-
    physiologischen und klinischen Befunden 102

2.9.5 Empfindlichkeitsanalyse des geschlossenen
    kardiovaskulären Simulationsmodells 116

2.9.6 Einstellverhalten bei Simulation einer
    Belastungsphase bei unterschiedlichen
    pathophysiologischen Zuständen 127

2.9.6.1 Einstellverhalten bei gleichzeitiger sprung-
    förmiger Aufschaltung eines zusätzlichen
    Widerstands und einer zusätzlichen ergo-
    metrischen Belastung 127

2.9.6.2 Einstellverhalten bei Simulation einer Be-
    lastungsphase bei einem pulmonalen Hochdruck 134

2.9.6.3 Einstellverhalten bei Simulation einer Be-
    lastungsphase bei einer Herzinsuffizienz 138

2.9.7 Zusammenfassende Diskussion des Fehlens der
    Adaptation des Barorezeptorreflexbogens 141

Seite

3.   KRITISCHER VERGLEICH UND AUSBLICK ZUR
BIOLOGISCHEN WERTIGKEIT DES VORGESTELLTEN
SIMULATIONSMODELLS   143

4.   PARAMETERIDENTIFIKATION DES GESCHLOSSENEN
KREISLAUFMODELLS DES KURZZEITVERHALTENS MIT
HILFE EINES SELBSTANPASSENDEN REFERENZMODELLS
UNTER EINBEZUG DES GRADIENTENVERFAHRENS   146

4.1   Zur Problematik der Parameteridentifikation mit
Hilfe eines selbstanpassenden Referenzmodells   146

4.2   Prinzip des Gradientenverfahrens   152

4.3   Implementierung des geschlossenen Kreislaufmodells im Programmpaket NLP   158

4.4   Identifizierbarkeit der Modellparameter   159

4.5   Stabilität des Identifikationsverfahrens   171

4.6   Kritischer Vergleich und Ausblick   172

5.   ANHANG   174

     Vorbemerkungen   174

5.2.2-9   Ableitung der Gleichung des Druckgradienten
Gl. 2.2-9   175

5.2.2-14 Ableitung der Gleichung des Druckgradienten
Gl. 2.2-14   175

5.2.2-21 Ableitung der Gleichung des Gradienten des
Stromzeitvolumens Gl. 2.2-21   177

5.2.2-22 Ableitung der Gleichung des Gradienten des
Stromzeitvolumens Gl. 2.2-22   179

5.2.2-24 Ableitung der Gleichung des Gradienten des
Stromzeitvolumens Gl. 2.2-24   181

5.2.3-7   Ableitung der Volumenbeziehung Gl. 2.3-7   182

5.2.4-5   Ableitung der Gleichung des pulsatilen Druckverlaufs im Zeitabschnitt der Systole Gl. 2.4-5   183

5.2.5-3   Ableitung der Übertragungsfunktion des Ver-
zögerungsgliedes 1. Ordnung (VZ -Glied) in
Gl. 2.5-3   185

		Seite
5.2.8-1	SIDAS Blockarten	186
5.2.8-2	SIDAS Liste der Struktur nach Bild 2.8-1	193
5.2.8-3	Fortranprogramm des Spezialblocks SP5	196
5.4.2-12	Ableitung der Vektorgleichung Gl. 4.2-12	199
5.4.3-1	Fortranprogramm des im Programmpaket NLP implementierten Referenzmodells	200
5.5.1	Tabelle der verwendeten Modellparameter des Orbis Cardiovascularis	202
5.5.2	Datensatz des gemessenen Herzfrequenzverlaufs bei ergometrischer Belastung von 118 W zur Identifikation der Parameter KHF und THF (s. Bild 4.4-6 und 4.4-7)	204
5.5.3	Datensatz des gemessenen Blutdruckverlaufs PAS bei ergometrischer Belastung von 100 W zur Identifikation der Parameter KL, KR und KHF (s. Bild 4.4-4 und 4.4-5)	205
6.	LITERATUR	206

Verwendete Formelzeichen

$\underline{A}$	n , n Systemmatrix
$\underline{a}$, $\underline{b}$	zu identifizierende Parameter
AVD_{O_2}	arteriovenöse O_2-Differenz
$\underline{B}$	m , p Steuermatrix
$\underline{C}$	r , q Ausgangsmatrix
C	Compliance resp. Volumenweitbarkeit der Gefäßwand
CAP	Compliance des arteriopulmonalen Gefäßabschnitts
CAS	Compliance des arteriellen Gefäßabschnitts
CL	Compliance des linken Ventrikels
CR	Compliance des rechten Ventrikels
CS	Kapazität der Gefäßwand
CVP	Compliance des venöspulmonalen Gefäßabschnitts
CVS	Compliance des venössystemischen Gefäßabschnitts
d	Differentialoperator
δ, ∂	partieller Differentialoperator
Δ	Laplace Operator
dA	infinitesimales Flächenelement
di	Wichtungsfaktor der m-Ausgangsgrößen
$\dfrac{\delta Q}{\delta x}$; $\dfrac{dQ}{dx}$	Gradient des Stromzeitvolumens in x-Richtung
$\dfrac{\delta P}{\delta r}$	radialer Druckgradient
$\dfrac{\delta P}{\delta x}$; $\dfrac{dP}{dx}$	axialer Druckgradient
dr	infinitesimaler Gefäßradius
dV	infinitesimales Volumenelement
$\dfrac{\delta v}{\delta t}$; $\dfrac{dv}{dt}$; $\dot{v}$	örtliche Beschleunigung
$\dfrac{\delta v_x}{\delta y}$	Geschwindigkeitsgradient des Blutes in y-Richtung
$\dfrac{\delta v x(R)}{\delta r}$	Geschwindigkeitsgradient des Blutes in r-Richtung

dx	infinitesimale Gefäßlänge
dt	infinitesimale Zeiteinheit
E	Elastizitätsmodul
$\underline{E}$	komplexer Elastizitätsmodul
ε	Eigenwert des Verzerrungstensor
$\underline{e}\,(\hat{\underline{p}},\,t)$	Ausgangsfehlervektor
EW	ergometrische Belastung
ε	Element einer Menge
η	Viskosität des Blutes
η_ω	Wandreibung
F	Kraft
$\underline{f},\,\underline{g}$	nichtlineare Vektorfunktionen
FP	hydrostatischer Druck
FR	Reibungskraft
h	Wandstärke
HF	Herzfrequenz
$\hat{\text{HF}}$	Herzfrequenz adäquate Stellgröße des Reglers
HBF	minimale Herzfrequenz
HFM	maximale Herzfrequenz
HZV	Herzzeitvolumen
I	Identitätsmatrix
$\underline{J}$	Jordanmatrix
K	nichtnegative skalare Größe
KHF	Konstante der tonischen Aktivität des am Sinusknoten angreifenden Sympathikustonus bei Belastung
KL	Maß für die Kontraktilität des linken Ventrikels
KPR	Konstante des Kontraktionszustands der Gefäßmuskulatur bei Belastung
KPR_0	dimensionslose Konstante
KQ	dimensionslose Konstante
KR	Maß für die Kontraktilität des rechten Ventrikels
KSV	Kontraktilitätskonstante des Ventrikels bei Belastung
χ	Volumenelastizitätsmodul

L, l	Gefäßlänge
λ_i	Eigenwerte
m	Masse
$M_k\,(\hat{\underline{p}})$	Zielfunktion
μ	Poissonsche Querdehnungszahl
n	Anzahl der Meßgrößen
∇	Hamilton- oder Nablaoperator
ω	Kreisfrequenz
$\hat{\underline{p}}$	Parametervektor
$\hat{p}(o)$	Startwert des Parameters
$\bar{P}$	mittlerer Blutdruck
$P(t)$	Aortendruck
PAP	arteriopulmonaler Druck
PAS	arterieller systemischer Druck
PASN	normierter arterieller systemischer Druck
Ped	enddiastolischer Druck
Pes	endsystolischer Druck
$\underline{P}$ex	extremaler Parametervektor
PR	peripherer Widerstand
$\hat{PR}$	widerstandsadäquate Stellgröße des Reglers
PRB	minimaler peripherer Widerstand
PRM	maximaler peripherer Widerstand
PVP	venös pulmonaler Druck
PVS	venöser systemischer Druck
φ	Polarkoordinate
$\dot{Q}(t)$	Stromzeitvolumen
QH	Blutstrom des Herzens
$\dot{Q}L$	Stromzeitvolumen der linken Herzhälfte
$\dot{Q}_{O_2}$	O_2-Aufnahme
$\dot{Q}_R$	Stromzeitvolumen der rechten Herzhälfte
R	beliebiger Abstand zur Gefäßachse
$\underline{\overset{\Rightarrow}{R}}$	Reibungstensor
r	Gefäßradius oder Polarkoordinate
RG	Widerstand des jeweils betrachteten Gefäßabschnittes
RL	Strömungswiderstand des linken Ventrikels
rm	mittlerer Gefäßradius

$\mathbb{R}^n$	n-dimensionaler Vektorraum des Zustandsvektors $\underline{X}(t)$
RR	Strömungswiderstand des rechten Ventrikels
ζ	Dichte
S	Standardabweichung
SVo	Schlagvolumen in Ruhe
SVL	Schlagvolumen des linken Ventrikels
SVR	Schlagvolumen des rechten Ventrikels
σt	tangentiale Wandspannung
T	vaskuläre Zeitkonstante
$\underline{T}$	Transformationsmatrix
t_D	Diastolendauer
THF	Einstellzeitkonstante der Herzfrequenz bei Belastung
TN	efferente Verzögerungszeit
TO_2	Einstellzeitkonstante des peripheren Widerstands bei Belastung
TR	efferente Verzögerungszeit
T_s	Systolendauer
TSV	Einstellzeitkonstante des Schlagvolumens bei Belastung
$\underline{U}(t)$	Steuervektor
v	Strömungsgeschwindigkeit
VD	enddiastolisches Restvolumen
$(\underline{v}\,\nabla\,)\underline{v}$	Konvektionsbeschleunigung
VR	endsystolisches Restvolumen
$\underline{V}(R)$	von R abhängige Strömungsgeschwindigkeit
v_x	x-Komponente der Strömungsgeschwindigkeit
v_y	y-Komponente der Strömungsgeschwindigkeit
v_z	z-Komponente der Strömungsgeschwindigkeit
W	Arbeit des linken Ventrikels
x	kartesische Koordinate
$\bar{X}$	Mittelwert
$\underline{X}s$	meßbarer Anfangszustand

$\underline{\dot{X}}(t)$	zeitliche Ableitung des Zustandsvektors
$\Sigma\, x$	Summe aller Meßwerte
y	kartesische Koordinate
$\underline{Y}(t)$	Ausgangsvektor
$\underline{Y}_M\,(\underline{\hat{p}},\, t)$	Ausgangsvektor des Referenzmodells
$\underline{Y}s\,(t)$	Ausgangsvektor des Systems
z	kartesische Koordinate

1. EINFÜHRUNG

1.1 Simulationsmodelle und Identifikationsverfahren in der Anwendung auf das Herzkreislaufsystem

Im folgenden soll, dem Umfeld der Arbeit entsprechend, der aktuelle Stand realisierter Simulationsmodelle und angewandter Identifikationsverfahren in der Herzkreislaufforschung unter Würdigung der historischen Entwicklung umrissen werden, soweit sie in die vorliegende Arbeit Eingang gefunden haben.

Historisch gesehen wurden die ersten rechnerunterstützten Simulationsmodelle unter Einsatz des Analogrechners entwickelt. Sowohl Teilbereiche des vaskulären Systems (142, 164) als auch das gesamte vaskuläre System (118) sowie das ungeregelte kardiovaskuläre System (3, 18) wurden in relativ guter Übereinstimmung zum biologischen System mit Hilfe elektrischer Analoga der Vierpol- bzw. Netzwerktheorie untersucht. In diesem Zusammenhang wurden die Fortpflanzungsgeschwindigkeit der Pulswellen in der Aorta oder anderen Abschnitten des vaskulären Systems und die Eingangsimpedanzen der angrenzenden vaskulären Abschnitte simuliert. Der Nachteil bei dieser Simulationstechnik ist die große Anzahl an erforderlichen Analogrechenelementen, was die Kopplung mehrerer Analogrechner notwendig macht. Dabei sind die Kreislaufregulationsmechanismen noch unberücksichtigt geblieben.

Daneben gibt es eine Vielzahl von Untersuchungen zu spezielleren Fragestellungen, wie z.B. die Modellierung und Simulation der Mechanik der Herzkammern bzw. des ganzen Herzens unter Einsatz des Analogrechners (37, 68) als auch Untersuchungen zur Auswirkung arbeitsphysiologischer Einflüsse auf die Herzfrequenz (3), den arteriellen Blutdruck, den peripheren Widerstand und das

Herzzeitvolumen (120) an einfachen Kreislaufmodellen
unter Einsatz des Analogrechners.

Parallel zum Einsatz des Analogrechners bei der Be-
handlung spezieller Fragestellungen erfolgte der Einsatz des
Hybridrechners (97).Hierbei findet man in der Literatur
überwiegend eine Anwendung bei der Untersuchung des
venösen Systems (143, 144). Dabei wird die sympathische
Innervation der peripheren Gefäße sowie der venösen
"Speicherkapazitäten" als Regulationsmechanismus berücksichtigt. Die Druck-Volumen Beziehung der elastischen
Eigenschaften des venösen Systems wird für das kollabierte
als auch für das nichtkollabierte Gefäß jeweils durch eine
lineare Funktion approximiert.

Die immer komplexer werdenden Modelle machten den Einsatz
der digitalen Simulationstechnik unter Einsatz numerischer
Näherungsverfahren erforderlich. In diesem Zusammenhang
wurden die Pulswellengeschwindigkeiten und die Fließ-
eigenschaften im arteriellen System digital simuliert (51),
Programmpakete zur Berechnung hämodynamischer Größen (136)
erstellt sowie umfassendere Herzmodelle unter Einbezug
der Feinstruktur der kontraktilen Elemente oder der nervalen
Beeinflussungen entwickelt (64,77).

Das umfassendste,dem Autor bekanntgewordene,digitale
Simulationsmodell zur Mechanik und Regelung des Herzkreislaufsystems,welches methodisch wie inhaltlich auf
den Arbeiten nach (18, 19,143) aufbaut, ist in (125) beschrieben. In diesem Simulationsmodell werden aus der
Literatur bekannte Modelle zu einem globalen Modell zu-
sammengestellt. Dabei wurde die Regelung der Herzfrequenz
und des peripheren Widerstands durch den Barorezeptorreflexbogen berücksichtigt. Für das Rezeptorverhalten wurde
ein linearisierter Zusammenhang als Reglerkennlinie angesetzt.

Das Modellverhalten wurde für verschiedene Drücke,
Flüsse und Volumina in ruhend-liegender Position,
dem Orthostasetest sowie für verschiedene "innere"
und "äußere" Störungen simuliert.

Nach Erarbeitung der in dieser Arbeit vorgestellten Ansätze wurde in (117) ein Modell des offenen vaskulären
Systems unter Einschluß von Randbedingungen,wie sie
auch in der vorliegenden Arbeit angesetzt wurden (s. Kap.
2.2),bekannt. Dieser nur für den Druck P im arteriellen
System entwickelte Ansatz befindet sich in Übereinstimmung mit dem zugehörigen Ansatz für das ungeregelte
System, wie er in der vorliegenden Arbeit entwickelt wurde
(s. Kap. 2.4). Dies kann als Validierung gewertet werden.

Das aktuelle Interesse an der Modellierung des dynamischen
Verhaltens des offenen Gefäßsystems findet seinen Nieder-
schlag in vielfältigen Publikationen mit unterschiedlichen
Fragestellungen. So wurde z.B. das visköselastische Verhalten der Aorta an einem offenen Gefäßwandmodell untersucht (99) oder Aortenstenosen und deren Auswirkungen auf
die Blutströmung des offenen Systems modelliert (113, 168).

Identifikationsverfahren zur Kennwertermittlung kardio-
vaskulärer Parameter werden intensiv etwa seit Anfang der
siebziger Jahre angewandt. Eine umfassende Übersicht des
aktuellen Stands findet man in (17). Deshalb sollen hier
nur kurz einige wesentliche Arbeiten angesprochen werden.
Frühe Arbeiten unter Einsatz des Parameterschätzver-
fahrens nach der Marquardt Methode an einem einfachen
Modellansatz des kardiovaskulären Systems zur Schätzung
des peripheren Widerstands und der Compliance des
arteriellen Systems findet man in (140). Weitere Arbeiten
befassen sich mit der Parameterschätzung der elastischen
Eigenschaften des offenen vaskulären Systems (163). In
beiden genannten Arbeiten werden die Verschätzungen der

Parameter diskutiert, die sich bei nicht eindeutig bestimmten Ausgangsgrößen des biologischen Systems ergeben.

Ausgehend von einem elektrischen Leitungsanalogon wurden mit einem eigens hierfür entwickelten Analogrechner Druckverläufe am offenen arteriellen vaskulären System identifiziert (1).

Eine Vielzahl von Arbeiten beinhaltet die Parameterschätzung der Compliance, Inertance und des Widerstands am offenen Herzmodell mit angeschlossenem arteriellem Gefäßabschnitt (36, 42, 43).

Über die Parameterschätzung innerhalb des geschlossenen geregelten kardiovaskulären Systems ist bislang nicht berichtet worden.

1.2 Problemstellung der Arbeit

Trotz der Vielzahl der genannten und zum Teil auch sehr unterschiedlichen Ansätze zur Modellierung des Kreislaufsystems (s. Kap. 1.1) wurde bisher nicht über ein geschlossenes geregeltes Simulationsmodell berichtet, mit dem die kurzzeitregulativen Auswirkungen unterschiedlicher physiologischer und pathophysiologischer Zustände in Ruhe als auch unter Belastung simulierbar sind. Ebenfalls wurde in diesem Zusammenhang auch nicht über die Parameterschätzung innerhalb des geschlossenen geregelten kardiovaskulären Systems des Kurzzeitverhaltens berichtet.

Es soll versucht werden, diese Probleme in der vorliegenden Arbeit zu lösen. Dabei wurde ein Prozeßrechner PDP 11/45 eingesetzt. Im einzelnen wurden die folgenden Fragestellungen aufgegriffen:

- die erweiterbare mathematische Beschreibung eines nichtlinearen Modells des Kurzzeitverhaltens des physiologisch geschlossenen geregelten kardiovaskulären Systems unter Einbezug des Barorezeptorreflexbogens als spezifischer Afferenz
- die Erweiterung des mathematischen Modells unter Einbezug des Zusammenhangs zwischen Sauerstoffaufnahme und Belastung beim Menschen
- die Anwendung des interaktiven blockorientierten digitalen Simulationssystems SIDAS zur Simulation der zeitabhängigen Verläufe unterschiedlicher physiologischer und pathophysiologischer Zustände unter Berücksichtigung der Auswirkungen ergometrischer Belastungen im Sinne einer Validierung des entwickelten Modells
- Anwendung des mathematischen Modells des Kurzzeitverhaltens als Referenzmodell zur Parameteridentifikation nach der Ausgangsfehlermethode durch nichtlinearen Modellabgleich

- Ermittlung derjenigen Parameter, die in einem geschlossenen geregelten kardiovaskulären Modell physiologisch signifikant geschätzt werden können
- Kennwertermittlung in einem geschlossenen geregelten
  kardiovaskulären Modell anhand zeitdiskret gemessener
  biologischer Größen

2. GESCHLOSSENES KREISLAUFMODELL DES KURZZEITVERHALTENS
UNTER EINBEZUG DES BAROREZEPTORREFLEXBOGENS
- ORBIS CARDIOVASCULARIS -

2.1 Zur Physiologie des kardiovaskulären Systems

Das kardiovaskuläre System ist das Haupttransportsystem
des Organismus. Es besteht aus dem Herzen und den Gefäßen.
Letztere kann man sich als ein in sich geschlossenes System
von elastischen Röhren vorstellen, in denen das Blut,
welches als Transportmittel angesehen wird, zirkuliert.
Dieser Zusammenhang ist skizziert in Bild 2.1-1a dargestellt.

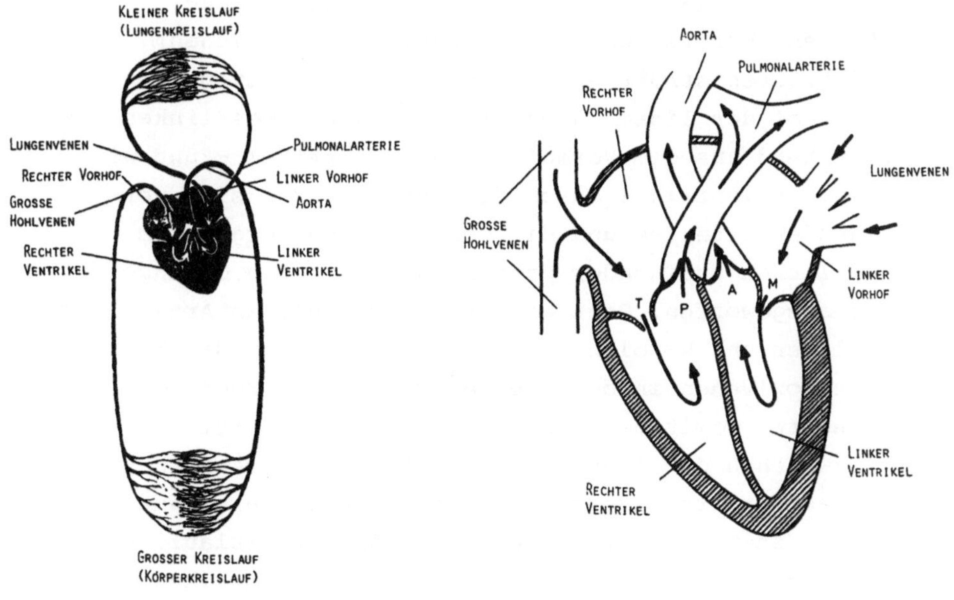

Bild 2.1-1 a) Skizze des biologischen Systems nach (153)
b) Detaillierte Skizze des Herzens unter Berücksichtigung der Blutströmung nach (15)

Die mechanistische Betrachtungsweise des Herzens führt
zum Analogon der Pumpe. Die Ventrikelmuskulatur
kontrahiert sich rhythmisch,wobei die Herzklappen
(Atrioventrikularklappen: Trikuspidalklappe T,
Mitralklappe M und Arterienklappen: Pulmonalklappe P,
Aortenklappe A) den Blutstrom richten (Bild 2.1-1b).
So verhindern die Atrioventrikularklappen den Rückstrom
von den Ventrikeln in die Vorhöfe, während die Arterienklappen den Rückstrom des Blutes von den Arterien in
die Ventrikel unterbinden. Die Blutströmung durch das
Herz ist in Bild 2.1-1b skizziert dargestellt. Die
rechte Hälfte des Herzens (sogenanntes rechtes Herz)
- bestehend aus dem Vorhof und dem Ventrikel - treibt
das Blut aus dem rechten Ventrikel durch die Pulmonalarterie (Arteria Pulmonalis) in die Lungengefäße
(Arterien, Arteriolen, Kapillaren, Venolen, Venen).
Von letzteren strömt es über die vier Lungenvenen in
den Vorhof der linken Herzhälfte (sogenanntes linkes Herz)
- bestehend aus dem Vorhof und dem Ventrikel - und wird
vom linken Ventrikel durch die Aorta in die sich ver-
zweigenden Arterien und die von ihnen versorgten,im
wesentlichen zueinander parallelgeschalteten,Organge-
biete ausgeworfen. Dort weiter verzweigend in Arteriolen,
Kapillaren und Venolen gelangt das Blut über die beiden
großen Hohlvenen in den rechten Vorhof der rechten
Herzhälfte, womit der Kreislauf geschlossen ist. Den
Teil zwischen dem linken Ventrikel und dem rechten Vorhof, das Körpergefäßsystem einschließend, bezeichnet
man als den Großen Kreislauf oder Körperkreislauf. Den
anderen Bereich,nämlich zwischen rechtem Ventrikel
und dem linken Ventrikel, das Lungengefäßsystem einschließend, nennt man den Kleinen Kreislauf oder
Lungenkreislauf. In Bild 2.1-2 ist dieser Zusammenhang schematisch dargestellt.

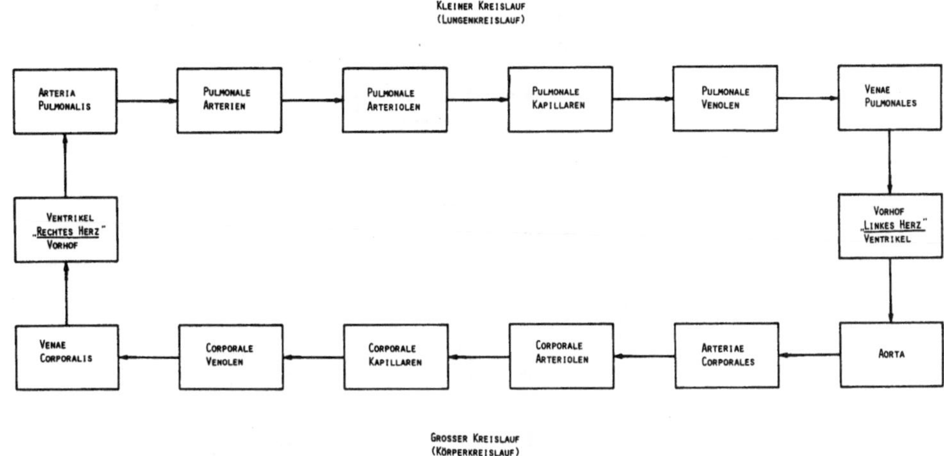

Bild 2.1-2 Schematische Darstellung des ungeregelten
         kardiovaskulären Systems.

In Bild 2.1-3 ist die schematische Darstellung des
Blutkreislaufs unter Einbezug der Organgebiete sowie die
Aufteilung des Herzzeitvolumens HZV auf die Hauptstrom-
gebiete angegeben.

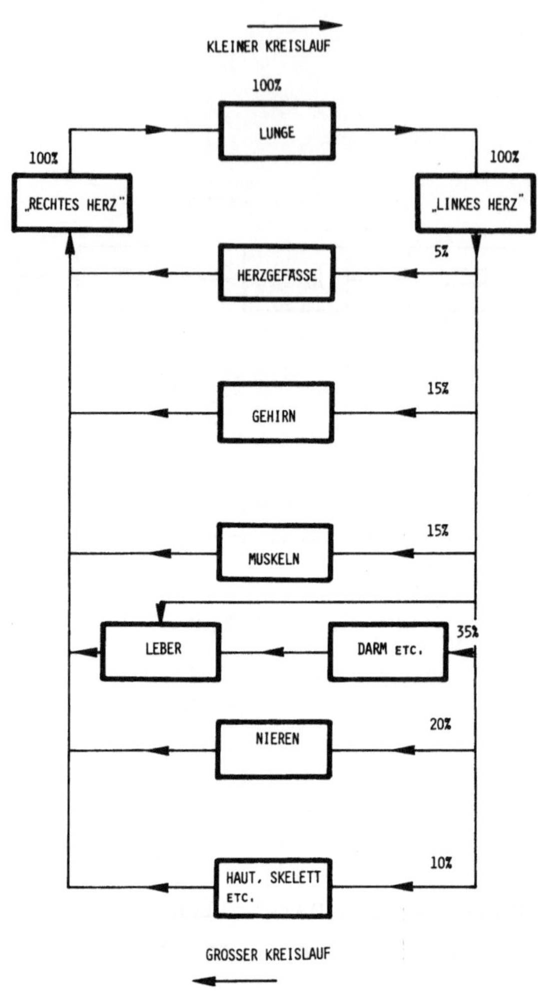

Bild 2.1-3 Schematische Darstellung des Blutkreislaufs
mit Aufteilung des Herzzeitvolumens HZV auf
die Hauptstromgebiete. Angaben des Herzzeitvolumens in Prozent (15, 147, 167).

Die Ursache der rhythmischen Dilatation und Kontraktion
der Herzmuskulatur ist ein Erregungsvorgang an den Zell-
membranen des Herzmuskels, der durch ein spezielles Er-
regungsbildungs- und Erregungsleitungssystem vermittelt
wird. Das Zentrum der Erregungsbildung befindet sich im
rechten Vorhof, im sogenannten Sinusknoten.

Vermittels parasympathischer Fasern aus den Nervi vagi
und sympathischer Fasern aus den Nervi cardiaci, innerhalb
des Plexus cardiacus, der in Verbindung mit dem Erregungsleitungssystem des Myokards steht, ist die Herzaktion be-
einflußbar. Bei jeder Herzaktion wird vom linken Ventrikel
das Schlagvolumen SV in die Aorta ausgeworfen. Das im
Kreislauf pro Zeit transportierte Blutvolumen, das Herzzeitvolumen HZV, ist definiert als Produkt aus dem Schlagvolumen SV und der Herzfrequenz HF gemäß der Beziehung

$$HZV = SV \cdot HF \qquad (2.1-1)$$

Der von den Herzaktionen hervorgerufenen Blutströmung
tritt ein durch Reibung bedingter Strömungswiderstand
entgegen, der aus Gründen der Geometrie überwiegend in
den peripheren Gefäßen, d.h. den kleinen Arterien und
insbesondere den Arteriolen, lokalisiert ist, weil der
Druckabfall in diesem Gefäßbereich am größten ist. Der
Strömungswiderstand wird als peripherer Widerstand PR
bezeichnet.

Zellen und Plasma verteilen sich in der Blutströmung
inhomogen. Wegen der Axialmigration der Erythrozyten und
der Plasmarandschicht kommt die Suspensionsviskosität nicht
zum tragen. Der Grund der Axialmigration der Erythrozyten
liegt in ihren plastischen Eigenschaften, wodurch Strömungs-
räume von geringen Schergradienten bevorzugt werden. Diese
befinden sich axial. Der durch Reibung bedingte Strömungs-

widerstand ist in seiner Auswirkung verkleinert.

Im Kapillarbereich kommt es unter Einwirkung von Hormonen - Prostaglandin E2, Epinephrin, Isoproterenol - zu einer gesteigerten Fähigkeit der Erythrozyten, das Kapillarbett zu passieren (2). Was das Kapillargebiet betrifft, tritt ein, der Schwerkraft entgegengesetzt wirkender Sog auf, der als weiteres aktives Antriebselement der Blutströmung aufgefaßt werden kann (86).

Die Beschreibung der intermittierenden Blutströmung und ihrer wesentlichen Charakteristik, nämlich des Blutdruckfeldes, erfordert die Herleitung der Bewegungsgleichung des Blutes unter Berücksichtigung der Elastizität des kardiovaskulären Systems.

Wegen der dabei auftretenden großen formalen Schwierigkeiten versucht man häufig, das Arteriensystem als offenes System im Leitungsersatzschaltbild mathematisch analog der elektrischen Leitungstheorie zu beschreiben (10, 19, 30, 38, 114, 128, 142, 164, 165, 166) oder man arbeitet mit hydrodynamischen Analoga (51, 126).

Nachfolgend soll das Modell anhand der hydrodynamischen Eigenschaften für das geschlossene kardiovaskuläre System hergeleitet werden.

2.2 Ableitung der hämodynamischen Gleichungen des ungeregelten kardiovaskulären Systems

2.2.1 Allgemeine Problematik

Zur Beschreibung der hämodynamischen Eigenschaften des ungeregelten kardiovaskulären Systems wird im allgemeinen als Modell die Strömung einer Flüssigkeit durch einen elastischen Schlauch angenommen. Detaillierte Ansätze unter Bezug auf die mathematische Beschreibung der elektrischen Leitungstheorie findet man z.B. in (114, 118, 127, 165).

Im allgemeinen handelt es sich um topologisch parametrische Modelle, d.h. um eine Segmentierung der Struktur, die im Regelfall durch Differentialgleichungen oder durch Differenzengleichungen beschrieben werden.

In der vorliegenden Arbeit soll ein geschlossener hämodynamischer Ansatz für das kardiovaskuläre System entwickelt werden.

2.2.2 Ableitung der hämodynamischen Gleichungen zur Biomechanik des kardiovaskulären Systems unter Einbezug der Windkessel-Theorie

Die nachfolgenden Ableitungen, unter Berücksichtigung der jeweiligen Randbedingungen, sind im allgemeinen Lösungen für jedes, der in Bild 2.1-2 dargestellten globalen Gefäßsegmente.

Aufgrund der Reibungskraft des strömenden Blutes wird zur Überwindung derselben vom Herzen ein diesem entgegenwirkender Druck aufgebracht. Im Falle einer laminaren Blutströmung hat deren Strömungsfeld an jedem Orte eine longitudinale Ausrichtung, die mit der X-Achse des Koordinatensystems übereinstimmt.

Für die ebene laminare Deformation (gegenseitige Ver-
schiebung von Flüssigkeitsschichten; $v_x \neq 0$; $v_y, v_z = 0$)
erhält man einen ebenen Geschwindigkeitsgradienten in
Y-Richtung $\frac{\delta v}{\delta y}$ und die von NEWTON definierte Beziehung
der Reibungskraft FR beim infinitesimalen ebenen
Problem lautet

$$dFR = \eta \, dx \cdot dz \cdot \frac{\delta v_x}{\delta y} \tag{2.2-1}$$

mit η als Viskosität des Blutes, v_x als Komponente der
Strömungsgeschwindigkeit des Blutes in x-Richtung und
$dx \cdot dz$ als Flächenelement dA. Ein radialsymmetrischer
Geschwindigkeitsgradient ergibt sich dagegen bei
laminarer Blutströmung in einem Rohr bzw. einem Gefäß,
wie es in Bild 2.2-1 angedeutet ist. Damit lautet der
differentielle Ansatz für die Reibungskraft FR eines
infinitesimalen Gefäßabschnittes dx

$$dFR = \eta \cdot 2\pi \cdot dr \cdot dx \cdot \frac{\delta v_x(R)}{\delta r} \tag{2.2-2}$$

mit $2\pi \cdot dr \cdot dx$ als Mantelfläche des Gefäßabschnittes,
dr als infinitesimalem Gefäßradius, dx als infinitesimaler
Gefäßlänge und $\frac{\delta v_x(R)}{\delta r}$ als Geschwindigkeitsgradienten in
r-Richtung. Alle benannten Größen, einschließlich des
Gefäßradius r, sind vom betrachteten Gefäßabschnitt abhängig.

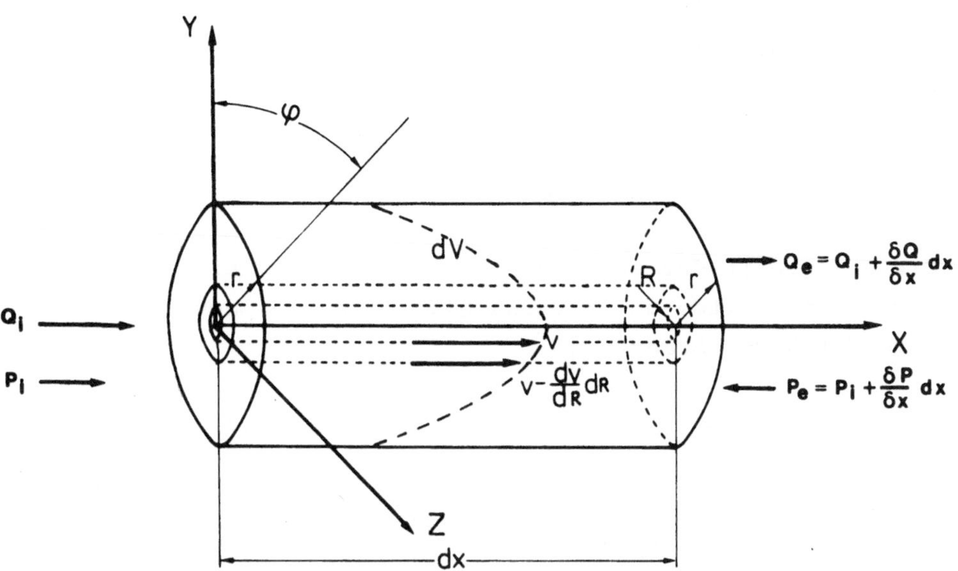

Bild 2.2-1 Schematische Darstellung eines perfundierten
Gefäßabschnitts dx. Index i charakterisiert
den initialen Einstrom bzw. den initialen
Druck. Index e charakterisiert das am Ende
des Gefäßabschnitts dx vorhandene Herzzeitvolumen Qe bzw. den Druck P_e x, y, z als
karthesische Koordinaten, dV als Volumenelement, r als Gefäßradius, v als Strömungsgeschwindigkeit, r und Φ als Polarkoordinaten,
$\frac{dv}{dR}$ als Geschwindigkeitsgradienten, R als beliebiger Abstand von der Gefäßachse.

Die auf das Volumenelement dV des vom Herzen ausgeworfenen
Blutvolumens wirkende Reibungskraft FR kann durch den
Hamiltonoperator ∇ des Reibungstensors $\vec{R}$ beschrieben
werden, dessen eine Lösung lautet (156)

$$\frac{dF_R}{dV} = (\nabla \bar{R}) = \frac{\eta}{3} \, grad\,div\; \underline{v}(R) + \eta \, \Delta\, \underline{v}(R)$$

mit $\underline{v}(R)$ als der von R abhängigen Strömungsgeschwindigkeit, Δ als Laplace Operator.
Den, auf das Volumenelement dV einwirkenden
hydrostatischen Druck FP kann man durch die Divergenz
des Spannungstensors wie folgt beschreiben (156)

$$\frac{dF_P}{dV} = -(\nabla P) = -grad\, P \qquad (2.2\text{-}3)$$

Die Gesamtheit der auf das Volumenelement dV einwirkenden Kräfte, unter Vernachlässigung der Schwerkraft,
wird durch den Ansatz

$$\frac{dF_G}{dV} = \frac{dF_R}{dV} + \frac{dF_P}{dV} = \frac{\eta}{3} \, grad\,div\; \underline{v}(R) + \eta \, \Delta\, \underline{v}(R) - grad\, P \qquad (2.2\text{-}4)$$

befriedigt.

Im Volumenelement dV setzt sich die Beschleunigung des
einzelnen Erythrozyten additiv aus der örtlichen Beschleunigung $\frac{\delta v}{\delta t}$ und der Konvektionsbeschleunigung
$(\underline{v}\,\nabla)\;\underline{v}$ zusammen. Letztere ist die Folge der Mitführung
von weiteren Erythrozyten resp. Blutplasma durch die
Blutströmung. Nach (156) kann man setzen

$$\frac{d\underline{v}}{dt} = \frac{\delta \underline{v}}{\delta t} + (\underline{v}\nabla)\,\underline{v} \qquad (2.2\text{-}5)$$

Mit dem Axiom

$$F = m\cdot\dot{v}$$

und der Betrachtung eines Volumenelements dV

$$dm = \zeta\cdot dV$$

mit F als Kraft, m als Masse, ζ als Dichte und $\dot{v}$ als
Beschleunigung erhält man für Gl. 2.2-5 als Resultante die
Beziehung

$$\xi \frac{d\underline{v}}{dt}\, dV = \xi \frac{\delta \underline{v}}{\delta t}\, dV + \xi\, (\underline{v}\nabla)\, \underline{v}\, dV$$

die alle auf das Volumenelement dV wirkenden Kräfte
als von der Ordnung dm zusammenfaßt, was auf den
emendierten Ansatz für Gl. 2.2-4

$$\xi \frac{d\underline{v}}{dt} = \xi \frac{\delta \underline{v}}{\delta t} + \xi\,(\underline{v}\nabla)\underline{v} = \frac{\eta}{3}\; grad\, div\; \underline{v}(R) + \eta\, \Delta\, \underline{v}(R) - grad\, P \qquad\qquad (2.2-6)$$

führt.

Nach dem Integralsatz von Gauß-Ostrogradski gilt (141)

$$- dt \iiint_{(V)} \frac{\delta \xi}{\delta t}\, dV = dt \oiint_{(A)} \xi\, \underline{v}\, d\underline{A}$$

Die auf die Zeiteinheit t bezogene Volumenzunahme (Term
links des Gleichheitszeichens) muß gleich groß dem
Vektorfluß durch die Oberfläche des betrachteten Inter-
valls sein (Term rechts des Gleichheitszeichens). Damit
kann man schreiben

$$\iiint_{(v)} \left[\frac{\delta \xi}{\delta t} + div\, (\xi \underline{v}) \right] dV = 0$$

Da der Integrand identisch gleich Null sein muß (141)
erhält man aus dieser Gleichung die Kontinuitätsbeziehung

$$\frac{\delta \xi}{\delta t} + div\, \xi\, \underline{v} = 0 \qquad\qquad (2.2-7)$$

die für die weitere Diskussion der Gl. 2.2-6 relevant
ist. Sieht man vereinfachend, das Blut als inkompressibel,
also als Newtonsche Flüssigkeit an, reduziert sich
wegen ξ = konstant Gl. 2.2-7 auf

$$div\ \underline{v} = 0$$

was auf den emendierten Ansatz

$$\xi \frac{d\underline{v}}{dt} = \xi \frac{\delta \underline{v}}{\delta t} + \xi\,(\underline{v}\nabla)\underline{v} = \eta\, \Delta\, \underline{v} - grad\, P \qquad\qquad (2.2-8)$$

für Gl. 2.2-6 führt. Die so spezialisierte Navier-Stokes
Gleichung kann auf die Blutströmung angewendet werden.
Eine stationäre laminare Blutströmung weist nur die
Komponente v_x auf, womit man für Gl. 2.2-8 schreiben
kann (s.Kap. 5.2.2-9)

$$-\frac{1}{\eta} \cdot \frac{dP}{dx} = \frac{\delta^2 v_x}{\delta y^2} + \frac{\delta^2 v_x}{\delta z^2} \qquad (2.2-9)$$

mit $\frac{dP}{dx}$ als Druckgradienten in x-Richtung.
Zur Berechnung der in der Zeiteinheit das Gefäßsystem
durchströmenden Blutmenge transformiert man Gl. 2.2-9
zweckmäßigerweise in ebene Polarkoordinaten und erhält
(141)

$$-\frac{1}{\eta} \cdot \frac{dP}{dx} = \frac{\delta}{\delta r} \left(r \frac{\delta v_x}{\delta r} \right) + \frac{1}{r} \frac{\delta^2 v_x}{\delta \varphi^2} \qquad (2.2-10)$$

mit den Polarkoordinaten r und φ .
In den als rotationssymmetrisch angesehenen Gefäßen
ist die Blutströmungsgeschwindigkeit v_x unabhängig von φ
(siehe Bild 2.2-1), womit Gl. 2.2-10 in die Form

$$-\frac{1}{\eta} \cdot \frac{dP}{dx} = \frac{\delta}{\delta r} \left(r \frac{\delta v_x}{\delta r} \right) \qquad (2.2-11)$$

übergeht. Durch zweimalige Integration über R kann man
Gl. 2.2-11 in die Beziehung

$$v_x(R) = -\frac{\Delta P}{\Delta x} \cdot \frac{R^2}{4\eta} + C_1 \ln R + C_2 \qquad (2.2-12)$$

überführen. Um Gl. 2.2-12 zu befriedigen, muß für die

Gefäßachse R = O die Randbedingung $C_1 \stackrel{!}{=} O$ erfüllt sein;
denn nur dann nimmt v_x endliche Werte an. Weiter muß
für die Gefäßwand R = r die Randbedingung $v_x \stackrel{!}{=} O$ erfüllt
sein, da die adhärente Flüssigkeitsschicht des Blutes an
der Gefäßwand ruht. Für die Integrationskonstante C_2
findet man mit $\Delta x = \Delta l$

$$C_2 = \frac{\Delta P}{\Delta l} \cdot \left(\frac{r^2}{4\eta} \right) \Bigg|_{R^2 \,=\, r^2}$$

und damit als Lösung der Gl. 2.2-12 die vom Druckgradienten in x-Richtung abhängige Strömungsgeschwindigkeit des Blutes

$$v_x = \frac{\Delta P}{\Delta l} \cdot \frac{1}{4\eta} \left(r^2 - R^2 \right)$$

Die in dem Zeitabschnitt dt das Gefäßsystem durchströmende
Blutmenge findet man durch das Flächenintegral über die
Mantelfläche des betrachteten Gefäßabschnittes

$$Q = \oiint\limits_{(A)} v_x \, dA = 2\pi \int\int_0^r r \, v_x \, dr$$

$$\tag{2.2-13}$$

$$= \frac{\Delta P}{\Delta l} \cdot \frac{\pi r^4}{8\eta}$$

mit $\dfrac{\Delta P}{\Delta l}$ als Druckgradienten, r als Gefäßradius und η als
Viskosität sowie Q als Stromstärke des Blutes.

Gleichung 2.2-13 beschreibt das Hagen Poiseuille'sche
Gesetz in Anwendung auf den Kreislauf. Die Stromstärke
des Blutes Q ist damit gleich dem Quotienten aus arterio-
venöser Druckdifferenz ΔP und Strömungswiderstand PR =
$\dfrac{8\eta \Delta l}{\pi r^4}$. Die Gültigkeit der in Gl. 2.2-13 angegebenen Beziehung, erfordert die Befriedigung der folgenden Randbe-
dingungen:

1. die Adhärenz der Flüssigkeit an der Gefäßwand muß
   gewährleistet sein; dies ist bei Blut der Fall
   (60, 165)
2. es muß eine laminare Strömung ausgebildet sein,
3. die strömende Flüssigkeit muß homogen sein,
4. die Gefäßwand muß starren Röhren gleichkommen.

Ad. 2. Im Bereich peripher der Aorta descendens kann wegen der
hinreichend langen Anlaufstrecke von einer laminaren Strömung
ausgegangen werden (60, 80, 165) womit der radiale Druck-
gradient $\frac{\delta P}{\delta r}$ vernachlässigbar ist, da P als unabhängig von r
angesehen werden kann. Proximal jedoch gilt dieses nicht.

Läßt man diese Einschränkung fallen und entwickelt man die
Vektordifferentialgleichung Gl. 2.2-8 in Zylinderkoordinaten
erhält man die Beziehung (s. Kap. 5.2.2-14)

$$\frac{1}{\eta} \cdot \frac{\delta P}{\delta x} = \frac{\delta^2 v_x}{\delta r^2} + \frac{1}{r} \cdot \frac{\delta v_x}{\delta r} - \frac{\zeta}{\eta} \cdot \frac{\delta v_x}{\delta t} \qquad (2.2\text{-}14)$$

Aufgrund der intermittierenden Herztätigkeit liegt herznah eine nichtstationäre Strömung vor, die durch
Gl. 2.2-14 beschrieben wird. Für den in Gl. 2.2-14 vorliegenden Ansatz erhält man, unter Berücksichtigung der
für das Kräftegleichgewicht gültigen Beziehung, unter
Einschluß der Gleichungen 2.2-1 und 2.2-13 die Gleichung

$$\frac{\delta P}{\delta x} = 2 \frac{\eta}{r} \cdot \frac{\delta v_x}{\delta r} = \frac{8\eta}{\pi r^4} Q \qquad (2.2\text{-}15)$$

da innerhalb des Gefäßabschnittes weder eine Beschleunigung
noch eine Verzögerung der Blutbewegung möglich ist.

Da im betrachteten Gefäßabschnitt $\frac{\delta Q}{\delta t}$ nicht von δx abhängt, erhält man für Gl. 2.2-15 nach Umformung mit $\delta x \rightarrow \Delta l$

$$\frac{dQ}{dt} \cdot \frac{\xi}{\pi r^2} + \frac{8\eta}{\pi r^4}\, Q = \frac{PAS - PVS}{\Delta l} \qquad (2.2\text{-}16)$$

Mit den Gleichungen 2.2-15 und 2.2-16 liegen Näherungs-
lösungen für Gl. 2.2-8 vor. Die in Gl. 2.2-15 aus dem
hydrodynamischen Ansatz gefundene Beziehung wird entsprechend in (114, 118) in den dortigen Leitungsersatzbild-
Berechnungen zum kardiovaskulären System angesetzt.

Ad. 3 Blut ist als heterogene Zellsuspension mit Axialmigration eine nicht-Newtonsche Flüssigkeit. Damit ist
dem Ansatz

$$\operatorname{div} \underline{v} = 0$$

in Gl. 2.2-7 nicht genügt, und Gl. 2.2-6 ist die Lösung.

Die zur Überwindung des Reibungswiderstands notwendige
Kraft, hängt beim Blut von der Ausrichtung und
Kohäsionsbereitschaft der suspendierten Teilchen ab,
die wiederum von der Deformationsgeschwindigkeit abhängig
sind. Die Blutviskosität verhält sich dabei umgekehrt
proportional zur Deformationsgeschwindigkeit, und erreicht
bei sehr hohen Deformationsgeschwindigkeiten Newtonsches
Verhalten (108). Es tritt Desaggregation und Deformation
des Erythrozyten auf (33, 34). Mit den in der Literatur
vorliegenden Daten ist dieses Verhalten nachzurechnen
(14, 50, 157).

Aufgrund der hohen Deformationsgeschwindigkeit in den
Arterien und Arteriolen ist die Annahme einer Newtonschen
Strömung hier zulässig, da die Viskositätsänderungen als
vernachlässigbar angesehen werden können (50, 80, 81, 118,
165).

Ad 4. Bei den biologisch auftretenden Druckpulsen werden
die Gefäße merklich gedehnt. Aus diesem Grunde ist die
Randbedingung 4 (starre Röhre) nicht befriedigt.

Das Verhältnis zwischen einer Volumenänderung dV und
einer Druckänderung dP ist durch die Volumenweitbarkeit
(Compliance) der Gefäßwände gegeben, die definiert ist
als

$$C = \frac{dV}{dP} \qquad (2.2\text{-}17)$$

Das im Zeitabschnitt dt das Volumenelement $\overset{\wedge}{dV}$ durchströmende Volumen $\dot{V}$ läßt sich, ausgehend von Bild 2.2-1,
für ein inkompressibles Medium aus der Differenz des in
den Gefäßabschnitt hineinfließenden Stromzeitvolumens
Q_i und dem aus dem Gefäßabschnitt herausströmenden
Stromzeitvolumen Q_e ansetzen, wobei der Gradient des
Stromzeitvolumens $\frac{\delta Q}{\delta x}$ in axialer Richtung verläuft. Dabei
ist $\overset{\wedge}{dV}$ die Änderung des Volumens V im Volumenelement dV
zwischen x und x+dx. Somit erhält man

$$\Delta \frac{\delta V}{\delta t} = - \frac{\delta Q}{\delta x} \Delta x \qquad (2.2\text{-}18)$$

Die große Wandelastizität der Aorta und der anschließenden
Teile der großen Arterien bewirkt die Konvertierung der
diskontinuierlichen in eine kontinuierliche Blutströmung
infolge einer lokalen Volumenspeicherung. Dieses Phänomen
wurde von Frank (1899) als Windkesselfunktion beschrieben.
Ein positives $\frac{\delta Q}{\delta x}$ nach Gl. 2.2-18 ist einer Volumenabnahme
in x-Richtung, ein negatives $\frac{\delta Q}{\delta x}$ ist einer Volumenzunahme
zugehörig. Die Speicherfähigkeit des Gefäßabschnittes
wird durch die zugehörige Kapazität Cs beschrieben, was
analog zu Gl. 2.2-17 auf die Beziehung

$$\frac{dV}{dP} = Cs \cdot x \qquad (2.2\text{-}19)$$

führt. Die Compliance C entspricht damit der Kapazität
Cs mulitpliziert mit der Länge x des Gefäßelements.

(In der Literatur werden Kapazität und Compliance
häufig synonym verwendet (114, 128).
Mit der Substitution

$$\frac{\delta V}{\delta t} = \frac{\delta V}{\delta P} \cdot \frac{\delta P}{\delta t}$$

kann man für Gl. 2.2-18 schreiben

$$-\frac{\delta Q}{\delta x} = C_s \cdot \frac{\delta P}{\delta t} \qquad (2.2-20)$$

Unter Berücksichtigung der pulsatil bedingten Verzerrungen und Verschiebungen in der Gefäßwand erhält man
für Gl. 2.2-20 den emendierten Ansatz (s. Kap. 5.2.2-21)

$$-\frac{\delta Q}{\delta x} = \frac{2\pi r^3(1-\mu^2)}{E\,h} \cdot \frac{\delta P}{\delta t} \qquad (2.2-21)$$

mit μ als Poissonscher Querdehnungszahl, E als
Elastizitätsmodul und h als der Wandstärke.

Gleichung 2.2-21 ist wegen des Ansatzes für die
tangentiale Wandspannung (s. Kap. 5.2.2-21) nur für dünn-
wandige Gefäße gültig. Durch den Faktor $1-\mu^2$ in Gl. 2.2-
21 wird die, durch die Verzerrung der Gefäßwand hervorge-
rufene Querkontraktion, berücksichtigt. Der mit zunehmender
Verzerrung in Umfangsrichtung bedingten Wandstärkenänderung
Δh trägt Gl. 2.2-21 nicht Rechnung. Hierzu sind die
Eigenwerte ε des tangentialen (Index t) und radialen
(Index r) Verzerrungstensors ins Verhältnis zu setzen.
Dem genügt der Ansatz (165)

$$\frac{\varepsilon_r}{\varepsilon_t} = -\frac{\mu}{1-\mu}$$

zur Berücksichtigung der Wandstärkenänderung.

Die durch einen Druckanstieg verursachte Gefäßdilatation
ist von der Ordnung dr und damit dP. Ihre Resultante
liefert den Produktansatz

$$d(\sigma_t) = d\left(\frac{P \cdot r}{h}\right)$$

mit σ_t als tangentialer Wandspannung, P als Druck, r als
Gefäßradius und h als Wandstärke des Gefäßabschnittes,
mit dem Gl. 2.2-21 in nachfolgender Form befriedigt
wird (s.Kap. 5.2.2-22)

$$-\frac{\delta Q}{\delta x} = \frac{2\pi r^3(1-\mu^2)}{Eh - Pr(1-\mu^2)} \cdot \frac{\delta P}{\delta t} \qquad (2.2-22)$$

Unter Berücksichtigung der nichtstationären Flüssigkeits-
strömung im Gefäßsystem ist außer der äußeren Reibungskraft eine innere Wandreibung $\eta\omega$ zu berücksichtigen,
deren Verzerrung der zeitlichen Veränderung, d.h. den
Komponenten der Verzerrungsgeschwindigkeit proportional
ist. Für die Gefäßwand mit einem Elastizitätsmodul E
und harmonischer Elongation wird ein komplexer
Elastizitätsmodul wie folgt definiert (165).

$$\underline{E} = E + j\omega\eta_\omega \qquad (2.2-23)$$

mit $\underline{E}$ als komplexen Elastizitätsmodul, E als reellen
Elastizitätsmodul, ω als Kreisfrequenz und $j = \sqrt{-1}$
Vermittels der Substitution

$$\underline{E}\frac{\delta Q}{\delta x} = E\frac{\delta Q}{\delta x}$$

folgt für Gl. 2.2-21 der emendierte Ansatz (s.Kap. 5.2.2-24)
für den Gradienten der Stromstärke

$$-\frac{\delta Q}{\delta x} = \frac{2\pi r^3}{Eh}(1-\mu^2)\frac{\delta P}{\delta t} + \frac{\eta\omega}{E}\frac{\delta^2 Q}{\delta x\,\delta t} \qquad (2.2\text{-}24)$$

Aus Gl. 2.2-24 folgt durch Umformung

$$\frac{\delta P}{\delta t}\cdot\frac{2\pi r^3}{Eh}(1-\mu^2) = -\frac{\delta Q}{\delta x}\left(1+\frac{\eta\omega}{E}\frac{\delta}{\delta t}\right) \qquad (2.2\text{-}25)$$

Mit den Differentialgleichungen 2.2-15, 2.2-16, 2.2-24
und 2.2-25 sind näherungsweise mathematische Modelle
unter Einschluß der ausgeführten Randbedingungen zur
Navier Stokes Gleichung 2.2-8 für die Blutbewegung im
Gefäßsystem gefunden (110). Unter Bezug auf Bild 2.1-2
erhält man, exemplarisch für den Block Arteriae Corporales
dargestellt, die in Bild 2.2-2 angegebene Struktur.

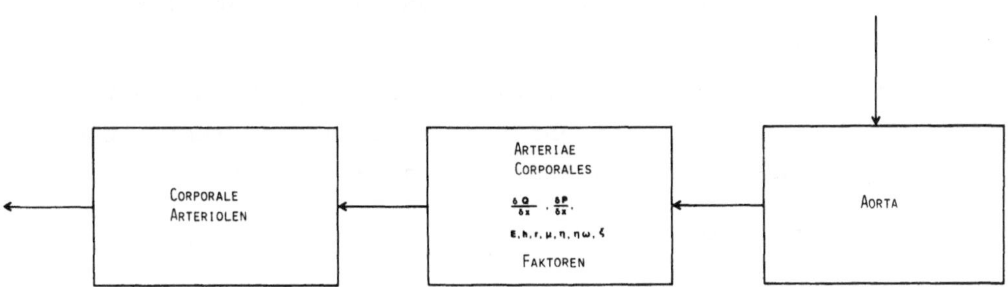

Bild 2.2-2 Detaillierte Struktur des Blockes Arteriae
          Corporales des ungeregelten kardiovaskulären
          Systems nach Bild 2.1-2.

2.3 Ableitung der kardialen Gleichungen des ungeregelten kardiovaskulären Systems unter Einbezug des FRANK-STARLING Mechanismus

Nach den Untersuchungen von FRANK und STARLING am isoliert perfundierten Herzen kann man für die Arbeit z.B. des linken Ventrikels wie folgt ansetzen

$$W = \int_0^{T_s} P(t) \cdot \dot{Q}L(t) \, dt$$

mit W als Arbeit des linken Ventrikels, $P(t)$ als Aortendruck und $\dot{Q}L(t)$ als dem pro Zeiteinheit ausgeworfenen Volumen und T_s als Systolendauer. Die Arbeit des linken Ventrikels genügt damit der Beziehung

$$W = PAS \cdot SVL \qquad\qquad (2.3-1)$$

mit PAS als arteriellen Mitteldruck und SVL als Schlagvolumen des linken Ventrikels.

Das Schlagvolumen im allgemeinen entspricht nach (88, 98) der Differenz zwischen dem enddiastolischen Ventrikelvolumen VD und dem endsystolischen Restvolumen VR

$$SV = VD - VR \qquad\qquad (2.3-2)$$

Nach (67) kann das Schlagvolumen in Abhängigkeit der "Kontraktilität" des jeweiligen Ventrikels wie folgt angesetzt werden

$$SVL = \frac{KL}{PAS} \, VD$$

$$SVR = \frac{KR}{PAP} \, VD$$

mit SVL als Schlagvolumen des linken- und SVR als Schlagvolumen des rechten Ventrikels, KL und KR als Maß für die Kontraktilität des linken bzw. rechten Ventrikels und PAP als arterio-pulmonalen Druck.

Damit folgt aus Gl. 2.3-2, setzt man z.B. die gefundene
Beziehung für SVL ein, nach Umformung für das endsystolische
Restvolumen die Beziehung

$$VR = (1 - \frac{KL}{PAS})\ VD \qquad\qquad (2.3\text{-}3)$$

In der vorliegenden Arbeit wird damit in den weiteren Ableitungen der Ansatz zur Herzmechanik nach (67) berücksichtigt.
Mit Gl. 2.2-24

$$-\frac{\delta Q}{\delta x} = \frac{2\pi r^3}{Eh}(1-\mu^2)\frac{\delta P}{\delta t} + \frac{\eta\omega}{E}\frac{\delta^2 Q}{\delta x\,\delta t} \qquad\qquad (2.2\text{-}24)$$

ist die Lösung zur Bestimmung des Gradienten längs des
Gefäßes für die Stromstärke   gefunden worden. Unter Berücksichtigung der Substitution

$$\frac{\delta V}{\delta t} = -\frac{\delta Q}{\delta x}\ \Delta x$$

folgt aus Gl. 2.2-24 nach Umformung mit $\delta \rightarrow d$, da $\frac{\delta Q}{\delta r} = \frac{\delta Q}{\delta \varphi} = 0$
die Beziehung

$$\frac{dP}{dt} = \frac{1}{\frac{2\pi r^3}{Eh}(1-\mu^2)\Delta x}\ \frac{dV}{dt} + \frac{\eta\omega}{\frac{2\pi r^3}{h}(1-\mu^2)\,\Delta x}\ \frac{d^2 V}{dt^2}$$

und damit, nach Integration über t unter Vernachlässigung
der Integrationskonstanten als emendierte Lösung der Stamm-
funktion

$$P = \frac{1}{\frac{2\pi r^3}{Eh}(1-\mu^2)\,\Delta x}\ V + \frac{\eta\omega}{\frac{2\pi r^3}{h}(1-\mu^2)\,\Delta x}\ \dot{V} \qquad\qquad (2.3\text{-}4)$$

Mit Gl. 2.3-4 ist eine allgemeine für jedes Hohlsystem
gültige Beziehung gefunden. Angewandt auf die Ventrikel
entspricht der Druck P in Gl. 2.3-4 dem diastolischen
Füllungsdruck des Herzens. Für die linke Hälfte des
Herzens ist es der sog. venös-pulmonale Druck PVP, für
die rechte Hälfte des Herzens ist es der sog. systemische
Venendruck PVS. Das Volumen V entspricht dem Ventrikelvolumen.

In den Termen

$$\frac{\eta_\omega}{\frac{2\pi r^3}{h}(1-\mu^2)\,\Delta x}$$

$$\frac{1}{\frac{2\pi r^3}{Eh}(1-\mu^2)\,\Delta x}$$

in Gl. 2.3-4 muß, bezogen auf den Ventrikel, berücksichtigt
werden, das dieser, nicht wie ein Gefäßabschnitt längs-
fixiert ist. Damit folgt der Term

$$\frac{\eta_\omega}{\frac{2\pi r^3}{h}\,\Delta x}$$

welcher den Strömungswiderstand des linken Ventrikels beschreibt.
Für den linken Ventrikel wird der Term gleich RL und für
den rechten Ventrikel gleich RR gesetzt. Der Term

$$\frac{1}{\frac{2\pi r^3}{Eh}\,\Delta x}$$

beschreibt die Elastizität der Ventrikel also den Kehr-
wert der Compliance C der Ventrikel. Für den linken
Ventrikel wird der Term gleich 1/CL und für den rechten
Ventrikel gleich 1/CR gesetzt. Damit kann man für Gl. 2.3-4
nach Umformung als Lösung die Differentialgleichung 1.
Ordnung wie folgt schreiben

$$\dot{V} = -\frac{1}{T}\,V + \frac{C}{T}\,P \qquad\qquad (2.3-5)$$

mit

$$T = C \cdot R \qquad\qquad (2.3-6)$$

Die Lösung der Gl. 2.3-5 unter Einschluß der Anfangsbe-
dingungen lautet (s. Kap. 5.2.3-7)

$$VD = (VR - C \cdot P) \cdot e^{-\frac{t_D}{T}} + C \cdot P \qquad (2.3\text{-}7)$$

mit t_D als Diastolendauer.

Für den Druck P in Gl. 2.3-7 sind die für die jeweils betrachteten Herzhälften gültigen Drucke einzusetzen, nämlich PVS und PVP. Unter Bezug auf den Ansatz Gl. 2.3-3 erhält man für das enddiastolische Ventrikelvolumen die allgemeine Lösung

$$VD = \frac{C \cdot P \cdot (1 - e^{-\frac{t_D}{T}})}{1 - e^{-\frac{t_D}{T}} + \frac{K}{P} \cdot e^{-\frac{t_D}{T}}} \qquad (2.3\text{-}8)$$

Für den im Zähler stehenden Druck P ist, wie o.a., der für die jeweils betrachtete Herzhälfte adäquate Druck einzusetzen, also PVP bzw. PVS. Für den im Nenner stehenden Druck P ist entsprechend PAS bzw. PAP zu berücksichtigen. Multipliziert man das in Gl. 2.3-2 angegebene Schlagvolumen mit der Herzfrequenz HF, so erhält man die aus Gl. 2.2-1 bekannte Beziehung

$$HZV = SV \cdot HF$$
$$= (VD - VR) \cdot HF$$

Setzt man die in den Gleichungen 2.3-3 und 2.3-8 gefundenen Beziehungen in diesen Ansatz ein, erhält man als Lösung für das Herzzeitvolumen die Beziehung

$$HZV = \frac{C \cdot P \cdot (1 - e^{-\frac{t_D}{T}})}{P \cdot (1 - e^{-\frac{t_D}{T}}) + K \cdot (1 - e^{-\frac{t_D}{T}})} \cdot HF \qquad (2.3\text{-}9)$$

Aus Gl. 2.3-9 findet man damit für das Herzsekundenvolumen des linken bzw. rechten Ventrikels die Lösung

$$\dot{Q}L = \cfrac{CL \cdot PVP}{\cfrac{PAS}{KL} + \cfrac{1}{e^{\frac{t_D}{RL \cdot CL}} - 1}} \cdot \frac{HF}{KQ} \qquad (2.3\text{-}10)$$

$$\dot{Q}R = \cfrac{CR \cdot PVS}{\cfrac{PAP}{KR} + \cfrac{1}{e^{\frac{t_D}{RR \cdot CR}} - 1}} \cdot \frac{HF}{KQ} \qquad (2.3\text{-}11)$$

Die Zeit t_D in den Gleichungen 2.3-10 und 2.3-11 entspricht
der Zeit der Füllungsphase innerhalb einer Herzaktion, die
mit dem Öffnen der Arterioventrikularklappen einsetzt, so-
bald der intraventrikuläre Druck den Vorhofdruck unter-
schreitet. Sie ist von der Herzfrequenz HF und der Systolendauer T_S wie folgt abhängig (67)

$$t_D = \frac{1}{HF} - T_S \qquad (2.3\text{-}12)$$

Die Systolendauer T_S wird entsprechend dem Ansatz in (67)
als konstantes Zeitintervall betrachtet.

Mit den Gleichungen 2.3-10, 2.3-11 und 2.3-12 sind die
kardialen Gleichungen für das ungeregelte kardiovaskuläre
System gefunden.

2.4 Einstellverhalten der verschiedenen Drucke und des Stromzeitvolumens im ungeregelten kardiovaskulären System

Innerhalb der Diastolendauer kommt es zu einem durch die Windkesselfunktion bedingten verringerten Gradienten des Stromzeitvolumens, und damit zu einer Abnahme des in der Aorta und den großen Arterien gespeicherten zeitabhängigen Volumens. Während des Zeitabschnitts der Systole kommt es zu einer Druckerhöhung ΔP. Man findet eine, von der Elastizität der Aorta und den herznahen Arterien abhängige Zunahme des in ihnen gespeicherten Volumens, sowie einen vergrößerten Gradienten des Stromzeitvolumens.

Aus der Differenz zwischen dem vom Herzen intermittierend ausgeworfenen Stromzeitvolumens $Q\,(t)$ und dem peripheren Abstrom $\frac{\Delta P}{PR}$ erhält man die zeitliche Veränderung des Arterienvolumens $\frac{dV}{dt}$, für welches die Beziehung

$$\frac{dV}{dt} = Q\,(t) - \frac{\Delta P(t)}{PR} \qquad\qquad (2.4\text{-}1)$$

gilt. Unter Berücksichtigung der Gleichung 2.2-17 und der Substitution

$$\frac{dV}{dt} = \frac{dV}{d\Delta P} \cdot \frac{d\Delta P}{dt}$$

erhält man mit $\dot{Q} \triangleq HZV(t)/KQ$ den emendierten Ansatz

$$\frac{d\Delta P(t)}{dt} = \frac{1}{C}\,(\dot{Q} - \frac{\Delta P(t)}{PR} \;, \qquad\qquad (2.4\text{-}2)$$

mit C als der Compliance des betrachteten Gefäßes, PR als peripheren Widerstand und $\Delta P(t)$ als der zeitabhängigen Druckdifferenz zwischen den Orten x und x+Δx im Gefäßsystem.

Gleichung 2.4-2 beschreibt den zeitabhängigen Verlauf des Druckpulses. Im weiteren Verlauf der Arbeit werden die verschiedenen mittleren Blutdrucke eingeführt, um auf möglichst einfache Beziehungen zu kommen. Man definiert den mittleren arteriellen Blutdruck so, daß zwischen dem Stromzeitvolumen $\dot{Q}(t)$ und dem Druck $P(t)$ eine möglichst einfache Beziehung besteht, die dem Ohmschen Gesetz analog ist. Also definiert man den mittleren arteriellen Blutdruck $\bar{P}$ als

$$\bar{P} = PR \cdot \dot{Q}$$

mit PR als peripheren Widerstand. Der Blutdruck auf der arteriellen Seite ist sehr viel höher als der Blutdruck auf der venösen Seite weshalb man letzteren vernachlässigt. Die Definition führt zu der Beziehung (13)

$$\bar{P} = \frac{1}{T} \int_0^T P(t)\ dt \qquad\qquad (2.4-3)$$

wobei T die Dauer der Pulsperiode ist.

Anstatt $\bar{P}$ werden in den nachfolgenden Gleichungen 2.4-10 bis 2.4-13 der verschiedenen mittleren Blutdrucke die abschnittsadäquaten Bezeichnungen PAS, PVS, PAP und PVP als Mitteldrucke eingeführt.

Die Lösung der Differentialgleichung 2.4-2 ist für den pulsatilen Ansatz des Druckpulses während des Zeitabschnittes der Diastole wegen $\dot{Q} = 0$ trivial zur Form

$$P(t) = Pes \cdot e^{-\frac{t}{T}} \ ; \ T_S < t < t_D \qquad\qquad (2.4-4)$$

mit Pes als endsystolischen Druck, T_S als Zeitdauer der Systole, t_D als Zeitdauer der Diastole und T als vaskulärer Zeitkonstante. Die vaskuläre Zeitkonstante T ist definiert als

$$T = PR \cdot C$$

mit C = CAS im Fall des arteriellen Gefäßabschnittes.
Ist die Diastolendauer t_D kleiner als die vaskuläre Zeit-
konstante T kann man im Fall von $t/T \leq 0,31$ mit einem
Fehler ≤ 5 % die Exponentialfunktion in Gl. 2.4-4 in eine
McLaurin Reihe entwickeln wie folgt (87)

$$P(t) = Pes \cdot (1 - \frac{t}{T} + \frac{1}{2}(\frac{t}{T})^2 - \ldots)$$

Die Lösung der Differentialgleichung 2.4-2 in pulsatiler Form
für den Zeitabschnitt der Systole findet man nach Laplace-
Transformation und Rücktransformation in den Zeitbereich
mit den vereinfachenden Annahmen, daß der Druck auf der
venösen Seite sehr viel kleiner ist als der Druck auf der
arteriellen Seite, und daß sprungförmige Veränderungen von
$\dot{Q}(t)$ zu Beginn jeder Herzaktion auftreten, wie es aus
Gleichung 2.4-5 ersichtlich ist (s. Kap.5.2.4-5)

$$P(t) = P_{ed}\, e^{-\frac{t}{T}} + RG \cdot QH \cdot (1 - e^{-\frac{t}{T}}) \; ; \quad 0 \leq t \leq T_S \qquad (2.4-5)$$

mit Ped als enddiastolischen Druck, RG als Widerstand des
betrachteten Gefäßabschnittes, QH als Blutstrom des Herzens
während des Zeitabschnitts der Systole, T als der vom betrachteten Gefäßabschnitt abhängigen vaskulären Zeitkonstante, T_S als Zeitdauer der Systole und O als Zeitpunkt des Systolenbeginns.

Unter Berücksichtigung der im geschlossenen Kreislauf-
modell nach Bild 2.4-1 wirkenden Drucke, Compliances,
Widerstände und Stromzeitvolumina lassen sich die
Differentialgleichungen des Modells für eine geschlossene
Systembeschreibung angeben.

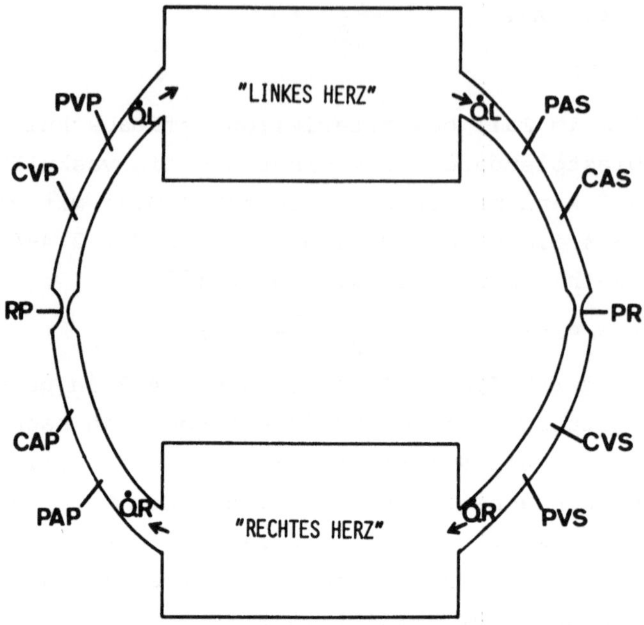

Bild 2.4-1 Funktionale Darstellung des ungeregelten
kardiovaskulären Systems unter Einbezug der
wirkenden Drucke PAS, PVS, PAP, PVP, der
Compliances CAS, CVS, CAP und CVP, der Widerstände PR und RP sowie der Stromzeitvolumina
$\dot{Q}L$ und $\dot{Q}R$

Die linke und die rechte Hälfte des Herzens arbeiten
stationär, d.h. Einstrom und Ausstrom sind gleich groß.
Der Abstrom im Großen Kreislauf von zentral (herznah)
nach peripher (Peripheres Gefäßsystem) wird durch die
Druckdifferenz des arteriellen und venösen systemischen
Druckes ΔP = PAS-PVS sowie den peripheren Widerstand PR
bestimmt. Der Abstrom im Kleinen Kreislauf (vom rechten

Ventrikel durch die Pulmonalarterie in die Lungengefäße
und aus diesen in den Vorhof der linken Herzhälfte)
wird durch die Druckdifferenz des arteriopulmonalen und
des venös pulmonalen Druckes $\Delta P = PAP-PVP$ sowie den
pulmonalen Widerstand RP bestimmt. Mit den mittleren
Stromzeitvolumina $\dot{Q}L$ und $\dot{Q}R$ gelten die dem Ohmschen
Gesetz analogen Beziehungen für die mittleren Blutdrucke.
Unter Bezug auf Gl. 2.4-2 erhält man damit die folgenden
Gleichungen

$$\frac{dPAS}{dt} = \frac{1}{CAS}\left[\dot{Q}L - \frac{(PAS-PVS)}{PR}\right] \qquad (2.4-6)$$

$$-\frac{dPVS}{dt} = \frac{1}{CVS}\left[\dot{Q}R - \frac{(PAS-PVS)}{PR}\right] \qquad (2.4-7)$$

$$\frac{dPAP}{dt} = \frac{1}{CAP}\left[\dot{Q}R - \frac{(PAP-PVP)}{RP}\right] \qquad (2.4-8)$$

$$-\frac{dPVP}{dt} = \frac{1}{CVP}\left[\dot{Q}L - \frac{(PAP-PVP)}{RP}\right] \qquad (2.4-9)$$

Für $\dot{Q}L$ und $\dot{Q}R$ sind die in den Gleichungen 2.3-10, 2.3-11 und
2.3-12 gefundenen Beziehungen anzusetzen. Aus den
Gleichungen 2.4-6 bis 2.4-9 folgen unter Bezug auf
Gleichung 2.4-3 die Integralgleichungen

$$PAS = PASo + \int_{0}^{Tn}\left\{\frac{1}{CAS}\left[\dot{Q}L - \frac{(PAS-PVS)}{PR}\right]\right\}dt \qquad (2.4-10)$$

$$PVS = PVSo - \int_{0}^{Tn}\left\{\frac{1}{CVS}\left[\dot{Q}R - \frac{(PAS-PVS)}{PR}\right]\right\}dt \qquad (2.4-11)$$

$$PAP = PAPo + \int_{0}^{Tn}\left\{\frac{1}{CAP}\left[\dot{Q}R - \frac{(PAP-PVP)}{RP}\right]\right\}dt \qquad (2.4-12)$$

$$PVP = PVPo - \int_{0}^{Tn}\left\{\frac{1}{CVP}\left[\dot{Q}L - \frac{(PAP-PVP)}{RP}\right]\right\}dt \qquad (2.4-13)$$

mit PAS als mittleren arteriellen Blutdruck, PVS als
mittleren venös systemischen Blutdruck, PAP als mittleren
arteriopulmonalen Blutdruck, PVP als mittleren venös
pulmonalen Blutdruck, PASo, PVSo, PAPo und PVPo als gemeinsamen Nominalwert, repräsentiert durch den Parameter
P (O), und Tn als Integrationsgrenze.

Aus dem Gleichungssystem 2.4-10 bis 2.4-13 ist das zugehörige
blockorientierte Modell des kardiovaskulären Systems ableitbar, welches Bild 2.4-2 zeigt. Bild 2.4-2 baut auf
Bild 2.1-1 auf, wobei im Kleinen Kreislauf Pulmonale
Arterien, Arteriolen, Kapillaren und Venolen zusammengefaßt durch den Block Pulmonale Arteriolen RP repräsentiert
werden. Im Großen Kreislauf sind Arteriolen, Kapillaren
und Corporale Venolen zu dem Block Corporale Arteriolen PR
zusammengefaßt worden. Die Vorhöfe sind als Bestandteile
der Vv. Corporales bzw. der Vv. Pulmonales angesetzt.
Damit ist es möglich, den Großen bzw. Kleinen Kreislauf
jeweils durch einen rein arteriell elastischen, durch einen
rein resistiven sowie durch einen rein venös elastischen
Abschnitt funktionell zu gliedern, wie es zusammenfassend
Bild 2.4-2 zeigt.

Das dynamische Einstellverhalten des in Bild 2.4-2 dar-
gestellten Modells wurde durch Simulation auf einem
Prozeßrechner PDP 11/45 unter dem Betriebssystem RSX-11D
mit Hilfe des SIDAS-Programmpakets in Verbindung mit dem
Grafik-Terminal GT-40 überprüft (siehe Kap. 2.9).
SIDAS ist ein digitaler Analogsimulator. Seine
Programmierung ist ähnlich dem Analogrechner handhabbar.
Die Funktionsblöcke sind durch Symbole mit mnemotechnischen
Namen gekennzeichnet (Kap. 5.2.8-1).

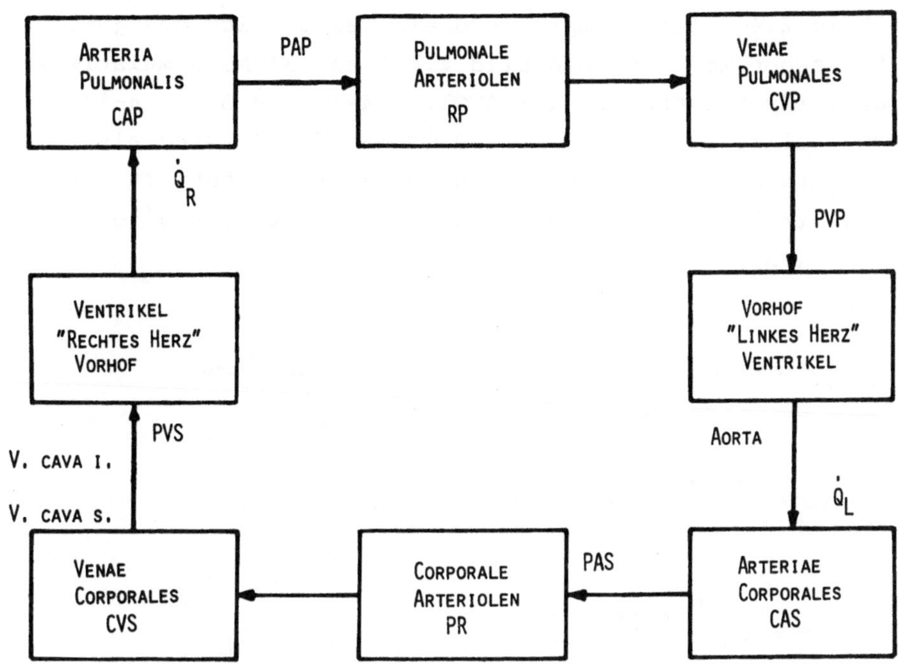

Bild 2.4-2 Blockorientierte Darstellung des ungeregelten kardiovaskulären Systems unter Bezug auf das Gleichungssystem 2.4-10 bis 2.4-13

In Bild 2.4-3 ist exemplarisch ein Teilbereich des geschlossenen Modells nach Bild 2.4-2 als SIDAS-Simulationsmodell für PAS und PVS gemäß Gl. 2.4-10 und Gl. 2.4-11
dargestellt. $\dot{Q}L$ (Block 24) und $\dot{Q}R$ (Block 10) sind als
konstante Parameter gesetzt, Block 12 repräsentiert den
Parameter P(O), den gemeinsamen Nominalwert für alle
Drucke (PASo, PVSo, PAPo und PVPo).

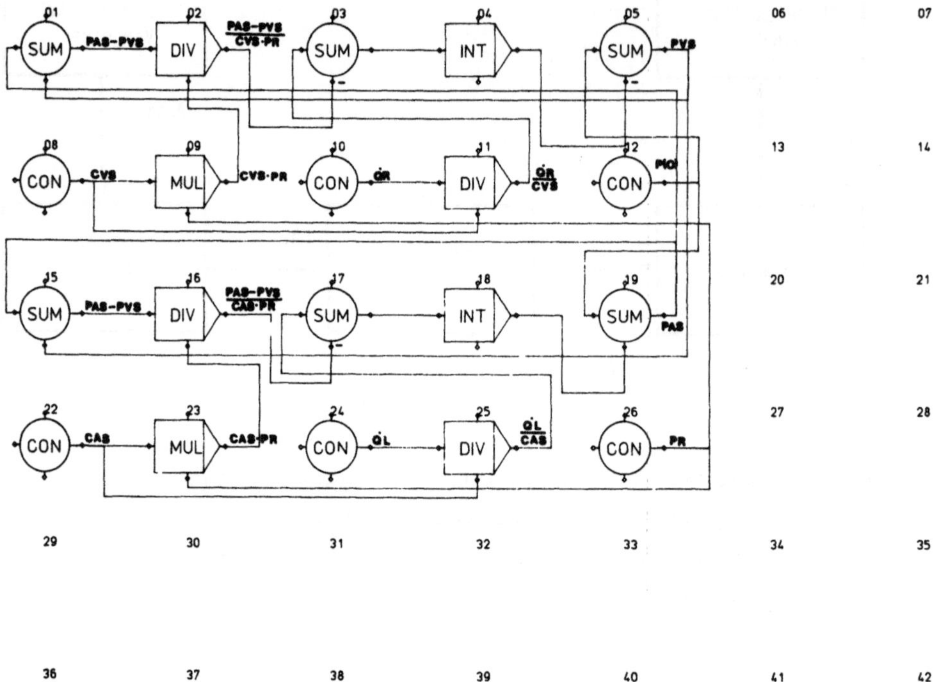

Bild 2.4-3 Exemplarische SIDAS-Darstellung eines Teilbe-
reichs zum Modell nach Bild 2.4-2 (Erklärung
der Blockarten im Kap. 5.2.8-1).

Bild 2.4-4 zeigt das vollständige SIDAS-Simulationsmodell
des ungeregelten kardiovaskulären Systems, aufbauend auf
dem Gleichungssystem G. 2.4-10 bis 2.4-12 und 2.3-10 bis
2.3-12.

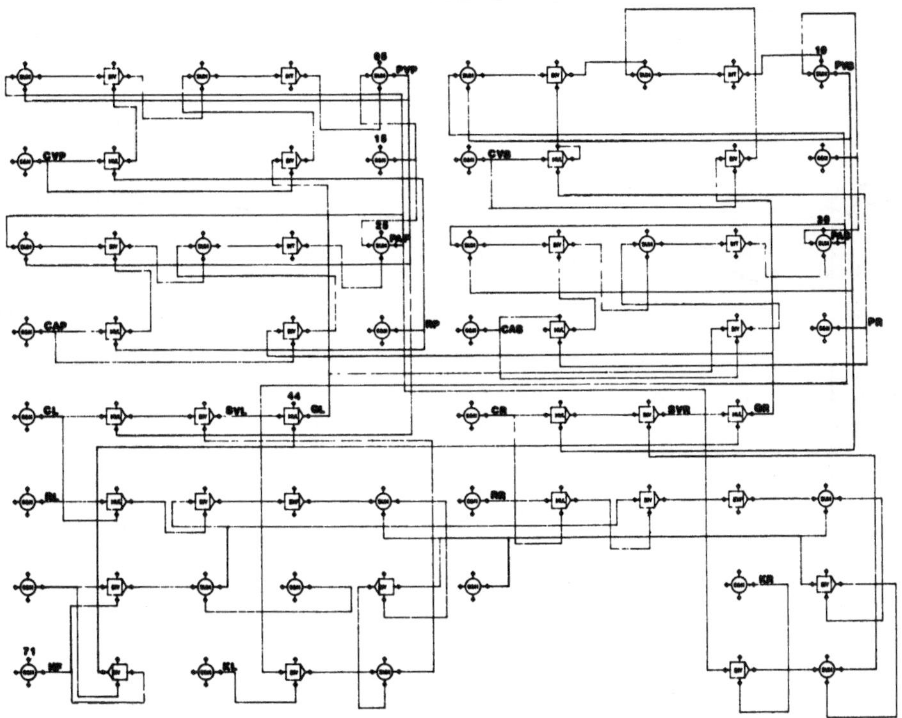

Bild 2.4-4 Vollständiges SIDAS-Simulationsmodell des unge-
         regelten kardiovaskulären Systems. (Erklärung
         der Blockarten im Kap. 5.2.8-1).

Die Simulationen wurden mit den im Kap. 5.5.1 angegebenen Modellparametern für PVP (Block 5), PVS (Block 10),
PAP (Block 25) und PAS (Block 30) mit dem in Bild 2.4-4
angegebenen SIDAS-Simulationsmodell durchgeführt. Der
Parameter P(O) wird durch Block 15 repräsentiert.

In Bild 2.4-5 ist das Einstellverhalten der einzelnen Blutdrucke, ausgehend von P(O), angegeben.

Den angegebenen Kurven liegen als Anfangswerte der Integration
die Drucke $P\big|_{t=0}$ = O mmHg zugrunde. Damit sind für t=20 s
noch keine stationären Werte erreicht.

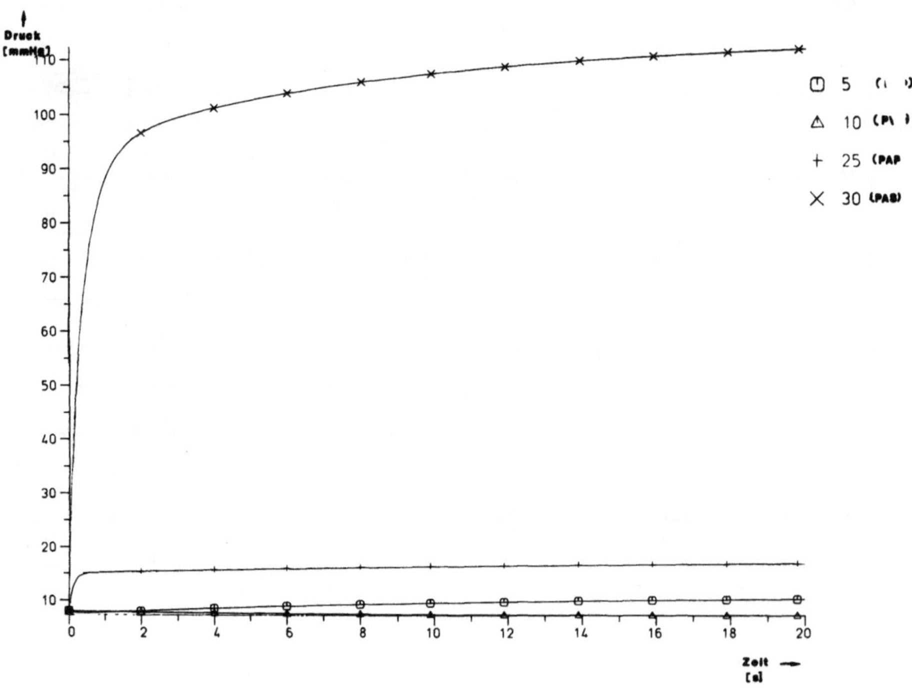

Bild 2.4-5 Einstellverhalten der Drucke PVP (Block 5),
PVS (Block 10), PAP (Block 25) und PAS (Block 30)

Das Einstellverhalten des Stromzeitvolumens $\dot{Q}L$ des linken
Ventrikels in Abhängigkeit unterschiedlicher Herzfrequenzanregungen zeigt Bild 2.4-6.

Der große Wert für $\dot{Q}L$ für t=O liegt begründet in
$PAS\big|_{t=O}$ = P(O). Die Kurvenschar beginnt abszissennah mit
dem zur Herzfrequenz HF = 70 1/min zugehörigen Wert für
das Stromzeitvolumen $\dot{Q}L$ und steigt für jeweils adäquate
Erhöhungen der Herzfrequenz um 5 1/min äquidistant an.

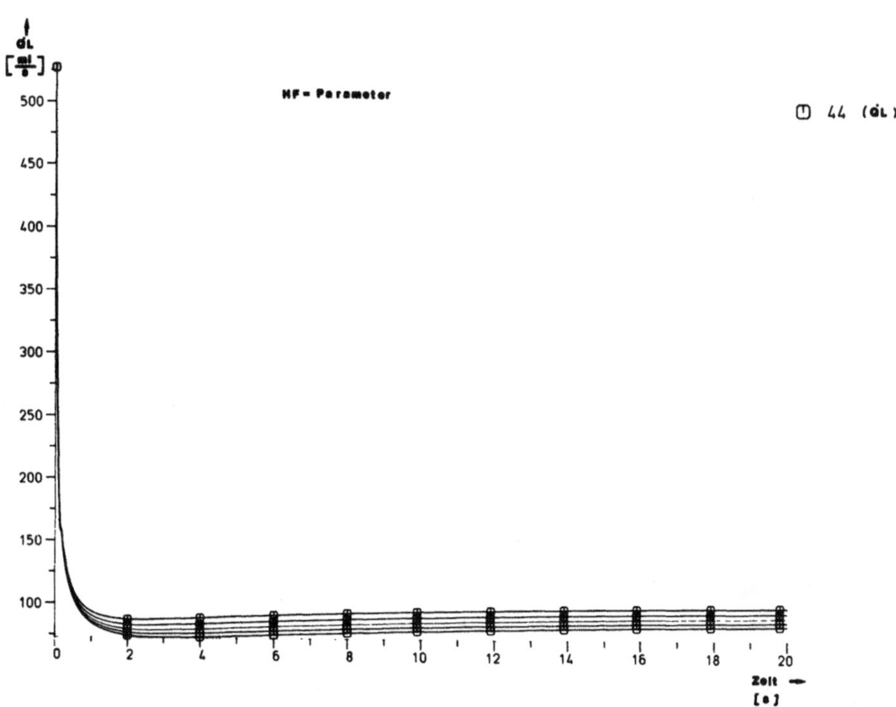

Bild 2.4-6 Einstellverhalten des Stromzeitvolumens $\dot{Q}L$
als Funktion der Herzfrequenz HF

In Bild 2.4-7 ist die Auswirkung der Erhöhung des
peripheren Widerstands PR auf das Einstellverhalten des
arteriellen Mitteldruckes PAS gezeigt. Die Kurvenschar
beginnt (von unten nach oben gerichtet) mit dem zum
Widerstand PR = 1,1 (mmHg/ml)s zugehörigen Einstellverhalten
des arteriellen Mitteldrucks und steigt jeweils äquidistant
mit der Erhöhung des Widerstandswertes um 0,1 (mmHg/ml)s an.

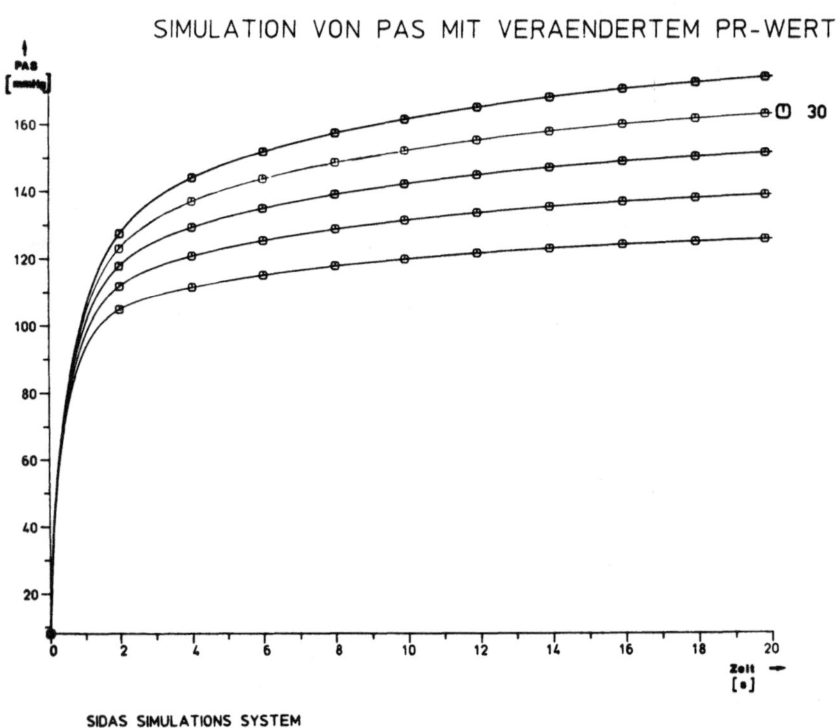

Bild 2.4-7 Einstellverhalten des arteriellen Mitteldrucks
          PAS bei veränderten Werten des peripheren
          Widerstands PR

Das Resümee einer vergleichenden Kurvendiskussion zeigt
einen widerstandsproportionalen Anstieg des arteriellen
Mitteldrucks. Dieses Simulationsergebnis ist für die Pathophysiologie des Blutes, insbesondere der Hypertonie
relevant (s. Kap. 2.9.6.1), da es in Übereinstimmung zu
Befunden unterschiedlicher Untersucher steht. Die meisten
Fälle von Hypertonien werden im fixierten Stadium als
Widerstandshochdruck befunden. Dieses ist in extenso in
den Untersuchungen zur essentiellen Hypertonie (26, 37, 48,
53, 59, 72, 82, 89, 107, 161) bei der renovaskulären Hypertonie (26, 47, 53, 68, 72, 73, 100, 107, 152, 155), bei den
endokrinen Hypertonien (66, 162) und den neurogenen Hypertonien (69, 139, 155) aufgezeigt worden. Eine Ausnahme
macht der renoparenchymatöse Hochdruck. Hier ist das Herzzeitvolumen HZV fixiert erhöht befunden.

Als mögliche Ursachen des Gefäßwiderstandsanstiegs wird,
läßt man vorerst den α-adrenergen Sympathikustonus und
das Angiotensin II außer Betracht, die Zunahme der
Arteriolenwanddicke infolge einer Mediahypertrophie
diskutiert (54). Veränderungen der Blutviskosität infolge
eines veränderten Hämatokrit werden als von unterge-
ordneter Bedeutung diskutiert (4). Außer den zum großen
Teil tierexperimentell erhobenen Befunden, ist aus einem
Simulationsmodell (9) die widerstandsproportionale Druckerhöhung als Folge eines angenommenen Widerstandshochdruckes
bekannt - es ist der Nominalwert des peripheren Widerstands doppelt so groß und konstant angesetzt -. Weitere an
der Hochdruckentwicklung beteiligte hämodynamische Größen
können nicht simuliert werden. Das in Bild 2.4-7 angegebene Modellverhalten kann somit als repräsentativ angesehen werden.

In Bild 2.4-8 ist das Einstellverhalten des SIDAS-Simulationsmodells gemäß Bild 2.4-4 unter Berücksichtigung ver-

besserter Anfangswerte $P\big|_{t=0} = 0$ für PVP, PVS, PAP und PAS angegeben.

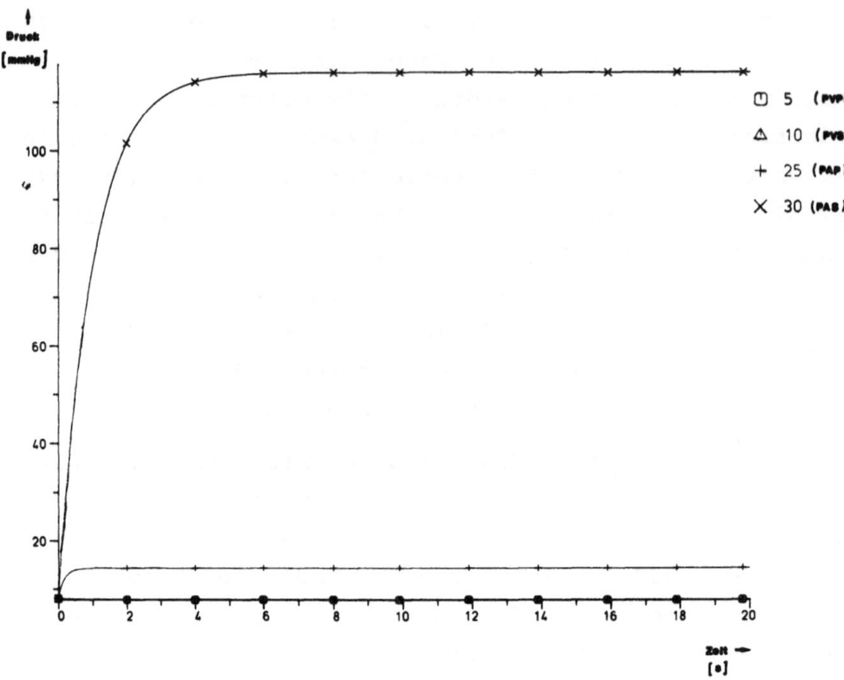

Bild 2.4-8 Einstellverhalten der Drucke bei vorgegebenen
Anfangswerten für PVP (Block 5), PVS (Block 10),
PAP (Block 25) und PAS (Block 30)

Aus Bild 2.4-8 ist ersichtlich, daß sich die Blutdrucke
mit einer endlichen Einstellzeit < 10 s im geschlossenen
ungeregelten (keine Rückkopplung) kardiovaskulären System
auf stationäre Werte einstellen. Das bedeutet, daß die
Geometrie und die Materialeigenschaften von Gefäßsystem
und Herz sowie deren funktionelle Struktur die

determinierenden Größen bezüglich der stationären Mittelwerte der Blutdrucke darstellen. Im Gegensatz zur derzeit
herrschenden Lehrmeinung der Physiologie, die von einem
Soll-Istwertvergleich der Regelgröße z.B. dem arteriellen
Mitteldruck in der Medulla Oblongata spricht (137, 147, 148)
wird hier die Ansicht vertreten, daß eine solche Einstellung
auf einen Sollwert a priori nicht evident ist. Vielmehr ist
kausal eine autonome stationäre Blutdruckeinstellung durch
die Geometrie und die Materialeigenschaften des Gefäßsystems
und des Herzens sowie deren funktioneller Struktur wahr-
scheinlicher. Beispiele hierfür sind die in den Bildern
2.4-6 und 2.4-7 angegebenen Simulationsergebnisse.

Aus Bild 2.4-6 ist die Auswirkung der funktionellen
Struktur des Herzens (Sinusknoten) infolge unterschiedlicher Herzfrequenzanregungen ersichtlich. Eine erhöhte
Herzfrequenz resultiert in einem proportional vergrößerten
Stromzeitvolumen, welches sich stationär auf den erhöhten
Wert einstellt. Entsprechend sind aus Bild 2.4-7 die
geometrieabhängigen Auswirkungen auf den peripheren Widerstand und damit auf den arteriellen Blutdruck ersichtlich.
Als Folge einer Gefäßverengung kommt es zu einem Anstieg
des Widerstands (vgl. Gl. 2.2-13), der mit einem proportional vergrößerten Blutdruck einhergeht. Der widerstands-
adäquat erhöhte Blutdruck stellt sich stationär auf den
erhöhten Wert ein.

Der Zusammenhang zwischen den Eingangs- und den Ausgangsgrößen im geschlossenen ungeregelten kardiovaskulären System
entspricht einer Steuerung. Veränderungen der Eingangsgrößen (Geometrie, Materialeigenschaften, funktionelle
Struktur) beeinflussen die Ausgangsgrößen (Drucke, Stromzeitvolumina etc.) als Folge der, dem physiologisch geschlossenen ungeregelten kardiovaskulären System imma-
menten Gesetzmäßigkeiten. In dieser Wirkungskette sind
unterlagerte Regelkreise enthalten, denen jeweils ein

eigener Regler zugeordnet ist. Damit ist es dem
Organismus möglich, den vielfältigen Anforderungen,
wie z.B. der Konstanthaltung des pH-Wertes, der belastungsabhängigen Perfusionseinstellung etc. zu genügen.

Es ist in diesem Zusammenhang nicht korrekt, eine Konstanthaltung des Blutdrucks in Anlehnung an einen technischen
Regelkreis zu betrachten. Eine zentralnervöse Sollwertvorgabe (Folgegrößenregelung) der Regelgröße arterieller
Mitteldruck PAS, wie sie in der Physiologie häufig
postuliert wird, ist nicht evident, da eine von außen
einstellbare Führungsgröße nicht existent ist.

Für die autonome Einstellung des arteriellen Blutdrucks im
physiologisch geschlossenen ungeregelten System wird vorläufig der Begriff einer komplexen intrinsischen Größe eingeführt, welche als endogene Größe aufzufassen ist, die
aus den, dem biologischen System eigenen Gegebenheiten,
wie Geometrie, Materialeigenschaften und funktionelle
Struktur, resultiert. Diese, von außen unabhängige komplexe
intrinsische Größe wirkt auf die unterlagerten Folgeregler, wie z.B. die Rückkopplung im Barorezeptorreflexbogen (vgl. Kap. 2.5), ein. Sie wird als Folge der Ver-
maschung der Regelkreise ebenfalls in einer Rückkopplung
beeinflußt.

2.5 Die Regelung des arteriellen Blutdrucks und der
    Herzfrequenz unter Einbezug des Barorezeptorreflex-
    bogens als spezifischer Afferenz

Die Konstanthaltung des arteriellen Mitteldrucks auf
seinem individuellen und altersabhängigen Wert unter
normotonen Bedingungen bzw. dessen belastungsadäquate
Erhöhung während physischer und/oder psychischer Bean-
spruchung, ist die Voraussetzung für eine ausreichende
Organdurchblutung und einen hinreichend hohen kapillären
Filtrationsdruck, der den Stoffaustausch zwischen Blut und
Gewebe entscheidend mitbestimmt.

Der arterielle Blutdruck wird durch eine Meß- und Stell-
einrichtung unter Vermittlung afferenter und efferenter
Nerven zur Informationsübertragung in Verbindung mit dem
medullären Kreislaufzentrum in der Medulla oblongata über-
wacht, welches chemisch und zentralnervös mit dem Atem-
zentrum sowie höheren Zentren wie Hypothalamus und Cortex
als weiteren Reglern gekoppelt ist. Dieser Zusammenhang
ist skizziert in Bild 2.5-1 a dargestellt.

Die Meßeinrichtung des arteriellen Systems wird von vier
Rezeptorfeldern zur indirekten Messung des arteriellen
Blutdrucks bzw. seiner Änderungen gebildet, die als Baro-
oder Pressorezeptoren bezeichnet werden. Zwei Rezeptorzonen, die für den linken Nervus depressor im Aortenbogen und für den rechten Nervus depressor an der Ver-
zweigungsstelle der rechten Arteria subclavia und der
Arteria carotis communis wurden bereits 1866 von Cyon
und Ludwig nachgewiesen. Zwei weitere Rezeptorzonen im
Karotissinus der rechten und linken Arteria carotis wurden
1924 von Hering entdeckt. Dieser Zusammenhang ist
skizziert in Bild 2.5-1 b dargestellt.

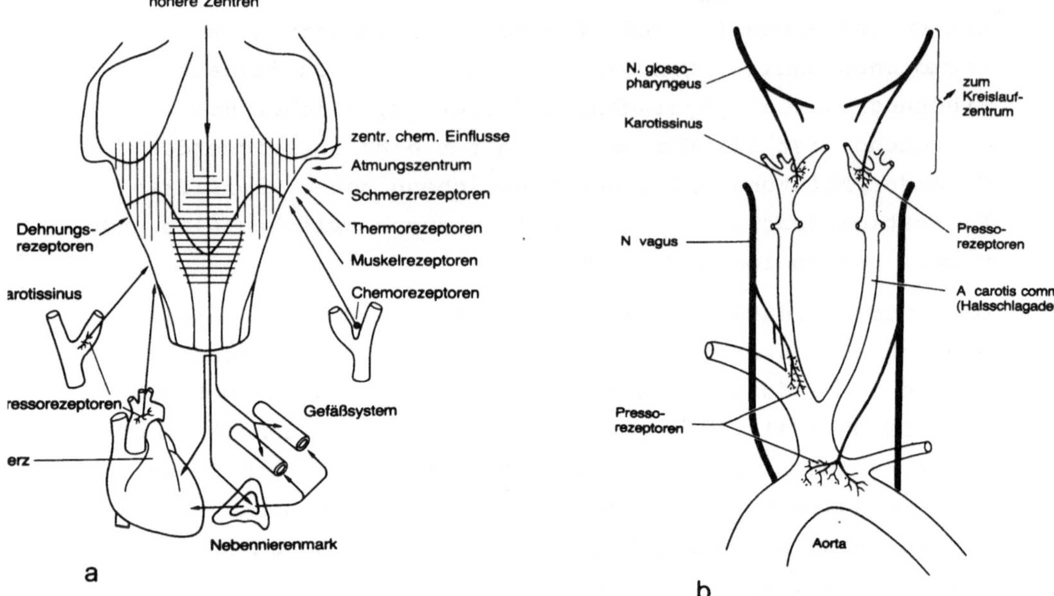

Bild 2.5-1 a) Skizze der Kreislaufzentren in der Medulla
oblongata (senkrecht schraffiert:
bilaterales exzitatorisches Zentrum;
waagerecht schraffiert: mediales inhibitorisches
Zentrum) mit seinen Efferenzen und afferenten
sowie zentralen Zuflüssen nach (148)
b) Detailierte Skizze der Lokalisation der Barorezeptoren im Karotissinus und im Aortenbogen
mit den zugehörigen afferenten Nerven nach
(148).

Der adäquate Reiz des Barorezeptors ist die Dehnung der
Gefäßwand, durch Umsetzung des einwirkenden Druckes P in
eine proportional veränderte Wandspannung σ. Dies genügt
der Beziehung (119).

$$\sigma = \frac{P \cdot r}{h}$$

mit σ als Wandspannung, P als Druck, r als Gefäßradius
und h als der Wanddicke des Gefäßes.

Die Stellglieder des Blutdruckregelkreises sind in
Bild 2.5-1 a skizzenhaft dargestellt. Sie umfassen das
Herz, die Glatte Gefäßmuskulatur insbesondere die
Arteriolen sowie das Nebennierenmark durch Ausschüttung
von Adrenalin und Noradrenalin als zusätzlichen unter-
stützenden Stellgliedmechanismus. Letztere müssen im
vorliegenden Modell unberücksichtigt bleiben, da eine
Reglerkennlinie aufgrund vorliegender experimenteller
Daten vorläufig nicht berechenbar ist.

Die Herzfrequenz HF wird überwiegend über den sog. Herz-
vagus (Parasympathikus) und den sog. Herzsympathikus
beeinflußt, wobei der Sympathikus dominant die
Kontraktilität des Herzens beeinflußt und der Parasympathikus die Herzfrequenz.

Die Glatte Gefäßmuskulatur wird fast ausschließlich
durch die sympathisch innervierten Fasern beeinflußt,
deren Impulsrate zwischen 1 und 20 Impulsen/s variieren
kann. Hieraus ist die große Stellbereichsvariation des
Stellglieds Glatte Gefäßmuskulatur deutlich.

Für eine, durch sympathisch innervierte Fasern hervor-
gerufene Beeinflussung der pulmonalen Arteriolen RP,
gibt es in der Literatur keine Hinweise (siehe Bild 2.5-4).

Unter Berücksichtigung der bislang besprochenen
Mechanismen zur Blutdruckregulation sollen die Reglerkennlinien für die Stellglieder Herz und glatte Gefäßmuskulatur im geschlossenen System des Barorezeptorreflexbogens als spezifischer Afferenz entwickelt werden.

Durch elektrophysiologische Ableitungen von Rezeptor-
zellen bzw. von afferenten Nervenfasern lassen sich Beziehungen zwischen der Entladungsfrequenz des Rezeptors
und den eingestellten Drucken im Karotissinus durch Aus-
zählung der Impulse bzw. Messung der Impulsfrequenz auf-
stellen. Die im Karotissinus ausgelösten Entladungsmuster
werden über den Nervus glossopharyngeus, die Nervenimpulse
des Aortenbogens über den Nervus vagus den vasomotorischen
Zentren der Medulla oblongata zugeführt, wie es
schematisch in Bild 2.5-1 a und 2.5-1 b dargestellt ist.

Ein Anstieg des arteriellen Mitteldrucks bewirkt in den
Barorezeptoren ein hochfrequenteres Entladungsmuster, ein
Druckabfall dagegen ein niederfrequenteres. Außerdem er-
zeugen die rhythmischen Druckschwankungen des arteriellen
Systems ein pulssynchrones Entladungsmuster dessen Entladungsfrequenz in der Anstiegsphase der Pulskurve über-
proportional zunimmt. Die arteriellen Barorezeptoren be-
sitzen also näherungsweise eine PD-Charakteristik (24,
61, 62, 63, 64, 65), womit den medullären Zentren sowohl
der arterielle Mitteldruck als auch die Ansteigssteilheit
der Druckamplitude zugeleitet wird. Damit stellen die
Barorezeptoren den wichtigsten, die Hämodynamik beeinflussenden Reflexbogen dar (66).

Modellansätze mit integraler Signalverarbeitung der Entladungsmuster der Barorezeptoren in den Vasomotoren-
Zentren findet man in (67, 68, 69).

Wegen des hier gewählten Mittelwert-Modellansatzes, ist
nur eine Reglerkennlinie erforderlich, welche die im
Karotissinuspräparat gemessenen Drucke und Entladungsmuster mit den zugehörigen Änderungen des arteriellen
Mitteldrucks in Bezug auf die Herzfrequenz HF und den
peripheren Widerstand PR korreliert. Das differentielle
Verhalten muß nicht berücksichtigt werden.

Aus tierexperimentellen Untersuchungen (12, 27, 115) ist
das Verhalten des Aortenmitteldrucks bei rhythmisch
pulsierenden Drucken im Karotissinuspräparat bekannt. Daher wurden für das Rezeptorverhalten durch Transformation
des Karotissinusdrucks zwei voneinander unabhängige neue
Ansätze entwickelt, die in guter Übereinstimmung mit den
humanphysiologischen Kreislaufmechanismen auf dem
arteriellen Mitteldruck aufbauen (111):

$$\widehat{HF} = HFB + HFM \left(1 - \frac{(PASN)^n}{1 + (PASN)^n} \right) ; \quad n = 8,0 \qquad (2.5-1)$$

$$\widehat{PR} = PRB + PRM \left(1 - \frac{(PASN)^n}{1 + (PASN)^n} \right) ; \quad n = 6,0 \qquad (2.5-2)$$

mit PASN als normierten arteriellen Mitteldruck, für den
gilt

$$PASN = \frac{PAS}{PN}$$

$\widehat{HF}$:als Herzfrequenzadäquate Stellgröße des Reglers,
HFB:als minimaler Herzfrequenz, HFM als maximaler Herz-
    frequenz,
$\widehat{PR}$:als Widerstandsadäquate Stellgröße des Reglers,
PRB:als minimaler peripherer Widerstand und
PRM:als maximaler peripherer Widerstand

Die in den Gleichungen 2.5-1 und 2.5-2 beschriebenen Beziehungen der Reglerkennlinien des Barorezeptorreflexbogens weisen die physiologischen Ein- und Ausgangsbereiche
auf. Für Gleichung 2.5-1 führt in geschlossener Schleife

mit negativer Rückkopplung innerhalb des Regelbereichs von
40 mmHg bis 170 mmHg jede Steigerung des Mitteldrucks zu
einer depressorischen, d.h. den Mitteldruck herabsetzenden,
und jede Senkung des Mitteldrucks zu einer pressorischen,
d.h. den Mitteldruck heraufsetzenden, Reglerantwort. Unterhalb von 40 mmHg ist die Regelschleife unwirksam. Die
Barorezeptoren geben keine Entladungsmuster mehr ab. Oberhalb von 170 mmHg ist die Grenze des Stellbereichs erreicht.
Innerhalb des Regelbereichs weist die Reglerkennlinie HF = f
(PAS) die größte Steilheit bei Mitteldrucken von 80 bis
120 mmHg auf. Dies entspricht dem normotonen physiologischen
Dynamikbereich des Mitteldrucks. Geringe Ablagen vom Mitteldruck werden somit besonders ausgeprägt gegenreguliert, was
die physiologischen Randbedingungen hinreichend genau befriedrigt. In Bild 2.5-2 ist die auf Gleichung 2.5-1 aufbauende Reglerkennlinie angegeben.

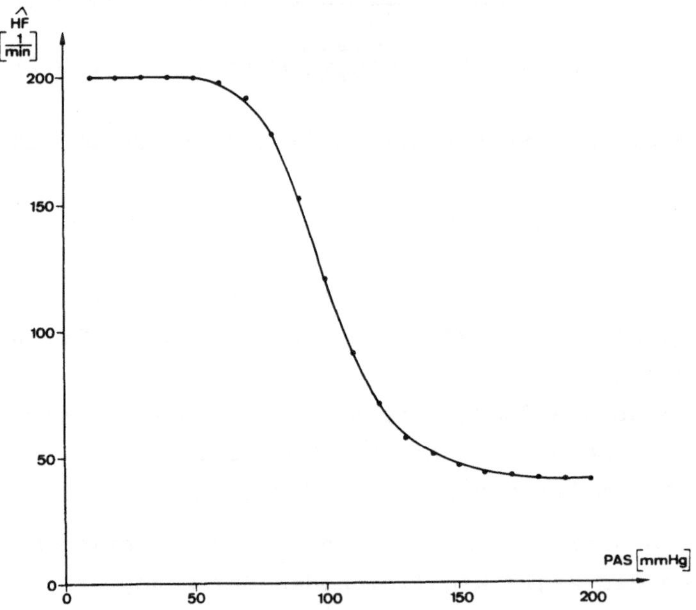

Bild 2.5-2 Reglerkennlinie $\widehat{HF}$ der Auswirkung des Barorezeptorreflexbogens auf die Herzfrequenzver-
stellung. PAS entspricht dem arteriellen
Mitteldruck.

Entsprechend führt in Gl. 2.5-2 innerhalb des Regelbereichs von 40 mmHg bis 200 mmHg jede Steigerung des Mitteldrucks zu einer depressorischen Wirkung vermittels Vaso-
dilatation der peripheren Gefäße und jede Abnahme des
Mitteldrucks zu einer pressorischen Wirkung vermittels
Vasokonstriktion der peripheren Gefäße. Oberhalb von 200 mmHg
ist die Grenze des Stellbereichs erreicht. Die größte Steilheit tritt bei Mitteldrucken von 70 bis 120 mmHg auf, also
im physiologisch relevanten Bereich. Bild 2.5-3 zeigt die
aus Gl. 2.5-2 berechnete Reglerkennlinie.

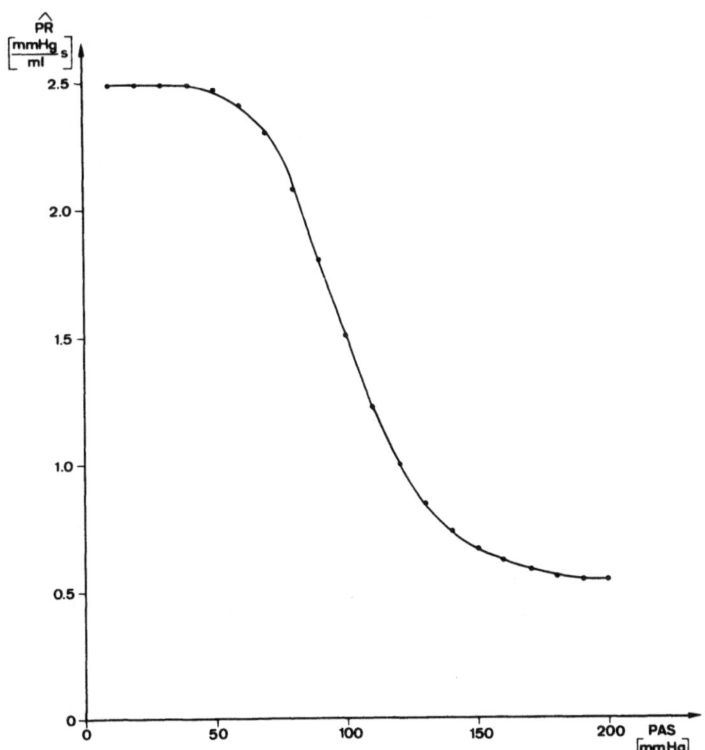

Bild 2.5-3 Reglerkennlinie $\widehat{PR}$ der Auswirkung des Barorezeptorreflexbogens auf die Verstellung des
peripheren Widerstands. PAS entspricht dem
arteriellen Mitteldruck.

In Bild 2.5-4 ist, aufbauend auf Bild 2.4-1, unter Berücksichtigung der oben besprochenen regulativen Beeinflussungen das blockorientierte Modell des geregelten
kardiovaskulären Systems unter Einbezug des Barorezeptorreflexbogens angegeben.

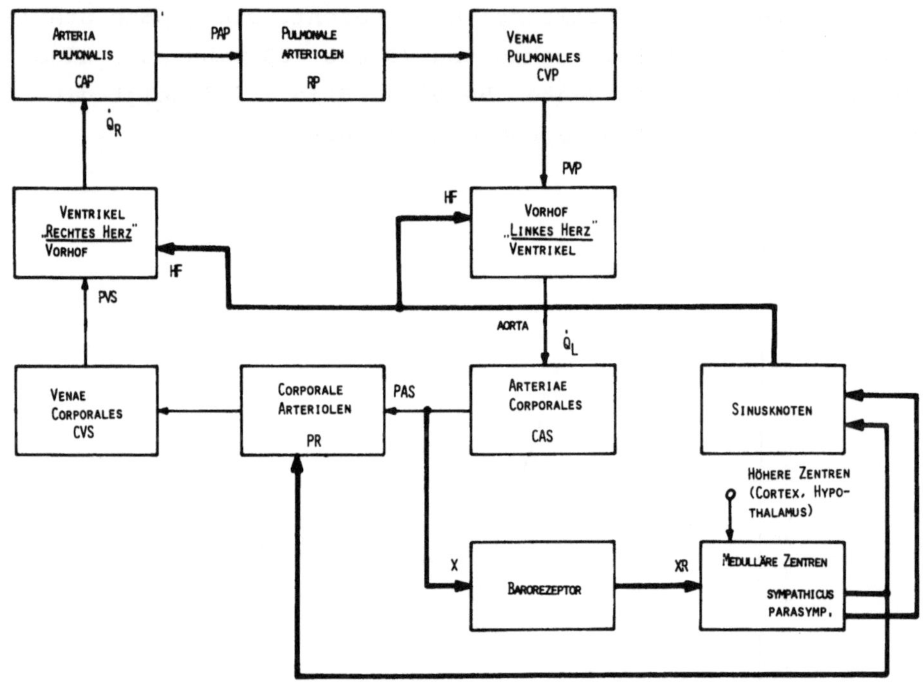

Bild 2.5-4 Blockorientierte Darstellung des geregelten
kardiovaskulären Systems. (Wirkungslinien des
Reglers sind dick ausgezogen hervorgehoben.)

Bevor das pressorisch oder depressorisch wirkende Signal
der medullären Zentren die rechte und die linke Herzhälfte
erreicht, erfährt es durch die endliche Fortpflanzungsgeschwindigkeit in den efferenten Nervenbahnen eine Verzögerung TN (44). Im Modell wird dies durch ein Verzögerungsglied 1. Ordnung angenähert. Es gilt dann, für

das die rechte und linke Herzhälfte beeinflussende Signal
der Ansatz (s. Kap. 5.2.5-3)

$$HF(s) = \frac{1}{1+sTN} \cdot \hat{HF}(s) \qquad (2.5-3)$$

mit s als Laplace-Variabler im Bildbereich, TN als
Verzögerungszeit und HF(s) als Herzfrequenz.
Die vom Barorezeptor über die vasomotorischen Zentren ver-
mittelten pressorisch oder depressorisch wirkenden Beeinflussungen der peripheren Gefäße erfahren eine adäquate
efferente Verzögerung TR (19). Es wird wieder ein Verzögerungsglied 1. Ordnung angesetzt, womit für das den
peripheren Widerstand beeinflussende Signal der Ansatz
gilt

$$PR(s) = \frac{1}{1+sTR} \cdot \hat{PR}(s) \qquad (2.5-4)$$

mit s als Laplace-Variabler im Bildbereich, TR als
Verzögerungszeit und PR(s) als peripheren Widerstand.

Das sich somit ergebende, auf den Gleichungssystemen
2.3-10, 2.3-11, 2.3-12, 2.4-6, 2.4-7, 2.4-8, 2.4-9,
2.5-1, 2.5-2, 2.5-3 und 2.5-4 aufbauende mathematische
Modell des im Barorezeptorreflexbogen geregelten kardiovaskulären Systems ist zusammenfassend in Bild 2.5-5
dargestellt.

Für dieses Modell wurde im Vergleich zu Bild 2.4-7 das
Einstellverhalten des arteriellen Mitteldrucks PAS bei
sprungförmig veränderten Werten des peripheren Widerstands PR untersucht. Grundlage hierzu ist das in Bild
2.8-2 dargestellte blockorientierte SIDAS-Simulationsmodell.

Das Ergebnis der in Bild 2.4-7 dargestellten Kurvenschar
des ungeregelten geschlossenen kardiovaskulären Systems
ist die widerstandsproportionale Blutdruckerhöhung. So

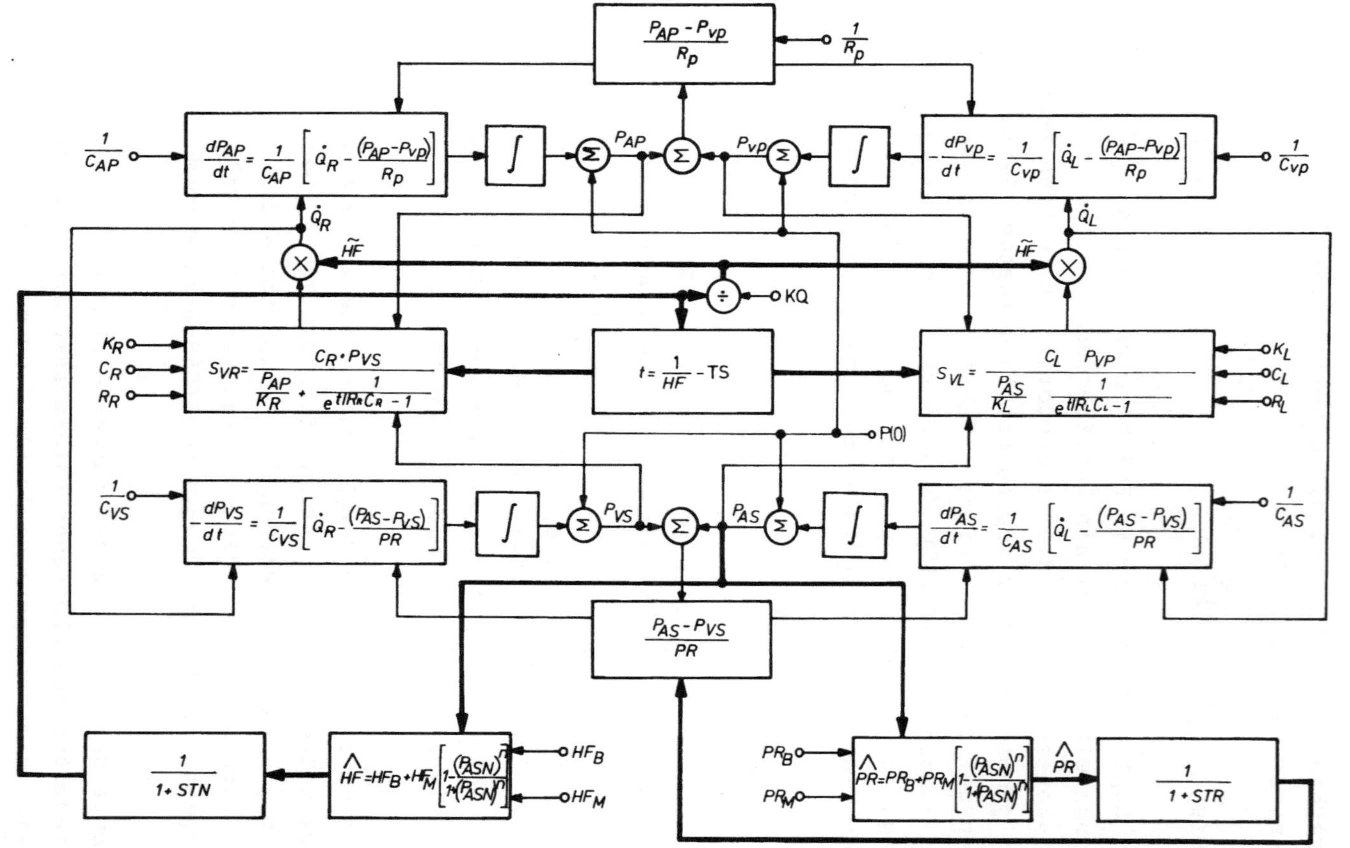

Bild 2.5-5 Mathematisches Modell des geregelten kardiovaskulären Systems; Blutdruckregulation im geschlossenen System des Barorezeptorreflexbogens. Wirkungslinien des Reglers sind dick ausgezogen hervorgehoben.

findet man z.B. bei einem erhöhten Widerstand PR = 1.1
(mmHg/ml)s einen arteriellen Mitteldruck von 128 mmHg;
bei einem erhöhten Widerstand von PR = 1.5 (mmHg/ml)s
stellt sich der arterielle Mitteldruck PAS auf 176 mmHg
ein (siehe Bild 2.4-7). Demgegenüber muß sich im Fall
der Blutdruckregulation durch den Barorezeptorreflex-
boten als spezifischer Afferenz als Folge einer sprungförmigen Widerstandserhöhung ein erhöhter Blutdruck einstellen, der aber weniger stark ausgeprägt ist. So findet
man z.B. bei einer Widerstandserhöhung von PR = 1,0 (mmHg/
ml)s auf PR = 1,1 (mmHg/ml)s einen arteriellen Mitteldruck PAS von 119,6 mmHg und im Falle einer Widerstandserhöhung von PR = 1,0 (mmHg/ml)s auf PR = 1,5 (mmHg/ml)s
einen Blutdruckanstieg auf 128,5 mmHg (siehe Bild 2.5-6).

Im Falle einer zentralnervösen Sollwertvorgabe (Folgegrößenregelung) der Regelgröße arterieller Mitteldruck
bewirkt die als Störgröße aufzufassende sprungförmige
Widerstandserhöhung eine Ablage der Regelgröße. Diese ist
auszuregeln und auf die Führungsgröße einzuregeln und zwar
dergestalt, daß durch den Soll-Istwertvergleich der Istwert
solange verstellt wird, bis die Regeldifferenz innerhalb
des zulässigen Toleranzbereichs liegt, d.h. bis näherungsweise der originäre Wert des arteriellen Mitteldrucks
wieder erreicht ist.

Wie die Simulationen zeigen, tritt dies jedoch nicht ein.
Deshalb wird demgegenüber in dieser Arbeit die Auffassung
begründet, das die Geometrieabhängigkeit, die Materialeigenschaften und die funktionelle Struktur autonom die
Höhe des Blutdrucks bestimmen, wofür der Begriff komplexe
intrinsische Größe eingeführt wurde (s. Kap. 2.4). Damit
stellt sich z.B. bei Veränderung der Geometrie der
peripheren Widerstandsgefäße (vgl. r^4-Abhängigkeit in

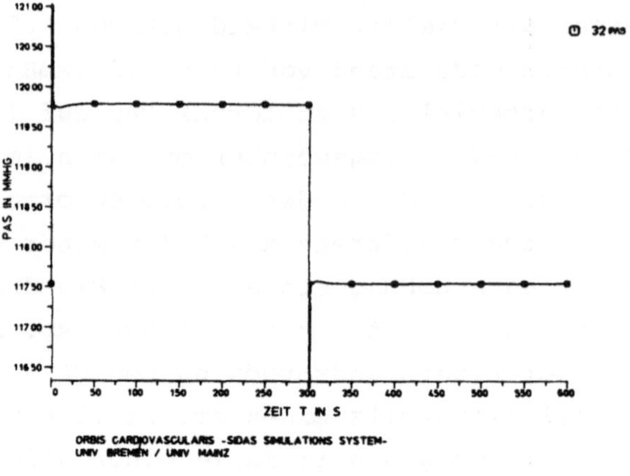

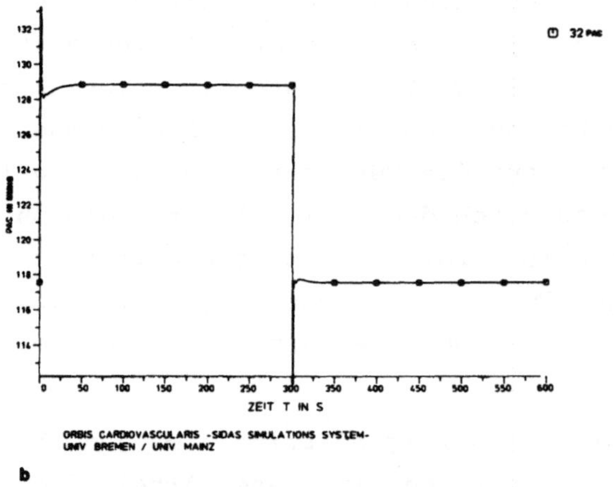

Bild 2.5-6 Einstellverhalten des arteriellen Mitteldrucks
PAS (Block 32) bei einer sprungförmigen Erhöhung des peripheren Widerstands PR von PR =
1,0 (mmHg/ml)s auf
a) PR = 1,1 (mmHg/ml)s
b) PR = 1.5 (mmHg/ml)s

Gl. 2.2-13) der arterielle Mitteldruck als Folge der Auswirkung der komplexen intrinsischen Größe auf die unterlagerten Folgeregler weniger stark erhöht ein, was aus
Bild 2.5-6 ersichtlich ist.

Zwei wesentliche aber divergente Forderungen an den Regelkreis sind die Stabilitätsgüte und die hinreichende Schnelligkeit bei Störgrößeneinwirkungen. Der ersten Forderung gemäß muß das Antwortverhalten des Regelkreises auf eine sprungförmige Störung genügend gedämpft und die stationäre Genauigkeit erreichbar sein. Im Fall der zweiten Forderung muß die Störgrößeneinwirkung hinreichend schnell ausgeregelt sein, was im Extrem zur Instabilität führt.

In Bild 2.5-7 ist das Einstellverhalten für eine Widerstandserhöhung PR = 1,1 (mmHg/ml)s für das dynamisch interessante Anfangsintervall dargestellt. Aus diesem Simulationsergebnis ist ersichtlich, daß das biologische System eine Störgrößeneinwirkung sehr schnell und trotzdem stabil ausregeln kann. Der Einstellvorgang ist näherungsweise in 6 s abgeschlossen.

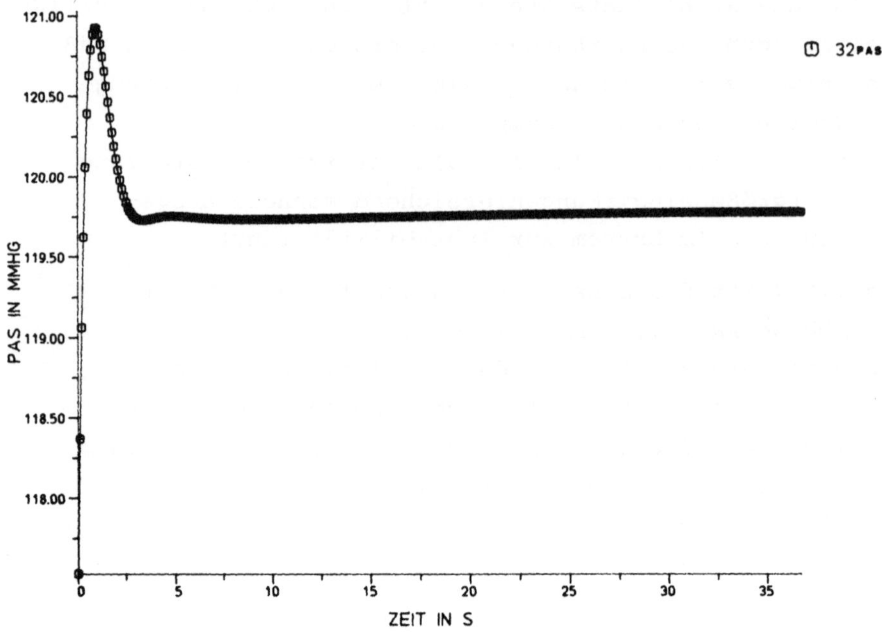

Bild 2.5-7 Einstellverhalten des arteriellen Mitteldrucks
PAS (Block 32) bei einer sprungförmigen Er-
höhung des peripheren Widerstands PR von
PR = 1,O (mmHg/ml)s auf PR = 1,1 (mmHg/ml)s
im gedehnten Zeitmaßstab zur deutlicheren
Darstellung des dynamischen Einstellverhaltens.

2.6 Zustandsraumbeschreibung und Stabilitätsanalyse des geregelten kardiovaskulären Simulationsmodells

Für das abstrahierte, in den Gleichungssystemen 2.3-10 bis 2.3-12, 2.4-6 bis 2.4-9 und 2.5-1 bis 2.5-4 beschriebene mathematische Modell des geregelten kardiovaskulären Systems wird das mathematische Zustandsmodell in Form von Vektor-differentialgleichungen eingeführt, um die Analyse auf Zu-standssteuerbarkeit der Strecke und die Stabilitätsanalyse zweckmäßig durchzuführen.

Aus den oben genannten Gleichungssystemen ist es ersichtlich, daß das mathematische Zustandsmodell endlichdimensional nichtlinear und zeitkontinuierlich ist. Daher kann wie folgt geschrieben werden (112)

$$\dot{\underline{X}}\,(t) = \underline{f}\left[\underline{X}\,(t),\ \underline{U}\,(t),\ t\right] \qquad (2.6-1)$$

$$\underline{Y}\,(t) = \underline{g}\left[\underline{X}\,(t),\ \underline{U}\,(t),\ t\right] \qquad (2.6-2)$$

mit $\underline{X}\,(t)$ als Zustandsvektor und $\dot{\underline{X}}\,(t)$ als dessen zeitlicher Ableitung, $\underline{Y}\,(t)$ als Ausgangsvektor, $\underline{U}\,(t)$ als Steuervektor sowie $\underline{f}$ und $\underline{g}$ als nichtlinearen Vektorfunktionen. In Bild 2.6-1 ist das Strukturbild des Zustandsmodells nach Gl. 2.6-1 und Gl. 2.6-2 angegeben.

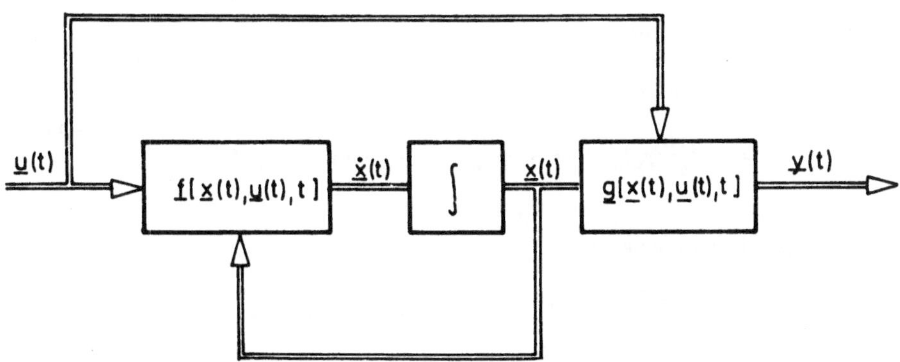

Bild 2.6-1 Strukturbild des Zustandsmodells nach Gl. 2.6-1 und Gl. 2.6-2.

Die Nichtlinearität des Modells ist zum einen durch die
Nichtlinearitäten der biologischen "Kennlinien" und zum
anderen durch das Auftreten von Produkten von Zustandsvariablen begründet.

Lineare Differentialgleichungen sind numerisch leichter handhabbar als nichtlineare Differentialgleichungen. Daher wird
die nichtlineare Differentialgleichung Gl. 2.6-1 nach der
Methode der kleinen Schwingungen linearisiert, was analytisch
der Taylorreihenentwicklung entspricht, die nach dem zweiten
Glied abgebrochen wird. Damit kann man für Gl. 2.6-1 schreiben

$$\frac{d}{dt}(\underline{X}_0 + \Delta\underline{X}) = \underline{f}(\underline{X}_0, \underline{U}_0, t) + \left(\frac{\delta\underline{f}}{\delta\underline{X}}\right)_0 \Delta\underline{X} + \left(\frac{\delta\underline{f}}{\delta\underline{U}}\right)_0 \Delta\underline{U} \tag{2.6-3}$$

Dem linearisierten dynamischen Zustandsmodell in Gl. 2.6-3
werden die Blutdrucke PAS(t), PVS(t), PAP(t) und PVP(t) als
Zustandsvariable $\underline{X}$(t) und die Änderungen des peripheren
Widerstands ΔPR sowie der Herzfrequenz ΔHF als Steuervektoren $\underline{U}$(t) zugeordnet.

In Gl. 2.6-3 sind dabei sowohl ΔPR als auch ΔHF und damit $\Delta\dot{Q}$ nichtlinear enthalten und damit zu linearisieren. Die
Anwendung der Methode der kleinen Schwingungen auf die
Gleichungen 2.3-10, 2.3-11 und 2.5-4 führt auf die
folgenden Beziehungen.

$$\dot{Q}L = f_1(PVP, PAS, t)$$
$$= \dot{Q}Lo + \left(\frac{\delta\dot{Q}L}{\delta PVP}\right)_0 \Delta PVP + \left(\frac{\delta\dot{Q}L}{\delta PAS}\right)_0 \Delta PAS + \left(\frac{\delta\dot{Q}L}{\delta t}\right)_0 \Delta t \tag{2.6-4}$$

$$\dot{Q}R = f_2(PVS, PAP, t)$$
$$= \dot{Q}Ro + \left(\frac{\delta\dot{Q}R}{\delta PVS}\right)_0 \Delta PVS + \left(\frac{\delta\dot{Q}R}{\delta PAP}\right)_0 \Delta PAP + \left(\frac{\delta\dot{Q}R}{\delta t}\right)_0 \Delta t \tag{2.6-5}$$

$$PR = f_3(PAS) = PR_0 + \left(\frac{\delta PR}{\delta PAS}\right)_0 \Delta PAS \qquad (2.6\text{-}7)$$

$$PR = f_4(PAS, PVS) = \left(\frac{PAS - PVS}{PR}\right)_0 + \left(\frac{1}{PR}\right)_0 \Delta PAS + \left(\frac{\delta - 1}{\delta PR}\right)_0 \Delta PVS + \left(\frac{PAS - PVS}{PR^2}\right)_0 \Delta PR$$

$$(2.6\text{-}8)$$

Die Zeitabhängigkeit von t ist eine Funktion der Herzfrequenz, was durch Gl. 2.3-12 beschrieben wird. Damit wird
im folgenden in den Gleichungen 2.6-4 und 2.6-5 angesetzt

$$t = f \ (HF)$$

Für das um PR_0, $\dot{Q}L_0$ und $\dot{Q}R_0$ linearisierte, zeitinvariante,
nichtlineare System erhält man als Zustandsdifferentialgleichung in Matrizenschreibweise aus Gl. 2.6-3 die
emendierte Beziehung

$$\frac{d}{dt}\begin{bmatrix} \Delta PAS \\ \Delta PVS \\ \Delta PAP \\ \Delta PVP \end{bmatrix} =$$

$$= \begin{bmatrix}
-\dfrac{\left(\frac{1}{PR}\right)_o}{CAS}+\left(\frac{\delta \dot{Q}L}{\delta PAS}\right)_o & \dfrac{\left(\frac{1}{PR}\right)_o}{CAS}+\left(\frac{\delta \dot{Q}R}{\delta PVS}\right)_o & 0 & \dfrac{1}{CAS}\left(\frac{\delta \dot{Q}L}{\delta PVP}\right)_o \\[2.5em]
\dfrac{\left(\frac{1}{PR}\right)_o}{CVS}+\left(\frac{\delta \dot{Q}L}{\delta PAS}\right)_o & -\dfrac{\left(\frac{1}{PR}\right)_o}{CVS}+\left(\frac{\delta \dot{Q}R}{\delta PVS}\right)_o & \dfrac{1}{CVS}\left(\frac{\delta \dot{Q}R}{\delta PAP}\right)_o & 0 \\[2.5em]
0 & \dfrac{1}{CAP}\left(\frac{\delta \dot{Q}R}{\delta PVS}\right)_o & -\dfrac{1}{CAP\,RP}+\left(\frac{\delta \dot{Q}R}{\delta PAP}\right)_o & \dfrac{1}{CAP\,RP}+\left(\frac{\delta \dot{Q}L}{\delta PVP}\right)_o \\[2.5em]
\dfrac{1}{CVP}\left(\frac{\delta \dot{Q}L}{\delta PAS}\right)_o & 0 & \dfrac{1}{CVP\,RP}+\left(\frac{\delta \dot{Q}R}{\delta PAP}\right)_o & -\dfrac{1}{CVP\,RP}+\left(\frac{\delta \dot{Q}L}{\delta PVP}\right)_o
\end{bmatrix} \cdot \begin{bmatrix} \Delta PAS \\ \Delta PVS \\ \Delta PAP \\ \Delta PVP \end{bmatrix} +$$

$$+ \begin{bmatrix}
\dfrac{1}{CAS}\left(\frac{\delta \dot{Q}L}{\delta HF}\right)_o & \dfrac{1}{CAS}\left(\frac{PAS-PVS}{PR^2}\right)_o \\[2.5em]
\dfrac{1}{CVS}\left(\frac{\delta \dot{Q}R}{\delta HF}\right)_o & \dfrac{1}{CVS}\left(\frac{PAS-PVS}{PR^2}\right)_o \\[2.5em]
\dfrac{1}{CAP}\left(\frac{\delta \dot{Q}R}{\delta HF}\right)_o & 0 \\[2.5em]
\dfrac{1}{CVP}\left(\frac{\delta \dot{Q}L}{\delta HF}\right)_o & 0
\end{bmatrix} \cdot \begin{bmatrix} \Delta HF \\ \Delta PR \end{bmatrix} \qquad (2.6\text{-}9)$$

Das linearisierte Zustandsmodell nach Gl. 2.6-9 kann durch
das nachfolgende Strukturbild beschrieben werden.

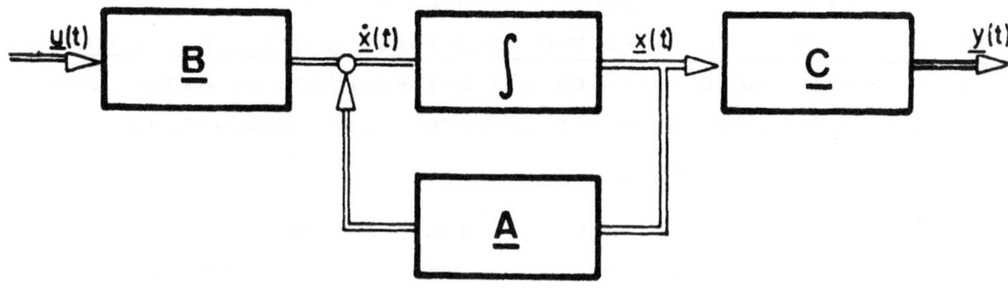

Bild 2.6-2 Strukturbild des linearisierten Zustandsmodells.

Für das in Bild 2.6-2 dargestellte Strukturbild gilt der
Zusammenhang

$$\dot{\underline{X}}(t) = \underline{A} \cdot \underline{X}(t) + \underline{B} \cdot \underline{U}(t) \qquad (2.6\text{-}10)$$

$$\underline{Y}(t) = \underline{C}\,\underline{X}(t) \qquad (2.6\text{-}11)$$

mit $\underline{A}$ als (n,n) Systemmatrix, $\underline{B}$ als (m,p) Steuermatrix
und $\underline{C}$ als (r,q) Ausgangsmatrix für die gilt

$$\underline{C} = \begin{bmatrix} 1 & 0 & 0 & 0 \\ 0 & 1 & 0 & 0 \\ 0 & 0 & 1 & 0 \\ 0 & 0 & 0 & 1 \end{bmatrix} = \text{Diag I}$$

Mit dem mathematischen Zustandsmodell Gl. 2.6-9 eng ver-
knüpft ist der Begriff der Zustandssteuerbarkeit.

Die Analyse auf Zustandssteuerbarkeit des dynamischen Zustandsmodells Gl. 2.6-9 ist u.a. für die Modellprädiktion
von Bedeutung, da es wichtig ist zu wissen, ob ein ge-
gebener Anfangszustand $\underline{X}(t_0) \epsilon \mathbb{R}^n$ der Strecke in einen ge-
wünschten Endzustand $\underline{X}(t_e) \epsilon \mathbb{R}^n$ mit Hilfe des Steuer-
vektors $\underline{U}(t)$ überführt werden kann. $\mathbb{R}^n$ entspricht dem n
dimensionalen Zustandsraum. Für den betrachteten Zeitraum
wird das System als frei von Störgrößen angesehen, so daß
die Eingangsgrößen sämtlich als Steuergrößen anzusehen sind.
Setzt man die Ableitung der linearen Vektortransformation

$$\underline{X} = \underline{T}\ \underline{Z}$$

mit $\underline{T}$ als Transformationsmatrix und $\underline{Z}$ als Zustandsvektor in
Gl. 2.6-10 ein, erhält man, wenn man noch linksseitig mit
$\underline{T}^{-1}$ multipliziert

$$\dot{\underline{Z}}(t) = \underline{T}^{-1}\underline{A}\ \underline{T}\ \underline{Z}(t) + \underline{T}^{-1}\ \underline{B}\ \underline{U}(t)$$

Bei verschiedenen Eigenwerten existiert die Ähnlichkeits-
transformation, die Jordanform hat (80)

$$\underline{J} = \underline{T}^{-1}\ \underline{A}\ \underline{T} \qquad\qquad (2.6\text{-}13)$$

womit folgt

$$\dot{\underline{Z}}(t) = \underline{J}\ \underline{Z}(t) + \underline{T}^{-1}\ \underline{B}\ \underline{U}(t) \qquad (2.6\text{-}14)$$

In Gl. 2.6-14 ist $\underline{J}$ eine Diagonalmatrix, deren Haupt-
elemente die Eigenwerte λ_i sind, wenn die λ_i verschieden sind. Setzt man wie folgt an

$$\underline{H} = \underline{T}^{-1}\ \underline{B}$$

kann man für Gl. 2.6-14 schreiben

$$\dot{\underline{Z}}(t) = \underline{J}\ \underline{Z}(t) + \underline{H}\ \underline{U}(t) \qquad\qquad (2.6\text{-}15)$$

Gleichung 2.6-15 ist nur für reelle Eigenwerte λ_i reell.

Durch die Jordanform Gl. 2.6-13 ist eine entkoppelte Darstellung der Zustandsvariablen gegeben. Jede Zustandsvariable z_i ist von jeder anderen Zustandsvariablen z_j mit $i = j$ entkoppelt, da, löst man Gl. 2.6-15 in Matrizenschreibweise auf, in jeder Zeile ausschließlich die zeilenabhängige Zustandsvariable auftritt.

Ein lineares zeitinvariantes System verschiedener Eigenwerte ist dann und nur dann steuerbar, wenn jede Zeile der Matrix $\underline{H}$ mindestens ein nichttriviales Element aufweist. Damit sind alle Zustandsvariablen dann und nur dann steuerbar, wenn $\underline{H}_i \neq \underline{O}$ ist.

Die Gl. 2.6-15 befriedigende Matrix lautet (39, 116)

$$\underline{Q} = \begin{bmatrix} \underline{h}_1 & \underline{\lambda}_1\underline{h}_1 & \cdots\cdots & \underline{\lambda}_1^{n-1}\underline{h}_1 \\ \underline{h}_2 & \underline{\lambda}_2\underline{h}_2 & \cdots\cdots & \underline{\lambda}_2^{n-1}\underline{h}_2 \\ \cdot & \cdot & \cdot & \cdot \\ \cdot & \cdot & \cdot & \cdot \\ \cdot & \cdot & \cdot & \cdot \\ \underline{h}_n & \underline{\lambda}_n\underline{h}_n & \cdots\cdots & \underline{\lambda}_n^{n-1}\underline{h}_n \end{bmatrix} = \begin{bmatrix} \underline{h}, & \underline{\lambda}\underline{h}, & \ldots, & \underline{\lambda}^{n-1}\underline{h} \end{bmatrix} \qquad (2.6\text{-}16)$$

Die Matrix $\underline{Q}$ hat dann und nur dann vollen Rang, wenn $\underline{h}_k^T \neq 0$ ist, da die Eigenwerte von $\underline{\lambda}_k$ als verschieden angenommen wurden. Unter Bezug auf Gl. 2.6-13 und den Ansatz

$$\underline{H} = \underline{T}^{-1}\,\underline{B}$$

erhält man für Gl. 2.6-16 die Beziehung

$$\underline{Q} = \underline{T}^{-1}\begin{bmatrix} \underline{B}, & \underline{A}\underline{B}, & \underline{A}^2\underline{B}, & \ldots, & \underline{A}^{n-1}\underline{B} \end{bmatrix}$$

Da $\underline{T}^{-1}$ nichtsignulär ist, hat die Matrix $\underline{Q}$ dann und nur dann vollen Rang, wenn die Matrix $\underline{S}$

$$\underline{S} = \begin{bmatrix} \underline{B}, & \underline{A}\underline{B}, & \underline{A}^2\underline{B}, & \ldots & \underline{A}^{n-1}\underline{B} \end{bmatrix}$$

vollen Rang hat.

Für die vollständige lokale Steuerbarkeit des in Gl. 2.6-10
beschriebenen linearen Systems ist notwendig und hinreichend, daß die Matrix $\underline{S}$ vollen Rang hat, d.h. daß der
Rang der (n, np)-Matrix gleich der Ordnung des Systems
sein (39, 116) muß, mit n als Ordnung des Systems und
p als Spaltenzahl der Matrix $\underline{B}$.
Für das in Gl. 2.6-9 beschriebene System folgt, daß der
Rang von $\underline{S}$ gleich n = 4 sein muß. Unter Bezug auf Gl. 2.6-
10 erhält man damit für das in Gl. 2.6-9 beschriebene
System mit der Bedingung

$$\mathrm{rg}\,\underline{S} = \mathrm{rg}\left[\underline{B},\ \underline{AB},\ \underline{A}^2\underline{B},\ \underline{A}^3\underline{B}\right] = 4$$

die folgenden Matrizen

$$\underline{B} =
\begin{bmatrix}
\dfrac{1}{CAS}\left(\dfrac{\delta\dot{QL}}{\delta HF}\right)_o & \dfrac{1}{CAS}\left(\dfrac{PAS-PVS}{PR^2}\right)_o \\[2ex]
\dfrac{1}{CVS}\left(\dfrac{\delta\dot{QR}}{\delta HF}\right)_o & \dfrac{1}{CVS}\left(\dfrac{PAS-PVS}{PR^2}\right)_o \\[2ex]
\dfrac{1}{CAP}\left(\dfrac{\delta\dot{QR}}{\delta HF}\right)_o & 0 \\[2ex]
-\dfrac{1}{CVP}\left(\dfrac{\delta\dot{QL}}{\delta HF}\right)_o & 0
\end{bmatrix}$$

$$\underline{AB} =
\begin{bmatrix}
\left[-\dfrac{\left(\frac{1}{PR}\right)_o}{CAS}+\left(\dfrac{\delta\dot{QL}}{\delta PAS}\right)_o\right]\dfrac{1}{CAS}\left(\dfrac{\delta\dot{QL}}{\delta HF}\right)_o + \left[\dfrac{\left(\frac{1}{PR}\right)_o}{CAS}+\left(\dfrac{\delta\dot{QR}}{\delta PVS}\right)_o\right]\dfrac{1}{CVS}\left(\dfrac{\delta\dot{QR}}{\delta HF}\right)_o + \dfrac{1}{CAS}\left(\dfrac{\delta\dot{QL}}{\delta PVP}\right)_o\dfrac{1}{CVP}\left(\dfrac{\delta\dot{QL}}{\delta HF}\right)_o
&
\left[-\dfrac{\left(\frac{1}{PR}\right)_o}{CAS}+\left(\dfrac{\delta\dot{QL}}{\delta PAS}\right)_o\right]\dfrac{1}{CAS}\left(\dfrac{PAS-PVS}{PR^2}\right)_o + \left[\dfrac{\left(\frac{1}{PR}\right)_o}{CAS}+\left(\dfrac{\delta\dot{QL}}{\delta PAS}\right)_o\right]\dfrac{1}{CVS}\left(\dfrac{PAS-PVS}{PR^2}\right)_o \\[4ex]
\left[\dfrac{\left(\frac{1}{PR}\right)_o}{CVS}+\left(\dfrac{\delta\dot{QL}}{\delta PAS}\right)_o\right]\dfrac{1}{CAS}\left(\dfrac{\delta\dot{QL}}{\delta HF}\right)_o + \left[-\dfrac{\left(\frac{1}{PR}\right)_o}{CVS}+\left(\dfrac{\delta\dot{QR}}{\delta PVS}\right)_o\right]\dfrac{1}{CVS}\left(\dfrac{\delta\dot{QR}}{\delta HF}\right)_o + \dfrac{1}{CVS}\left(\dfrac{\delta\dot{QR}}{\delta PAP}\right)_o\dfrac{1}{CAP}\left(\dfrac{\delta\dot{QR}}{\delta HF}\right)_o
&
\left[\dfrac{\left(\frac{1}{PR}\right)_o}{CVS}+\left(\dfrac{\delta\dot{QL}}{\delta PAS}\right)_o\right]\dfrac{1}{CAS}\left(\dfrac{PAS-PVS}{PR^2}\right)_o + \left[-\dfrac{\left(\frac{1}{PR}\right)_o}{CVS}+\left(\dfrac{\delta\dot{QR}}{\delta PVS}\right)_o\right]\dfrac{1}{CVS}\left(\dfrac{PAS-PVS}{PR^2}\right)_o \\[4ex]
\dfrac{1}{CAP}\left(\dfrac{\delta\dot{QR}}{\delta PVS}\right)_o\dfrac{1}{CVS}\left(\dfrac{\delta\dot{QR}}{\delta HF}\right)_o + \left[-\dfrac{1}{CAP\,RP}+\left(\dfrac{\delta\dot{QR}}{\delta PAP}\right)_o\right]\dfrac{1}{CAP}\left(\dfrac{\delta\dot{QR}}{\delta HF}\right)_o + \left[\dfrac{1}{CAP\,RP}+\left(\dfrac{\delta\dot{QL}}{\delta PVP}\right)_o\right]\dfrac{1}{CVP}\left(\dfrac{\delta\dot{QL}}{\delta HF}\right)_o
&
\dfrac{1}{CAP}\left(\dfrac{\delta\dot{QR}}{\delta PVS}\right)_o\dfrac{1}{CVS}\left(\dfrac{PAS-PVS}{PR^2}\right)_o \qquad 0 \\[4ex]
\dfrac{1}{CVP}\left(\dfrac{\delta\dot{QL}}{\delta PAS}\right)_o\dfrac{1}{CAS}\left(\dfrac{\delta\dot{QL}}{\delta HF}\right)_o + \left[\dfrac{1}{CVP\,RP}+\left(\dfrac{\delta\dot{QR}}{\delta PAP}\right)_o\right]\dfrac{1}{CAP}\left(\dfrac{\delta\dot{QR}}{\delta HF}\right)_o + \left[\dfrac{1}{CVP\,RP}+\left(\dfrac{\delta\dot{QL}}{\delta PVP}\right)_o\right]\dfrac{1}{CVP}\left(\dfrac{\delta\dot{QL}}{\delta HF}\right)_o
&
\dfrac{1}{CVP}\left(\dfrac{\delta\dot{QL}}{\delta PAS}\right)_o\dfrac{1}{CAS}\left(\dfrac{PAS-PVS}{PR^2}\right)_o \qquad 0
\end{bmatrix}$$

Da bereits die ersten vier Spalten der $\underline{S}$-Matrix nämlich die von $\underline{B}$ und $\underline{AB}$ linear unabhängig sind, ist der Rang von $\underline{S}$ gleich n = 4 und damit das System lokal steuerbar. Die Berechnung der Spalten höherer Ordnung $\underline{A}^2\,\underline{B}$, $\underline{A}^3\underline{B}$ braucht daher nicht mehr durchgeführt zu werden.

Unter Berücksichtigung der in Kap. 5.5.1 angegebenen Parameterwerte des Systems kann man zeigen, daß der Rang von $\underline{S}$ gleich n ist.

Die Auswirkungen von Änderungen des Anfangszustands des in Gl. 2.6-10 beschriebenen Zustandsmodells auf dessen Systemverhalten können durch die Untersuchung auf Ljapunow-Stabilität erfaßt werden. Das durch Gl. 2.6-10 beschriebene lineare Zustandsmodell besitze die Ruhelage $\underline{X}_r = \underline{O}$, also den Nullpunkt des Zustandsraumes. Man sucht nun eine Ljapunow-Funktion $V\,(X_1,\; \ldots\;,\; X_n)$ der Zustände $(\underline{X})$ die in einer Umgebung der Ruhelage positiv definit ist und zusätzlich über die Eigenschaft verfügt, daß die Ableitung der Ljapunow-Funktion

$$\dot{V} = \frac{d}{dt}\,V\,(X_1(t),\; \ldots\;,\; X_n(t)\,)$$

$$= \sum_{i=1}^{n} \frac{\delta V}{\delta X_i}\;\dot{X}_i$$

in der Umgebung der Ruhelage $\underline{X}_r$ negativ definit ist und nur im Nullpunkt selbst verschwindet. Dann bezeichnet man die Ruhelage des Systems als asymptotisch stabil. Dies ist der Grundgedanke der "Direkten-" oder "Zweiten Methode nach Ljapunow" (55).

Ein Vorteil dieser Methode ist die Tatsache, daß die Lösung der Zustandsdifferentialgleichung nicht bekannt zu sein braucht.

Für das linearisierte zeitinvariante System nach Gl. 2.6-9 sind die "Ljapunowschen Sätze über die Stabilität nach der ersten Näherung" anzusetzen (55).

Mittels der bereits beschriebenen linearen Vektortransformation

$$\underline{X} = \underline{T}\,\underline{Z}$$

erhält man, wenn man noch linksseitig mit $\underline{T}^{-1}$ multipliziert,
für die Zustandsgrößen des linearisierten Systems nach
Gl. 2.6-9

$$\underline{\dot{Z}}(t) = \underline{T}^{-1}\,\underline{A}\,\underline{T}\,\underline{Z}\,(t) \qquad\qquad (2.6\text{-}17)$$

Die Spaltenvektoren von $\underline{T}$ werden mit $\underline{t}_1, \ldots, \underline{t}_n$ bezeichnet. Aus Gl. 2.6-13 folgt

$$\underline{J}\,\underline{T} = \underline{A}\,\underline{T} \qquad\qquad (2.6\text{-}18)$$

Damit kann man für die Spaltengleichungen schreiben

$$\lambda_i\,\underline{t}_i = \underline{A}\,\underline{t}_i$$

bzw.

$$(\underline{A} - \lambda_i\,I)\,\underline{t}_i = 0;\; i = 1, \ldots, n \qquad (2.6\text{-}19)$$

Damit für t_i eine nichttriviale Lösung existiert, muß
die Determinante

$$\det\,(\underline{A} - \lambda_i\,I) = 0 \qquad\qquad (2.6\text{-}20)$$

erfüllt sein. Die Wurzeln von Gl. 2.6-20 und die $\underline{t}_i$ als
nichttriviale Lösungen der Gl. 2.6-19 erfüllen dann Gl.
2.6-18.

Die Anwendung der Gl. 2.6-20 auf Gl. 2.6-9 führt auf
die Beziehung

$$\det(\underline{A} - \lambda_i \, I) =$$

$$\begin{bmatrix} \left[-\dfrac{\left(\frac{1}{PR}\right)_o}{CAS} + \left(\dfrac{\delta\dot{Q}L}{\delta PAS}\right)_o - \lambda_{11} \right] & \dfrac{\left(\frac{1}{PR}\right)_o}{CAS} + \left(\dfrac{\delta\dot{Q}R}{\delta PVS}\right)_o & 0 & \dfrac{1}{CAS}\left(\dfrac{\delta\dot{Q}L}{\delta PVP}\right)_o \\[3ex] \dfrac{\left(\frac{1}{PR}\right)_o}{CVS} + \left(\dfrac{\delta\dot{Q}L}{\delta PAS}\right)_o & \left[-\dfrac{\left(\frac{1}{PR}\right)_o}{CVS} + \left(\dfrac{\delta\dot{Q}R}{\delta PVS}\right)_o - \lambda_{22} \right] & \dfrac{1}{CVS}\left(\dfrac{\delta\dot{Q}R}{\delta PAP}\right)_o & 0 \\[3ex] 0 & \dfrac{1}{CAP}\left(\dfrac{\delta\dot{Q}R}{\delta PVS}\right)_o & \left[-\dfrac{1}{CAP\,RP} + \left(\dfrac{\delta\dot{Q}R}{\delta PAP}\right)_o - \lambda_{33} \right] & \dfrac{1}{CAP\,RP} + \left(\dfrac{\delta\dot{Q}L}{\delta PVP}\right)_o \\[3ex] \dfrac{1}{CVP}\left(\dfrac{\delta\dot{Q}L}{\delta PAS}\right)_o & 0 & \dfrac{1}{CVP\,RP} + \left(\dfrac{\delta\dot{Q}R}{\delta PAP}\right)_o & \left[-\dfrac{1}{CVP\,RP} + \left(\dfrac{\delta\dot{Q}}{\delta P\ P}\right)_o - \lambda_{44} \right] \end{bmatrix}$$

$$(2.6\text{-}21)$$

2.7 Modellerweiterung unter Einbezug des Zusammenhangs zwischen Sauerstoffaufnahme und Belastung

Zur Aufrechterhaltung des Lebens ist u.a. die Aufrechterhaltung des Stoffwechsels erforderlich, der wiederum
entscheidend von der Sauerstoffzufuhr abhängig ist. Wie
in Kap. 2.1 bereits ausgeführt wurde, dient das Kreislaufsystem, als das Haupttransportsystem des Organismus, u.a.
dem Antransport von O_2 und dem Abtransport von Stoffwechsel-
metaboliten. Der Organismus paßt entsprechend der jeweiligen Belastung den O_2-Transport dem jeweiligen O_2-
Bedarf der Organsysteme an.

Dies geschieht durch Änderung des Gefäßwiderstands sowie
durch die Veränderung des Herzzeitvolumens, welches das
Produkt aus Schlagvolumen und Herzfrequenz ist. Alle drei
genannten Größen werden über das vegetative Nervensystem
(Sympathikus und Parasympathikus) verändert.

Bei Belastung wird der Sympathikustonus im ganzen
Organismus erhöht (146).Dies würde generell zu einer Vaso-
konstriktion und damit zu einer Erhöhung des peripheren
Widerstands führen.

Aufgrund einer erhöhten Schwelle für die Sympathikuseinwirkung in der arbeitenden Muskulatur kommt es zu einer
Umverteilung der Durchblutung bei Arbeit. Dabei wird die
Perfusion als Folge einer sog. Vasokonstriktion durch das
ruhende Gewebe verringert, in der arbeitenden Muskulatur
dagegen erhöht. Die durch die Muskelarbeit entstehenden
Metaboliten des Stoffwechsels setzen lokal den Gefäß-
widerstand herab. Die Folge dessen ist ein Druckabfall
im arteriellen System, der aber über den Barorezeptorreflex kompensatorisch eine Steigerung der Herzfrequenz
und damit des Herzzeitvolumens bewirkt. Der erhöhte
Sympathikustonus wirkt am Herzen vor allem positiv
inotrop, d.h. daß sich die Kontraktilität (Kraft der
Kontraktion) erhöht. Er bestimmt damit das Schlagvolumen
bei Belastung.

Die Variation der Herzfrequenz HF bei aerober Belastung
ist dem O_2-Bedarf und damit der Belastungseinstellung direkt
proportional, was aus den Befunden der o.g. Literatur sowie
(130) ableitbar ist. Da die möglichen Mechanismen der Herz-
frequenzsteuerung bei Belastung von der Leistungsphysiologie
noch diskutiert werden, sei hierzu auf (146) verwiesen.

Zur Erfassung der Auswirkung unterschiedlicher Belastungsbe-
dingungen auf die Blutdruckregulation bzw. die hämodynamischen Parameter muß man die zugehörigen Übertragungs-
funktionen der drei genannten Größen peripherer Widerstand PR, Schlagvolumen SV und Herzfrequenz HF bei Belastung
kennen. Hierbei werden empirische Ansätze zugrunde gelegt,
die optimiert wurden, da entsprechende "Kennlinien" zum
Teil explizit in der Literatur nicht gegeben sind.

In Anlehnung an das zeitdiskret gemessene Einstellverhalten
bei sprungförmiger Belastungsänderung werden Verzögerungs-
glieder 1. Ordnung als hinreichend genaue dynamische Näherung
gewählt (120, 135, 145, 149).

Aus den in (65) angegebenen Messungen kann die belastungsabhängige Änderung des peripheren Widerstands durch eine
Hyperbelfunktion beschrieben werden. Unter Berücksichtigung
der in Gl. 2.5-2 angegebenen Beziehung der Reglerkennlinie
und den in (65) angegebenen Befunden wurde der nachfolgende
funktionale Zusammenhang angesetzt

$$PR_S(t) = \frac{\hat{PR}}{KPR_O + \overline{PR}(t)} \qquad (2.7-1)$$

In Gleichung 2.7-1 beschreibt $PR_S(t)$ die zeitlichen Änderungen
des peripheren Widerstands im geregelten geschlossenen
kardiovaskulären System. Sie ist abweichend zu einem in (105)
angegebenen Ansatz formuliert zur Berücksichtigung der
Auswirkungen von Belastungen am Fahrradergometer in liegender
Position.

In Gl. 2.7-1 ist KPR_O eine dimensionslose Konstante, $\overline{PR}(t)$ berücksichtigt als zeitabhängige Korrekturformel die Änderung
des peripheren Widerstands unter Einfluß von Belastungen am
Fahrradergometer. Sie ist die Lösung der Differentialgleichung

$$\dot{\overline{PR}}(t) = -\frac{1}{TO_2}\,\overline{PR} + \frac{KPR}{TO_2}\,EW$$

$$TO_2, KPR > 0$$

mit TO_2 als Einstellzeitkonstante der Widerstandsänderung bei
Belastung, KPR als Konstante des Kontraktionszustands der
Gefäßmuskulatur bei Belastung und EW als ergometrischer Be-
lastung.

Für das sich, bei sprungförmiger Belastung erhöht einstellende
Schlagvolumen wird der Ansatz

$$SV(t) = SV_O + \overline{SV}(t) \tag{2.7-2}$$

gewählt. In Gl. 2.7-2 wird das Ruheschlagvolumen durch SV_O
und das als Folge einer Belastung sich einstellende zu-
sätzliche Schlagvolumen durch $\overline{SV}(t)$ beschrieben. $\overline{SV}(t)$ erhält man als Lösung der Differentialgleichung

$$\dot{\overline{SV}}(t) = -\frac{1}{TSV}\,\overline{SV} + \frac{KSV}{TSV}\,EW$$

$$TSV, KSV > 0$$

mit TSV als Einstellzeitkonstante des zusätzlichen Schlagvolumens bei Belastung, KSV als Kontraktilitätskonstante des
Herzens bei Belastung und EW als ergometrischer Belastung.

Der in Gl. 2.7-2 beschriebene Ansatz ist eine hypothetische
Näherung in Anlehnung an die in (120, 129) dargestellten Befunde, da "Kennlinien" zum Einstellverhalten des Schlagvolumens bei Belastung in der Literatur explizit nicht
bekannt geworden sind.

Die belastungsabhängige Steigerung der Herzfrequenz wird
in hinreichend genauer Näherung zu gemessenen Befunden (145)
durch eine Differentialgleichung 1. Ordnung wie folgt
beschrieben

$$\dot{\overline{HF}}(t) = -\frac{1}{THF}\,\overline{HF} + \frac{KHF}{THF}\,EW$$

$$THF, KHF > 0$$

mit THF als Einstellzeitkonstante der Herzfrequenzänderung
bei Belastung, KHF als tonischer Aktivität des am Sinusknoten angreifenden Sympathikustonus.

Für das sich bei sprungförmiger ergometrischer Belastung
erhöht einstellende Herzzeitvolumen gilt damit der Ansatz

$$HF_s(t) = \hat{HF} + \overline{HF}(t) \qquad (2.7\text{-}3)$$

Unter Berücksichtigung der efferenten Verzögerungen TN und
TR (s. Kap. 2.5) wird analog zu den Gleichungen 2.5-3 und
2.5-4 für die Gleichungen 2.7-1 bzw. 2.7-3 angesetzt wie
folgt

$$PR(s) = \frac{1}{1 + sTR}\,PRs(s) \qquad (2.7\text{-}4)$$

$$HF(s) = \frac{1}{1 + sTN}\,HF_s(s) \qquad (2.7\text{-}5)$$

Die Werte T und K in den jeweiligen Differentialgleichungen
sind unter Berücksichtigung der Modellparameter durch
Mittelungen aus Meßwerten in der Literatur berechnet worden
(21, 65, 84, 145).

Die gute Übereinstimmung der durchgeführten Annäherungen
mit gemessenen Befunden wird im einzelnen im Kap. 2.9 besprochen.

Gemäß dem Fick'schen Prinzip ist die O_2-Aufnahme $\dot{Q}O_2$ dem Herzzeitvolumen proportional. Der Proportionalitätsfaktor wird durch die arteriovenöse O_2-Differenz AVD_{O_2} gebildet, womit gilt (60, 146)

$$\dot{Q}O_2 = SV \cdot HF \cdot AVD_{O_2} \qquad\qquad (2.7\text{-}6)$$

Die belastungsabhängig vergrößerte O_2-Aufnahme wird durch das vom Herzen ausgeworfene Herzzeitvolumen nicht gedeckt. Das Defizit muß durch eine Erhöhung der AVD_{O_2} gedeckt werden. Die Werte für QO_2 in Gl. 2.7-6 sind der Literatur entnommen (6). Das Schlagvolumen SV und die Herzfrequenz HF werden mit dem Simulationsmodell berechnet. Die mit dem Modell gewonnenen Werte der AVD_{O_2} zeigen eine gute Übereinstimmung mit gemessenen Verläufen (s. Kap. 2.9.4, Bild 2.9.4-11). Die sich mit diesen Prämissen ergebende Modellerweiterung gegenüber der in Bild 2.5-4 angegebenen blockorientierten Modelldarstellung zeigt Bild 2.7-1.

In Bild 2.7-2 ist das vollständige mathematische Modell des geschlossenen geregelten kardiovaskulären Systems angegeben. Aus dem mathematischen Modell in Bild 2.7-2 sind die physiologischen Zusammenhänge wie rechte bzw. linke Hälfte des Herzens, arterielles und venöses System, Kleiner Kreislauf und Großer Kreislauf einschließlich der definierten biologischen Größen verständlich.

In Bild 2.7-3 ist das regelungstechnische Strukturbild des mathematischen Modells nach Bild 2.7-2 angegeben. Durch diese Darstellungsweise verschwindet zwar der physiologische Zusammenhang, man gewinnt jedoch eine Übersicht über die Ordnung des vorliegenden Systems, seine Nichtlinearitäten und seine Dynamik.

Aus dem Vergleich beider Darstellungsformen folgt, daß beide zusammen eine differenzierte Einsicht in das komplexe vorliegende System ermöglichen.

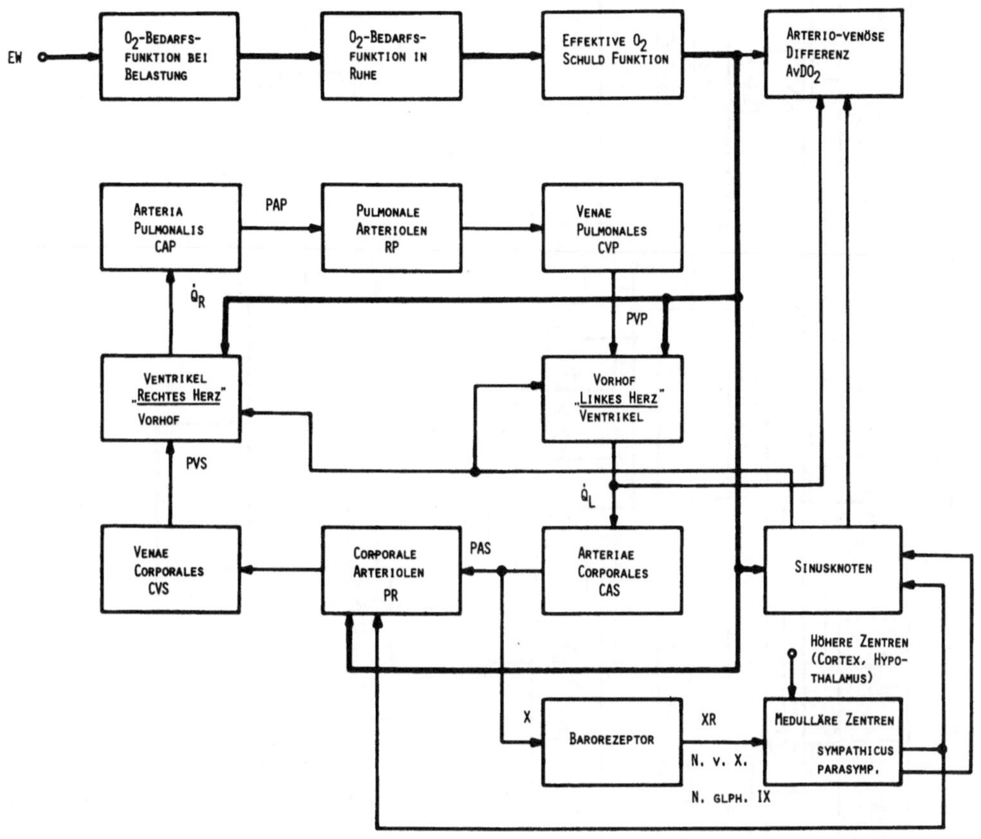

Bild 2.7-1 Blockorientierte Darstellung des erweiterten geschlossenen geregelten kardiovaskulären Systems unter Einbezug des Zusammenhangs zwischen Sauerstoffaufnahme und Belastung. Wirkungslinien des belastungsadäquaten Einflusses auf die Blutdruckregulation sind dick ausgezogen gezeichnet.

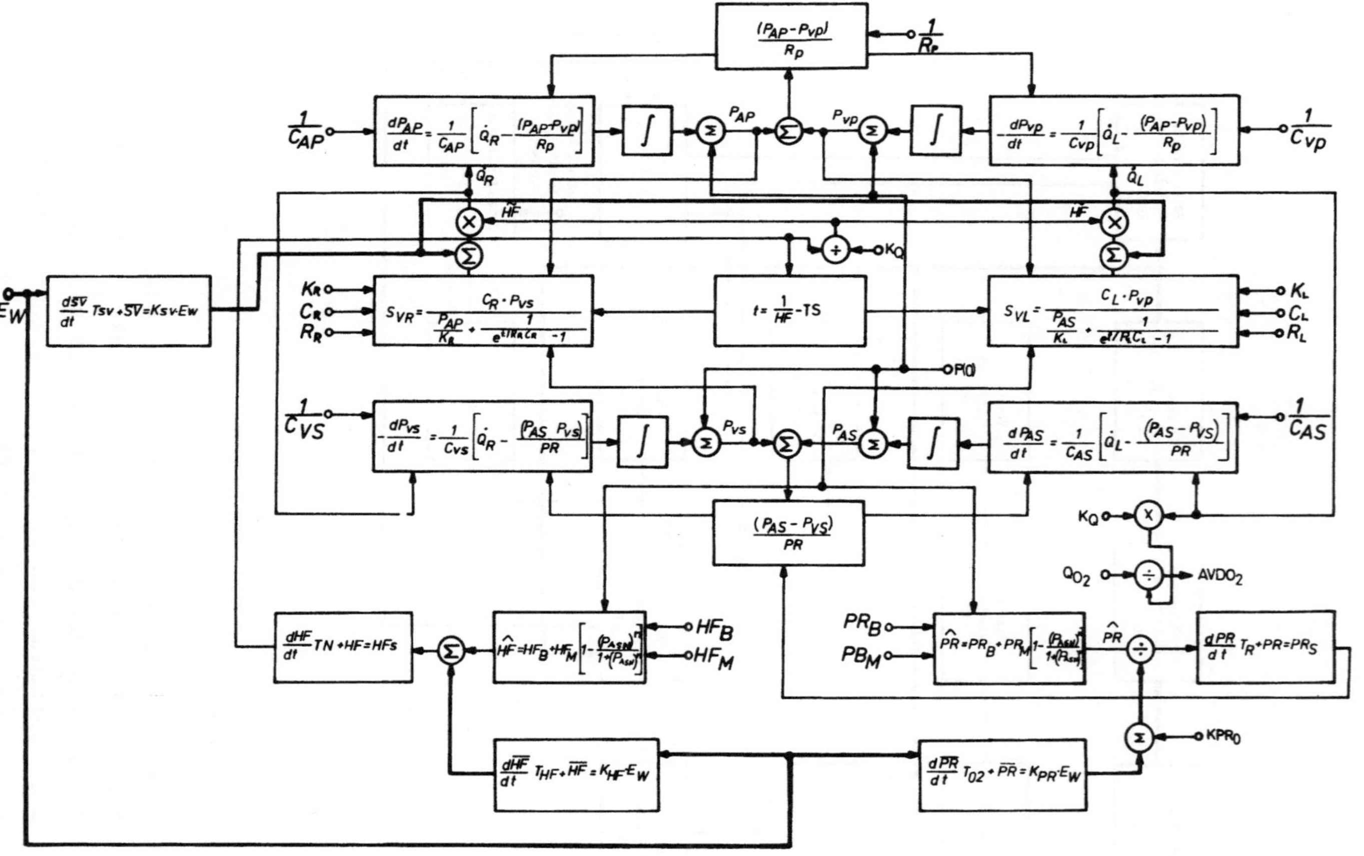

Bild 2.7-2 Mathematisches Modell des geschlossenen geregelten kardiovaskulären Systems. Wirkungslinien des belastungsadäquaten Einflusses auf die Blutdruckregulation sind dick ausgezeichnet.

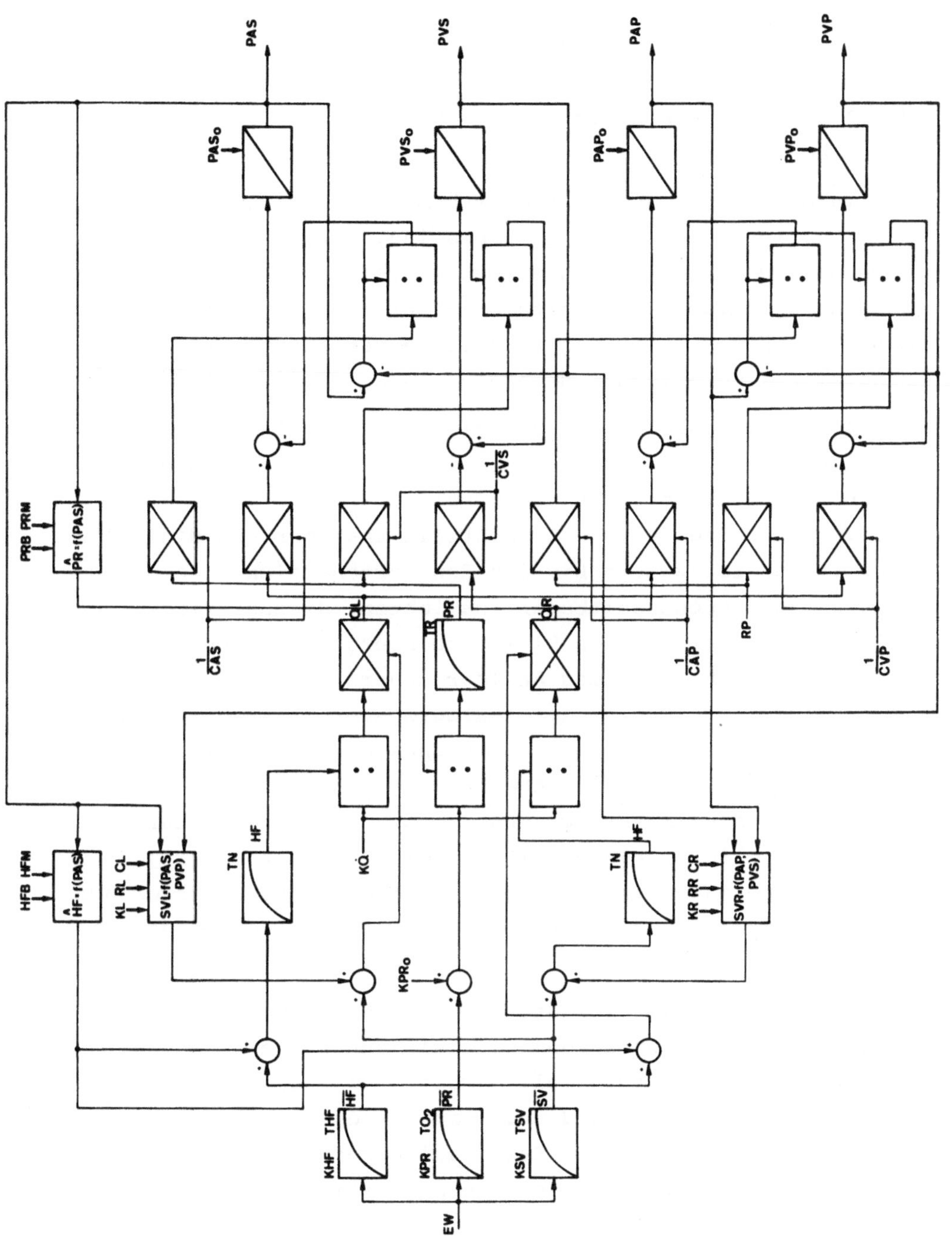

Bild 2.7-3 Regelungstechnisches Strukturbild des
mathematischen Modells nach Bild 2.7-2.

2.8 Implementierung des erweiterten Simulationsmodells im SIDAS-System

2.8.1 Allgemeine Problematik der Simulation kontinuierlicher Systeme

Das in Bild 2.7-2 angegebene mathematische Modell des geregelten kardiovaskulären Systems läßt sich im Prinzip nur noch mit zwei Simulatoren auf seine Systemdynamik untersuchen, der analogen oder der digitalen Simulation vermittels zweckmäßig gewählter numerischer Näherungsverfahren. Zur Problematik numerischer Methoden siehe (61, 83, 90).

Zwischen dem analogen und dem digitalen Simulator liegt der hybride Simulator, der die Vorteile der beiden vorangehend genannten Simulatoren vereinen soll (62).
Der Vergleich der Vor- und Nachteile analoger und digitaler Simulatoren ist zweckmäßig für den Wertebereich, die Genauigkeit und den Rechenzeitbedarf zu führen. Hierbei zeigt sich, daß der Wertebereich des Digitalrechners praktisch "unbegrenzt" gegenüber dem des Analogrechners ist. Der statische, bausteinbedingte Fehler des Analogrechners mit $10^{-3}...10^{-4}$ ist gegenüber dem statischen Rundungsfehler des Digitalrechners mit $10^{-8}...10^{-10}$ ebenfalls größer. Dynamische Fehler weisen beim Analogrechner mehr oder minder stark ausgeprägt alle Blöcke auf (90), beim Digitalrechner jedoch nur das numerische Integrationsverfahren, dessen Fehler auf dem Diskretisierungs- oder Abbruch-Kriterium des benutzten Integrationsverfahrens beruht (83 ,90).

Bezüglich Rechenzeit ist der Analogrechner wegen der parallelen Arbeitsweise dem Digitalrechner überlegen, da der Zeitbedarf der parallelen Arbeitsweise des Analogrechners unabhängig von der im Simulationsmodell enthaltenen Blockanzahl ist. Beim Digitalrechner steigt die Rechenzeit mit der Blockzahl des Simulationsmodells an.

Dem Analogrechner fehlt jede Möglichkeit zur Speicherung gewonnener Daten und die stets erforderliche Normierung ist bei komplexen Simulationsmodellen sehr schwierig.

Gerade die eben besprochene vorhandene Speichermöglichkeit, die große Genauigkeit und der große Wertebereich des Digitalrechners sowie die Tatsache, daß eine Normierung entfällt, haben sich als vorteilhaft erwiesen,wohingegen die Grenzen der Leistungsfähigkeit des Analogrechners bei umfangreichen Simulationsmodellen schnell erreicht sind. Dies führte dazu, durch entsprechende Programmierung die Analogrechenmethoden auf den Digitalrechner zu übertragen. SELFRIDGE (1955) schuf als erster diesen digitalen Analogsimulator. In der Folgezeit entstanden weitere dieser in blockorientierter Sprache geschriebene Systeme, die auf unterschiedlichen Rechnerkonfigurationen implementiert wurden. Man nennt diese Simulationsprachen deshalb blockorientiert, da sie, wie der Analogrechner,über Funktionsblöcke verfügen und in ihrer Programmierung ähnlich dem Analogrechner handhabbar sind. Eine Übersicht bekannter Simulationssprachen findet man in (90).

Der derzeit bekannte Stand analoger, digitaler und hybrider Simulationsmodelle zum Herzkreislaufsystem ist bereits in Kap. 1.1 dargelegt worden. In der vorliegenden Arbeit wird das interaktive blockorientierte Programmsystem SIDAS (Simulation dynamischer Systeme) eingesetzt (109).

2.8.2 Das SIDAS-Programmsystem

SIDAS ist ein digitaler Analogsimulator, d.h. sämtliche Möglichkeiten des Analogrechners sind nachgebildet. Das Programmpaket ist auf einem Prozeßrechner PDP 11/45 unter dem Betriebssystem RSX-11D, in Verbindung mit der interaktiven Schnittstelle, dem Grafiksichtgerät GT-40,

implementiert. Als Zeichengerät steht, neben dem GT-40,
nach Überspielen des formatierten Blockdiagramms auf ein
Magnetband als portablem Datenträger, der Aristo-Zeichen-
tisch Aristomat 8320 in Verbindung mit einem Prozeßrechner PDP 11/10 zur Verfügung.

Die Programmierung geht von einem modelladäquaten Blockdiagramm aus. Dazu stehen 48 Funktionsblocktypen zur Verfügung. Neben den üblichen Analogrechenelementen sind in
SIDAS auch Blöcke enthalten, die auf dem Analogrechner garnicht oder nur sehr schwierig zu realisieren sind. So stehen
5 Spezialblöcke zur Verfügung, die für beliebig zu pro-
grammierende Funktionen eingesetzt werden können. Im Kap.
5.2.8-1 sind die Funktionsblöcke des SIDAS-Systems zusammenfassend dargestellt.

Zur Vorbereitung der Simulation wird das in Bild 2.7-2 angegebene mathematische Modell interaktiv als Koppelplan
auf dem Bildschirm des Sichtgeräts implementiert.

SIDAS gibt in einem wählbaren Maßstab auf dem GT-40 Grafiksichtgerät ein Raster vor. In jeden Rasterpunkt läßt sich
ein frei wählbarer Block einfügen. Die Auswahl des Raster-
punktes erfolgt durch Positionieren eines beweglichen
Fadenkreuzes. Durch Eingabe eines Befehls wird der ge-
wünschte Block eingefügt. Nach der gleichen Methode lassen
sich mit vorhandenen Blöcken weitere Operationen ausführen
wie z.B. Löschen oder Einfügen eines Blocks, Wechsel
des Blocktyps, Herstellen oder Auftrennen von Verbindungen,
Verschieben eines Blocks (109).

Insgesamt ist eine 99 Blöcke umfassende Matrix programmier-
bar.

Ist das Blockdiagramm erstellt, werden für die einzelnen
Blöcke die zugehörigen Parameter interaktiv eingegeben.
Die Reihenfolge kann   a) von SIDAS
oder   b) vom Benutzer vorgegeben werden.

Die dem Analogrechner zugrunde liegende parallele Arbeitsweise ist auf dem Digitalrechner nicht möglich (s. Kap.
2.8-1). SIDAS verfügt daher über einen Sortieralgorithmus,
der aus dem mathematischen Modell die Rechenfolgeliste
aufstellt,und zwar in einer im Sinne des Signalflusses
richtigen Reihenfolge (s. Kap. 5.2.8-2).

Das Problem der Erstellung einer Rechenfolgeliste ist es die
in beliebiger Folge eingefügten Blöcke derart auf die Reihe
zu bringen, daß zur Auswertung der zugehörigen Differentialgleichung die Berechnung der Blöcke innerhalb eines jeden
Durchlaufs zu den richtigen Eingangsgrößen für die
Integratoren führt. Die Rechenfolgeliste muß damit zu
jedem Zeitpunkt t abgearbeitet werden.

Die digitale Lösung der in Bild 2.7-2 gegebenen Differential-
gleichungssysteme erfolgt mittels des numerischen Integrationsverfahrens nach Runge-Kutta-Merson 4. Ordnung. Es arbeitet
mit automatischer Schrittweitensteuerung wobei,die intern
verwendete Schrittweite von der vorgegebenen Fehlerschranke
abhängt (109).

Die Simulationsergebnisse werden numerisch simulations-
simultan auf dem GT-40 Sichtgerät ausgegeben. Nach erfolgter
Simulation ist eine grafische Ausgabe der Ergebnisse der
einzelnen Blöcke auf dem GT-40 möglich. Zur quantitativen
Auswertung können die Daten

     a) auf einem Schnelldrucker LP direkt ausgegeben
        werden

und/oder

     b) nach Überspielen des formatierten Systems auf
        ein Magnetband vermittels des Aristo-Zeichen-
        tischs Aristomat 8320 in Verbindung mit einem
        Prozeßrechner PDP 11/10 eine Zeichnung erstellt
        werden.

Das in SIDAS implementierte blockorientierte Simulationsmodell des in Bild 2.7-2 dargestellten mathematischen
Modells zeigt Bild 2.8-1.

In Bild 2.8-2 ist das erweiterte SIDAS-Simulationsmodell unter
Einbezug aufprägbarer sprungförmiger Widerstandsänderungen
angegeben (s. Kap. 2.5 und 2.9.6.1).

2.8.3 Anwendung des Spezialblocks SP5

Die in den Gleichungen 2.5-1 und 2.5-2 angegebenen Reglerkennlinien wurden in einem ersten Simulationszyklus mit
Funktionsgeneratorblöcken nachgebildet. Dabei stellte es sich
heraus, daß die Simulationsergebnisse bei einer ergometrischen Belastungsaufschaltung Instabiltitäten aufwiesen,
was im Widerspruch zur Stabilitätsanalyse in Kap. 2.6 steht.
Die Instabilitäten haben jedoch ihre Ursache in der gewählten Schrittweite der Funktionsgeneratorblöcke,und zwar
an deren Sprungstellen. Eine feinere Schrittweite zur
Approximation der Gleichungen 2.5-1 und 2.5-2, dies entspricht einer n-fachen Kettenschaltung von Funktionsgeneratorblöcken, ist wegen der Begrenzung der Matrix auf maximal
99 Blöcke nicht praktikabel. Deshalb wurden Spezialblöcke
eingesetzt, die die Schnittstelle zu anderen, beliebigen
z.B. in Fortran geschriebenen Programmen herstellen. Vermittels Datenaustausch-Anweisungen übergibt der Spezialblock an das SIDAS Programm alle erforderlichen Werte und
umgekehrt. Durch Aktivierungs-Anweisungen startet SIDAS
die Spezialblock-Task, die sich nach abgelaufener
Simulation selbst terminiert.

Der Spezialblock SP5 wurde gewählt, da dieser im Gegensatz
zum Spezialblock SP3 zu jedem Abtastzeitpunkt in der
Rechenfolge berücksichtigt wird. In Kap. 5.2.8-3 ist das
erforderliche FORTRAN-Programm des Spezialblocks SP5
aufgelistet.

*Erklärung der in der Abbildung angegebenen Blockarten
s. Kap. 5.2.8-1. SIDAS-Liste der angegebenen Struktur
s. Kap. 5.2.8-2.

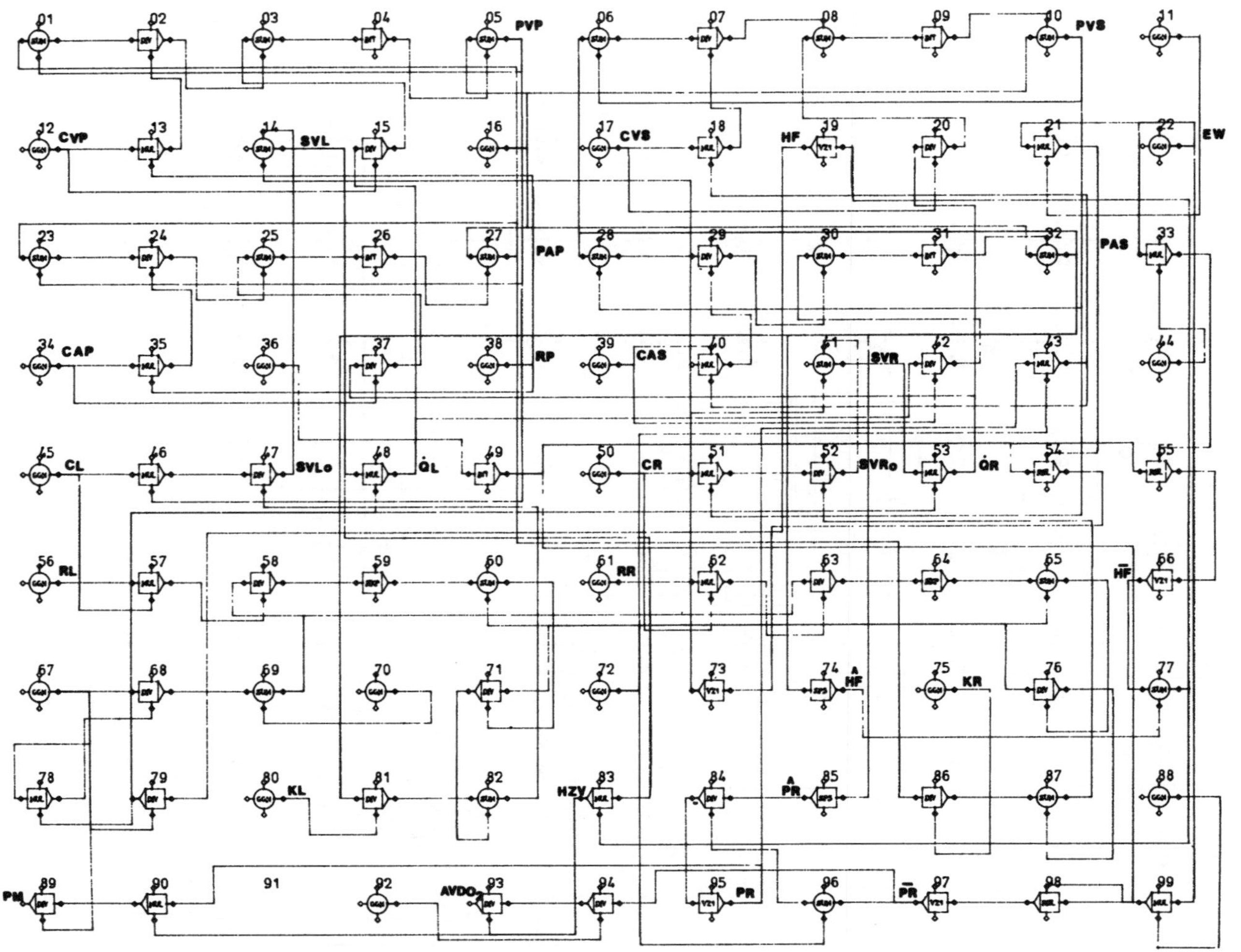

Bild 2.8-1 Blockorientiertes SIDAS-Simulationsmodell des geschlossenen geregelten kardiovaskulären Systems nach Bild 2.7-2.*

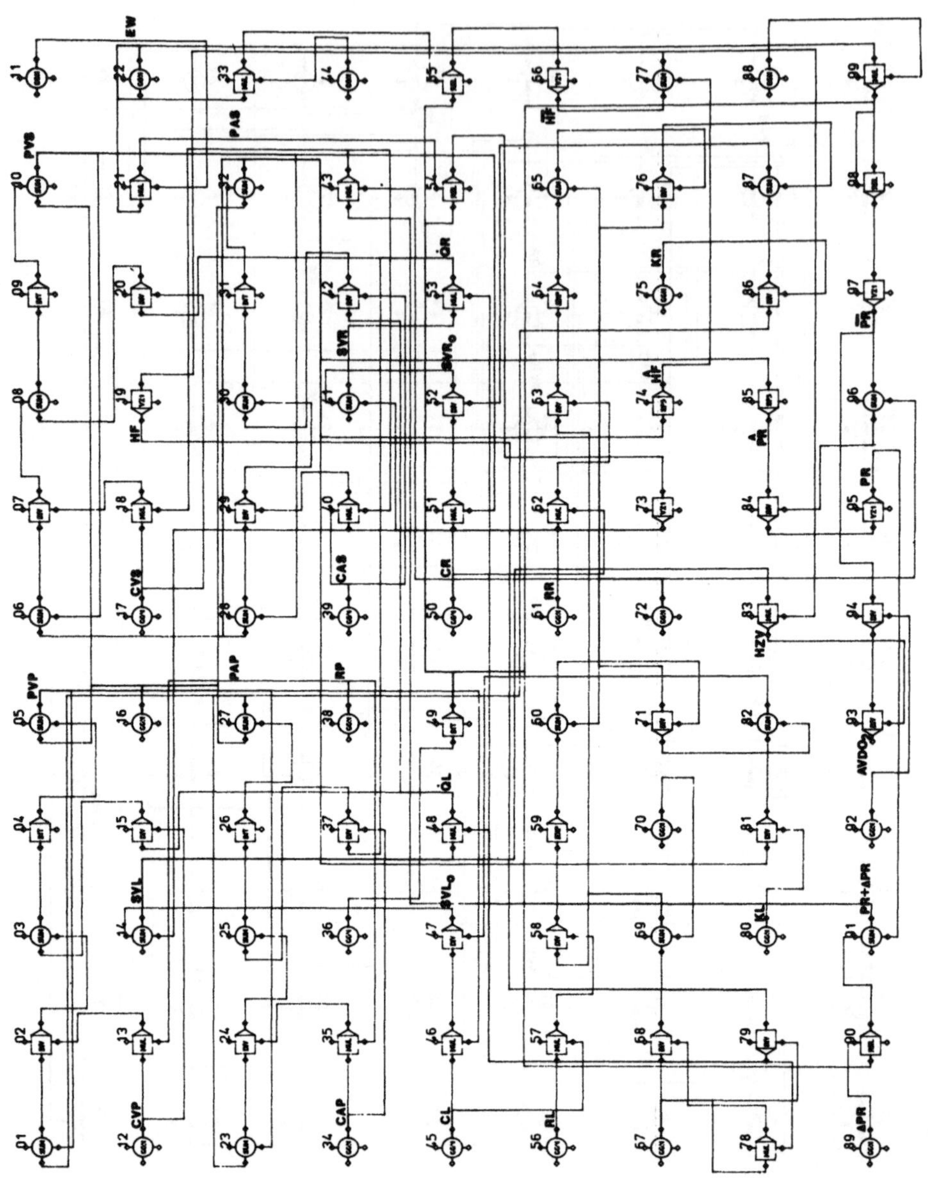

Bild 2.8-2 Blockorientiertes SIDAS-Simulationsmodell des
geschlossenen geregelten kardiovaskulären Systems
unter Einbezug sprungförmiger Widerstandsänderungen.

2.9 SIDAS-Simulationsergebnisse des erweiterten geschlossenen geregelten Kreislaufmodells bei Simulation unterschiedlicher physiologischer und pathophysiologischer Zustände

Die den SIDAS-Simulationen zugrunde liegenden Modellparameter des Simulationsmodells nach Bild 2.8-1 und 2.8-2 sind sämtlich im Kap. 5.5.1 zusammengefaßt. Die SIDAS-Liste der in Bild 2.8-1 angegebenen Struktur einschließlich der Rechenfolgeliste und der Integrationsschrittweite ist im Kap. 5.2.8-2 angegeben.

Aus der Fülle der vorliegenden Simulationsergebnisse werden nachfolgend prägnante Ergebnisse diskutiert.

2.9.1 Das Verhalten des ungestörten Systems

Das dynamische Verhalten des in Bild 2.7-2 dargestellten Modells führt im ungestörten Zustand auf die nachfolgend tabelliert angegebenen stationären Werte. Die angegebenen Blocknummern beziehen sich auf das in Bild 2.8-1 angegebene SIDAS-Simulationsmodell

Blocknummer	Formelzeichen (Bedeutung siehe Verzeichnis der verw. Formelzeichen)	Stationärer Wert
5	PVP	10,8717 mmHg
10	PVS	7,1514 mmHg
14	SVL	84,7351 ml
19	HF	74,4546 1/min
27	PAP	17,1807 mmHg
32	PAS	117,5422 mmHg
41	SVR	84,7351 ml
48	$\dot{Q}R$	105,1486 ml/s
53	$\dot{Q}L$	105,1487 ml/s
83	HZV	6,3089 1/min
95	PR	1,0498 (mmHg/ml)s

2.9.2 Das Einstellverhalten verschiedener Kreislaufgrößen bei sprungförmiger ergometrischer Belastung

Das Einstellverhalten bei sprungförmiger ergometrischer Belastung des in Bild 2.7-1 dargestellten Simulationsmodells ist von besonderer sportphysiologischer und klinischer Bedeutung. Es gestattet prinzipiell vermittels Modellprädikation sowohl die körperliche Leistungsfähigkeit des trainierten und nichttrainierten Individuums bei bekannten hämodynamischen Größen zu bestimmen als auch den Wert des Trainings in Prävention und Rehabilitation der koronaren Herzerkrankungen zu untersuchen und wirkliche von scheinbaren Leistungsminderungen als Folge regulativer Störungen, Koronarinsuffizienz u.a.m. zu untersuchen.

Aus der vielfältigen Methodik zur Ergometrie (91, 130, 135) wird eine sprungförmige gleichbleibende Belastung im Liegen simuliert. Das Einstellverhalten der verschiedenen Kreislaufgrößen innerhalb des Simulationsmodells, kann so im Vergleich zu Humanbefunden untersucht werden.

Es wurden in diesem Zusammenhang submaximale ergometrische Belastungen von 50, 100 und 150 W bei einer konstanten Belastungszeit von 5 min simuliert. In den Bildern 2.9.2-1 bis 2.9.2-9 ist das dynamische Verhalten der Simulationsergebnisse für die Drucke, die Stromzeitvolumina, die Herzfrequenz und den peripheren Widerstand bezogen auf die zugehörigen Belastungen dargestellt. Die Bilder 2.9.2-4 bis 2.9.2-6 sollen exemplarisch für alle diskutiert werden. Der Vergleich zu Meßergebnissen verschiedener Untersucher für das vollständige Abbildungskollektiv erfolgt in Kap. 2.9.4.

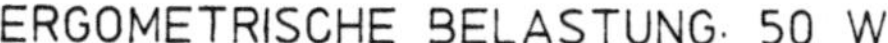
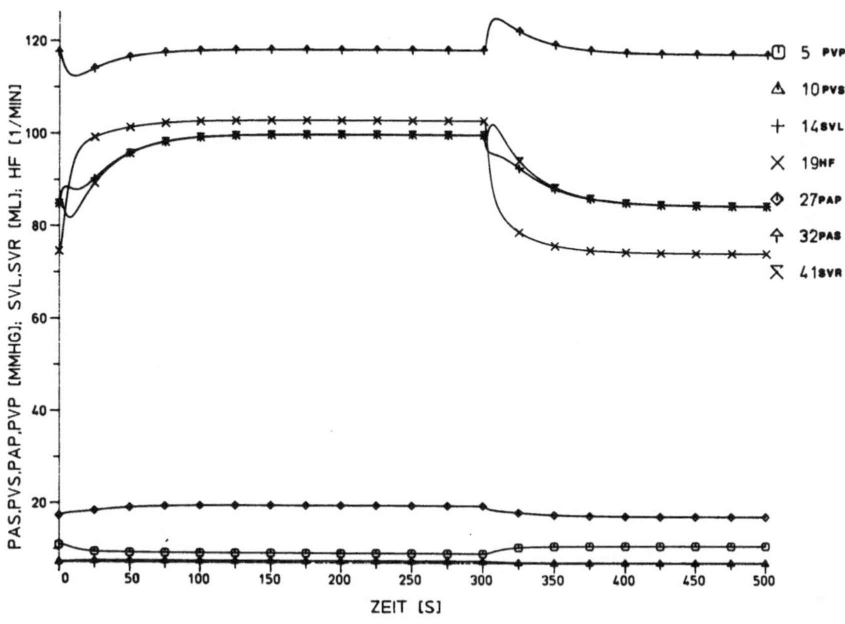

Bild 2.9.2-1 Einstellverhalten der Drucke PVP (Block 5),
PVS (Block 10), PAP (Block 27) und PAS
(Block 32) sowie der Schlagvolumina SVL
(Block 14) und SVR (Block 41) bei sprung-
förmigem Auf- und Abschalten einer ergo-
metrischen Belastung von 50 W.

Der als Folge einer sprungförmigen ergometrischen Belastung von 100 W sich nach ca. 100 s einstellende
stationäre Wert des in Bild 2.9.2-4 aufgetragenen Mitteldrucks PAS (Block 32) erhöht sich geringfügig von
117,52 mmHg auf 121,46 mmHg.

In Kap. 2.4 wurde die Widerstandsproportionale Druckänderung des ungeregelten Modells bei veränderten
peripheren Widerstandswerten anhand Bild 2.4-7 diskutiert.

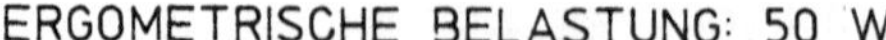

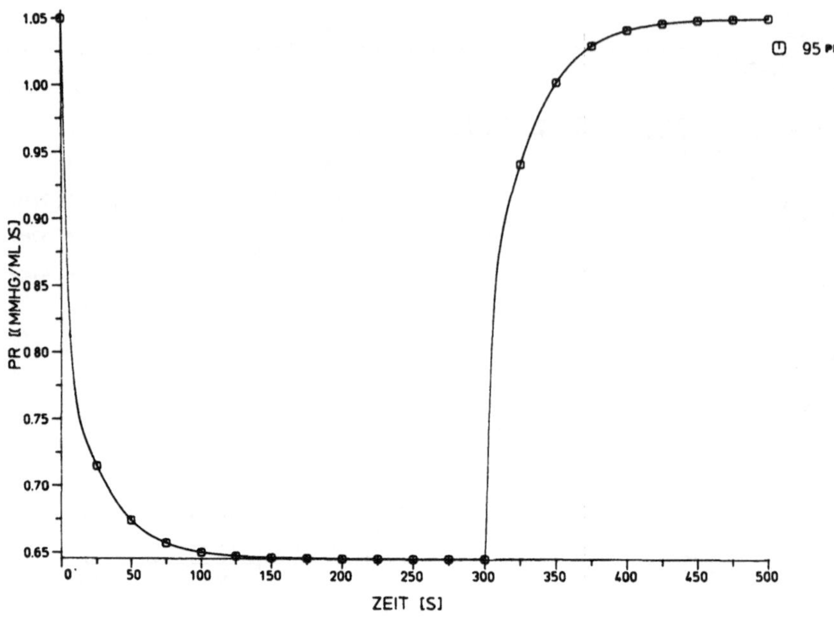

Bild 2.9.2-2 Einstellverhalten des peripheren Widerstands
PR (Block 95) bei sprungförmigem Auf- und Abschalten einer ergometrischen Belastung von
50 W.

Der mittlere stationäre Blutdruck genügt im ungeregelten
und im geregelten kardiovaskulären System der Beziehung

$$PAS = PR \cdot HZV = PR \cdot SV \cdot HF$$

Ein verringerter Widerstand PR korrespondiert mit einem
proportional verringerten arteriellen Mitteldruck, wie es
für das ungeregelte System zutrifft. Das geregelte System
hingegen zeigt ein ganz anderes stationäres Verhalten.

Der Blutdruckabfall, der im ungeregelten System durch einen
Widerstandsabfall bedingt worden wäre, wird im geregelten
arteriellen System gegenregulativ über den Barorezeptor-

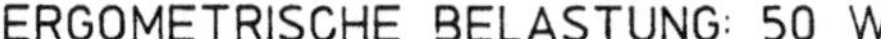

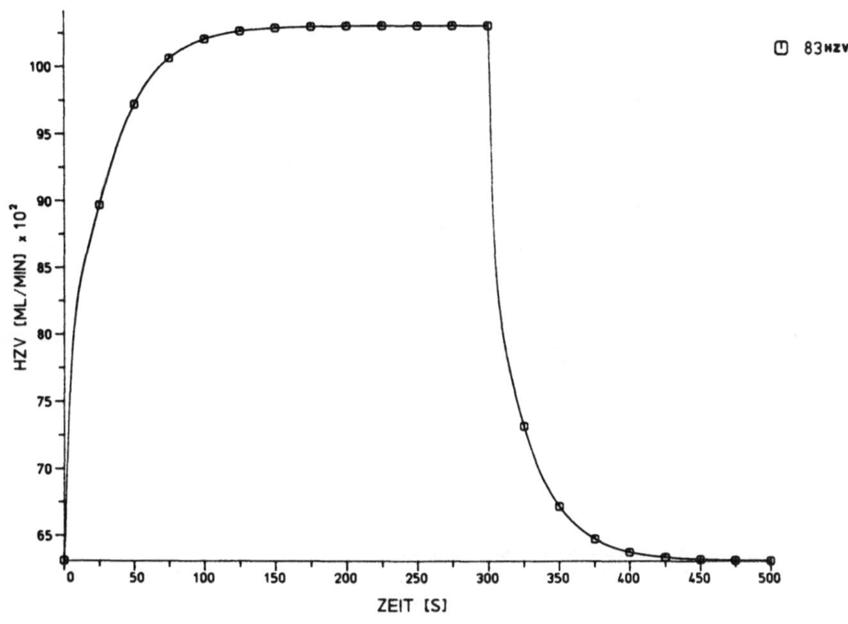

Bild 2.9.2-3 Einstellverhalten des Herzzeitvolumens HZV
(Block 83) bei sprungförmigem Auf- und Abschalten einer ergometrischen Belastung von
50 W.

reflex im Carotissinus bzw. im Aortenbogen durch eine
Steigerung der Herzfrequenz HF auf ca. 172 % kompensiert
(s. Block 19 im Bild 2.9.2-4).

Ebenso wirkt der vermehrte Sympathikustonus durch eine
Vergrößerung des Schlagvolumens SV auf ca. 142 %
kompensatorisch dem Blutdruckabfall entgegen (s. Block 14
in Bild 2.9.2-4). Damit wird insgesamt kompensatorisch über
eine Steigerung des Herzzeitvolumens (s. Bild 2.9.2-6) dem
initialen Blutdruckabfall entgegengewirkt und so den erhöhten Perfusionsbedürfnissen entsprechend durch einen

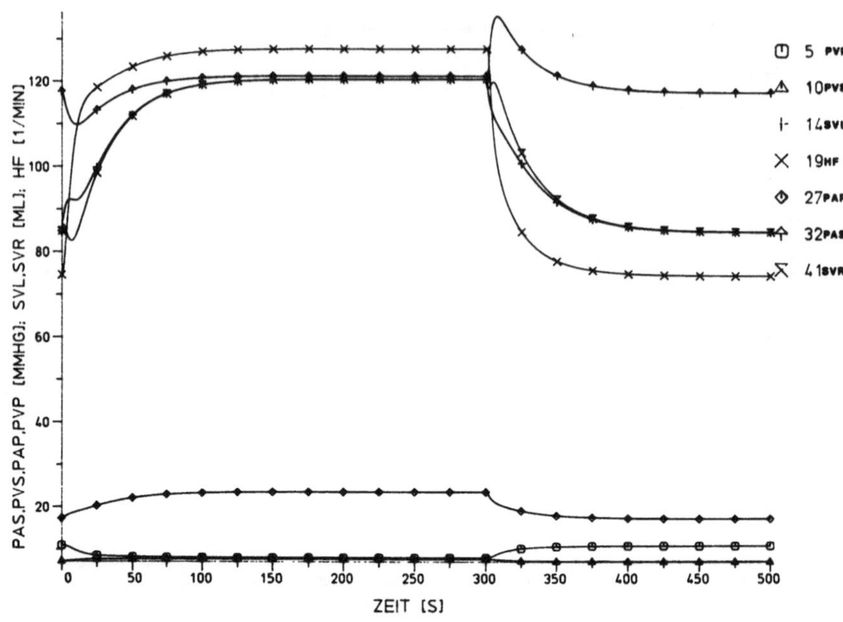

Bild 2.9.2-4 Einstellverhalten der Drucke PVP (Block 5), PVS (Block 10), PAP (Block 27) und PAS (Block 32) sowie der Schlagvolumina SVL (Block 14) und SVR (Block 41) bei sprungförmigen Auf- und Abschalten einer ergometrischen Belastung von 100 W.

stabilen geringfügig erhöhten arteriellen Mitteldruck PAS Rechnung getragen.

Die durch die Belastung in der arbeitenden Muskulatur entstehenden vasoaktiven Metaboliten verringern den peripheren Widerstand PR,was als Simulationsergebnis in Bild 2.9.2-5 dargestellt ist. Trotz der Abnahme des peripheren Widerstands PR auf ca. 42 % sinkt der arterielle Mitteldruck im geregelten System nicht nur nicht ab,

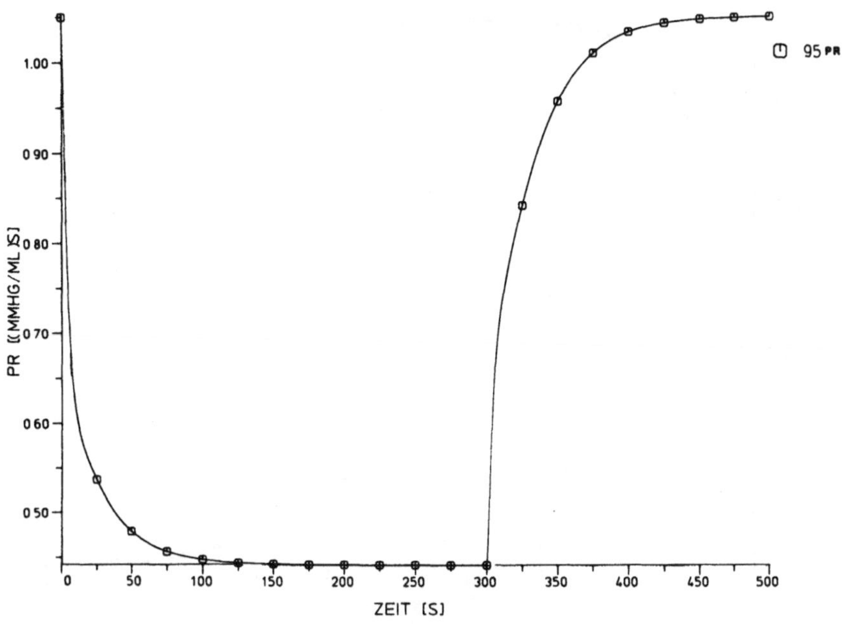

Bild 2.9.2-5 Einstellverhalten des peripheren Widerstands PR
(Block 95) bei sprungförmigem Auf- und Ab-
schalten einer ergometrischen Belastung von
100 W.

sondern steigt, wie bereits erwähnt, geringfügig an.
Beim Abschalten der ergometrischen Belastung gehen
die Kreislaufgrößen wieder auf ihre Anfangswerte zurück.

Eine vergleichende Diskussion der stationären Kreislauf-
werte des Modells gegenüber humanphysiologischen Befunden
bei unterschiedlicher ergometrischer Belastung erfolgt in
Kap. 2.9.4.

Der in Bild 2.9.2-4 aufgetragene arteriell pulmonale
Mitteldruck PAP (Block 27) zeigt beim Aufschalten der
ergometrischen Belastung von 100 W einen Anstieg von 17,18

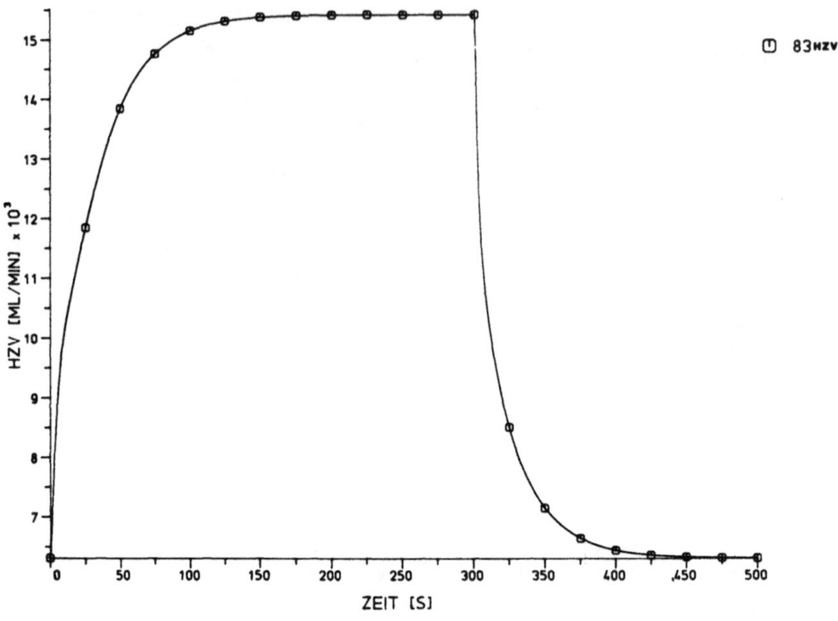

Bild 2.9.2-6 Einstellverhalten des Herzzeitvolumens HZV
(Block 83) bei sprungförmigem Auf- und Abschalten einer ergometrischen Belastung von
100 W.

auf 23,45 mmHg, d.h. um 36 %. Beim Abschalten der ergometrischen Belastung geht der Druck wieder auf seinen An-
fangswert in Ruhelage zurück. Damit erfährt der arteriell
pulmonale Druck PAP eine größere relative Zunahme als der
arterielle mittlere Systemdruck PAS.

Aus Bild 2.9.2-4 ist die Zunahme der stationären Werte der
Herzfrequenz HF (Block 19) und des Schlagvolumens des
rechten Ventrikels SVR (Block 41) als Folge einer ergometrischen Belastung ersichtlich. Damit nimmt das stationäre pulmonale Stromzeitvolumen zu und damit, wegen des
konstant angesetzten pulmonalen Widerstands RP, der statio-

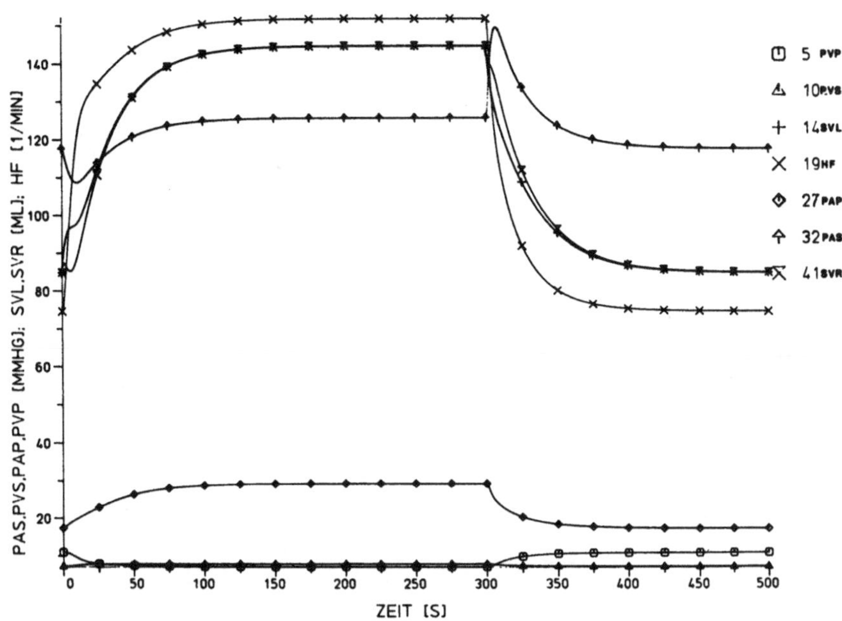

Bild 2.9.2-7 Einstellverhalten der Drucke PVP (Block 5), PVS
(Block 10), PAP (Block 27) und PAS (Block 32)
sowie der Schlagvolumina SVL (Block 14) und SVR
(Block 41) bei sprungförmigem Auf- und Abschalten einer ergometrischen Belastung von
150 W.

näre pulmonal arterielle Druck PAP. Wie bereits in Kap. 2.5
erwähnt, gibt es in der Literatur keine Hinweise einer,
durch sympathisch innervierte Fasern bedingten Beeinflussung
des pulmonalen Widerstands RP.

Der pulmonal venöse Druck PVP (Block 5) nimmt, wie es
Bild 2.9.2-4 zeigt, bei der angegebenen Belastung von 10,86
auf 8,01 mmHg ab. Für die Einstellung dieses Druckes wie
auch des systemischen Venendrucks PVS (Block 10) liegen
bisher keine gemessenen Vergleichswerte aus der bekannten
Literatur vor.

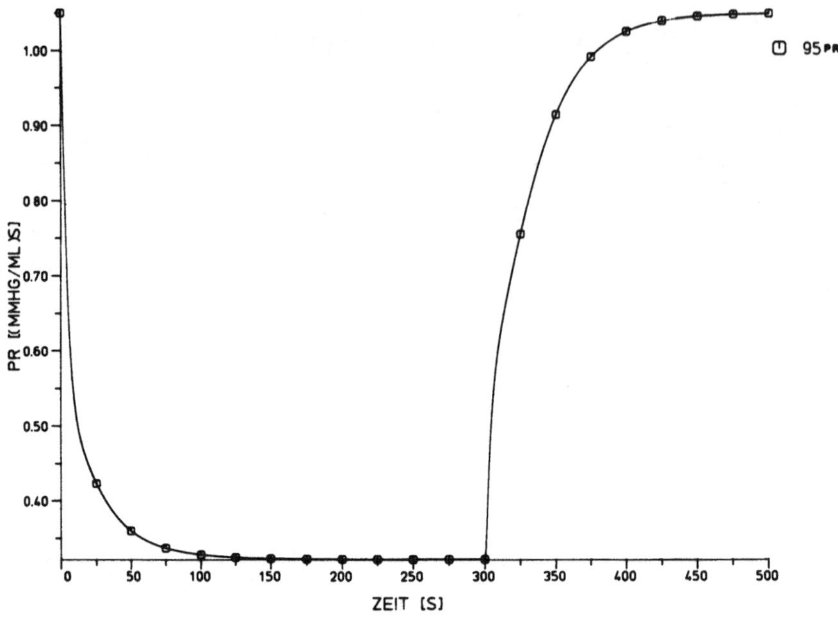

Bild 2.9.2-8 Einstellverhalten des peripheren Widerstands PR
(Block 95) bei sprungförmigem Auf- und Abschalten einer ergometrischen Belastung von
150 W.

Die Einstellung von PVP wie auch von PAP bei Belastungen
kann aufgrund funktioneller Zusammenhänge der Herzmechanik
befriedrigend erklärt werden. Der venös pulmonale Druck PVP
entspricht dem Druck im linken Vorhof.

Aus röntgenologischen Untersuchungen ist bekannt, daß das
bei Belastung vergrößerte Schlagvolumen durch ein ver-
ringertes Restvolumen mitbedingt ist. Im Anschluß an die
Entspannungsphase und nach Öffnung der Mitralklappe ist
somit, gemäß der Ruhe-Dehnungskurve des linken Ventrikels,
auch der venös pulmonale Druck PVP verringert. Durch die

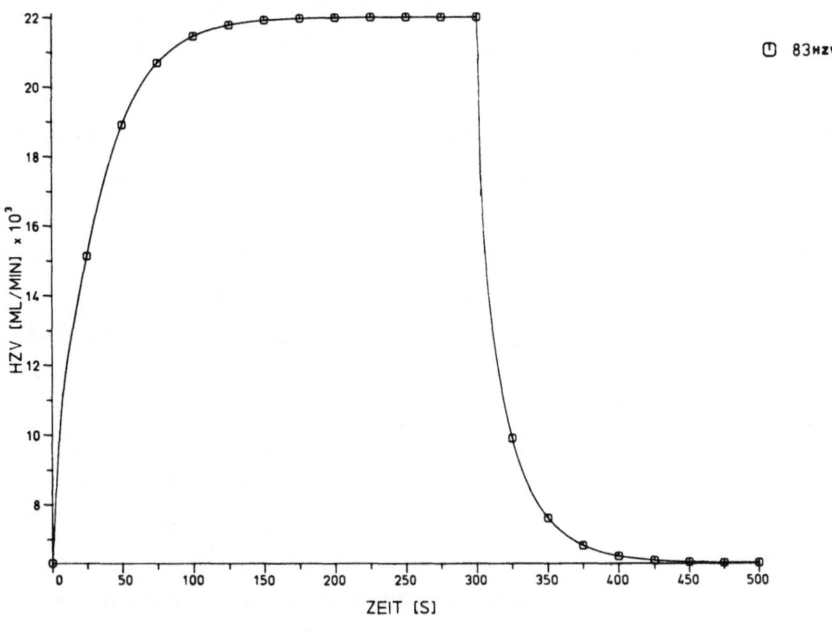

Bild 2.9.2-9 Einstellverhalten des Herzzeitvolumens HZV
             (Block 83) bei sprungförmigem Auf- und Ab-
             schalten einer ergometrischen Belastung von
             150 W.

Systole wird der Druck PVP im linken Vorhof nicht
wesentlich beeinflußt, da die Mitralklappe geschlossen ist
und somit linker Vorhof und linker Ventrikel bezüglich des
Druckes entkoppelt sind. Der, als Folge der ergometrischen
Belastung sich verringert einstellende Druck PVP (Block 5)
in Bild 2.9.2-4,genügt damit den funktionellen Zusammenhängen der Herzmechanik.

Im Moment des Aufschaltens der angegebenen ergometrischen
Belastung zeigt der in Bild 2.9.2-4 angegebene arterielle
Mitteldruck PAS (Block 32) einen kurzzeitigen Abfall und
im Moment des Abschaltens der angegebenen ergometrischen
Belastung einen kurzzeitigen Anstieg.

Wie bereits in Kap. 2.7 erwähnt, wird bei Belastung der
Sympathikustonus im ganzen Organismus erhöht (146). Als
Folge dessen wird der periphere Widerstand erhöht.

Eine erhöhte Schwelle für die Sympathikuseinwirkung in
der arbeitenden Muskulatur führt zu einer Umverteilung der
Durchblutung bei Arbeit. Als Folge einer sog. Vasokonstriktion wird dabei die Perfusion durch das ruhende
Gewebe verringert, in der arbeitenden Muskulatur dagegen
erhöht. Die als Folge der Muskelarbeit entstehenden
Metaboliten des Stoffwechsels verringern, wie bereits erwähnt, den peripheren Widerstand PR (s. Bild 2.9.2-5).
Die Folge dessen ist ein Druckabfall im arteriellen System
(s. Block 32 in Bild 2.9.2-4), der aber über den Barorezeptorreflex kompensatorisch vermittels einer Steigerung
der Herzfrequenz HF (s. Block 19 in Bild 2.8.2-4) und
damit des Herzzeitvolumens HZV (Bild 2.9.2-6) nicht nur
nicht ausgeglichen wird, sondern sich auf einen gegenüber dem Ruhewert stationär bedarfsadäquat erhöhten Wert
einstellt (s. Block 32 in Bild 2.9.2-4).

Der dynamische Verlauf des Abfalls des mittleren
systemischen Drucks PAS in Bild 2.9.2-4 ist durch die
unterschiedlichen Zeitkonstanten der Widerstands- und
Herzzeitvolumenverstellung begründet (vgl. Bild 2.9.2-5
und 2.9.2-6).

2.9.3 Einstellverhalten der mittleren Blutströmungsgeschwindigkeit bei sprungförmiger ergometrischer
Belastung

Das mittlere Stromzeitvolumen des Herzens hat in allen
hintereinandergeschalteten Abschnitten des Gefäßsystems
denselben Wert. Da die mittlere Strömungsgeschwindigkeit
des Blutes,wie es aus Gl. 2.9.3-1

$$\bar{v} = \frac{HZV}{\pi \bar{r}^2}$$

(2.9.3-1)

ersichtlich ist, durch den Quotienten aus Herzzeitvolumen und Gefäßquerschnitt bedingt ist, ergibt sich wegen des von zentral nach peripher größer werdenden Gefäßquerschnitts eine abnehmende Strömungsgeschwindigkeit des Blutes.

In Gl. 2.9.3-1 entspricht $\pi\bar{r}^2$ dem mittleren Gefäßquerschnitt $\bar{A}$ des jeweils betrachteten Gefäßabschnitts und $\bar{r}$ dem zugehörigen mittleren Gefäßradius.

Der mittlere Querschnitt der Aorta beträgt ca. 3,5 cm^2 (15, 124).Die sich damit, bei ergometrischen Belastunsfolgen einstellenden herznahen mittleren Blutströmungsgeschwindigkeiten $\bar{v}$ sind in Abhängigkeit vom Grad der Belastung in Bild 2.9.3-1 dargestellt.

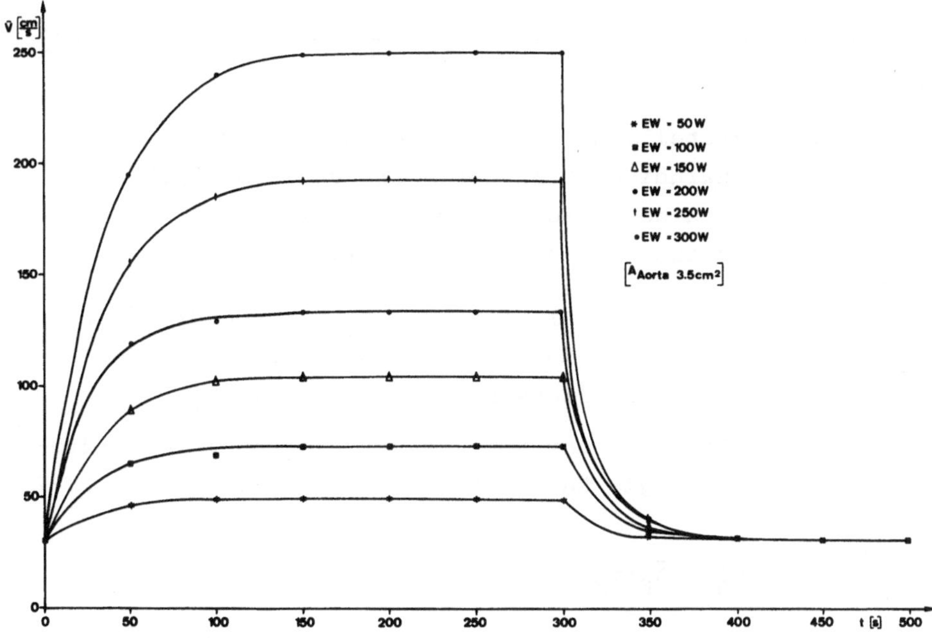

Bild 2.9.3-1 Simulationsergebnisse zur mittleren Blutströmungsgeschwindigkeit in der Aorta in Abhängigkeit vom Grad der Belastung.

In Bild 2.9.3-2 sind zum Vergleich die mittlere stationäre
Strömungsgeschwindigkeit des Blutes in der Aorta und in den
Kapillaren gegen den Grad der Belastung aufgetragen.

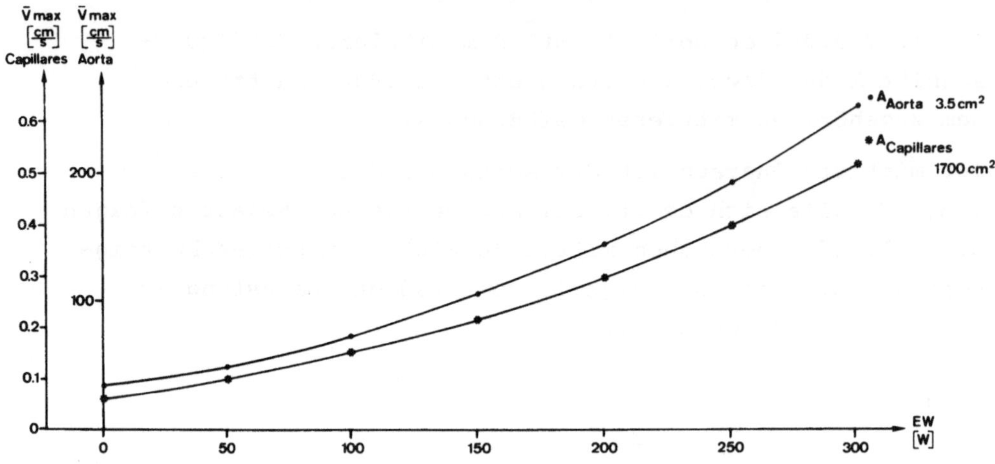

Bild 2.9.3-2 Darstellung der mittleren Blutströmungsgeschwindigkeit in der Aorta und den Kapillaren
gegen den Grad der Belastung ($\bar{v}_{max}$ =
stationäre Lineargeschwindigkeit).

Aus Bild 2.9.3-2 ist die Nichtlinearität der vom Grad der
Belastung abhängigen Strömungsgeschwindigkeit des Blutes
in unterschiedlichen Gefäßabschnitten ersichtlich.

Aufgrund der Gültigkeit der Kontinuitätsgleichung im kardiovaskulären System (vgl. Kap. 2.2.2) kann man für Gl. 2.9.3-1
setzen

$$\bar{A}_A \cdot \bar{v}_A = \bar{A}_K \cdot \bar{v}_K$$

bzw.   (2.9.3-2)

$$\frac{\bar{A}_A}{\bar{A}_K} = \frac{\bar{v}_K}{\bar{v}_A} = \frac{\delta\,\bar{v}_K}{\delta\,\bar{v}_A}$$

mit $\bar{A}_A$ als mittleren Aortenquerschnitt, $\bar{A}_K$ als mittleren
kapillären Gesamtquerschnitt, $\bar{v}_A$ als mittlerer Strömungs-

geschwindigkeit des Blutes in der Aorta und $\bar{v}_K$ als mittlerer Strömungsgeschwindigkeit des Blutes in den Kapillaren.

Der stationäre Wert des arteriellen Mitteldrucks im geregelten kardiovaskulären System erhöht sich bei ergometrischer Belastung nur geringfügig (vgl. Kap. 2.9.2). Damit kann für die Aorta ein konstanter Querschnitt angenommen werden.

Die den Kapillaren vorgeschalteten Arteriolen wirken als "Druckpuffer" des Kapillargebiets, d.h. Änderungen des arteriellen Blutdrucks haben keine wesentliche Druckbelastung im Kapillargebiet zur Folge.

Unter Bezug auf die in Gl. 2.9.3-2 angegebene Kontinuitätsbeziehung wirken sich daher, in den betrachteten Gefäßabschnitten, die Änderungen der Strömungsgeschwindigkeit als Folge der vom Grad der Belastung abhängigen Erhöhungen des Herzzeitvolumens entsprechend aus. Dies zeigt Bild 2.9.3-2.

Tatsächlich müßte der in Bild 2.9.3-2 dargestellte nichtlineare Verlauf der Strömungsgeschwindigkeit in der Aorta weniger stark ausgebildet sein. Dies ist begründet in der Nichtlinearität der vom Druck und vom Volumen abhängigen Kennlinie der Compliance C der Aorta. Im vorliegenden Modell wurde vorerst ein linearer Zusammenhang angesetzt.

2.9.4 Vergleich der Modellergebnisse mit leistungs-
physiologischen und klinischen Befunden

Das erwartungsgetreue Einstellverhalten des SIDAS-Simulationsmodells wurde qualitativ in Kap. 2.9.2 diskutiert. Im folgenden soll ein quantitativer Vergleich zwischen Modell und leistungsphysiologischen sowie klinischen Befunden vorgenommen werden.

Ein klinisch sehr häufig gepflegtes Verfahren, z.B. bei der Belastungsuntersuchung von Herzkranken, ist die Messung der Herzfrequenz im Arbeitsversuch. In Bild 2.9.4-1 ist exemplarisch das klinische Protokollblatt eines Arbeitsversuches mit einem herzgesunden Probanden angegeben (91). Der belastungsadäquate Normbereich der Herzfrequenz ist, dünn ausgezogen, ebenfalls angegeben

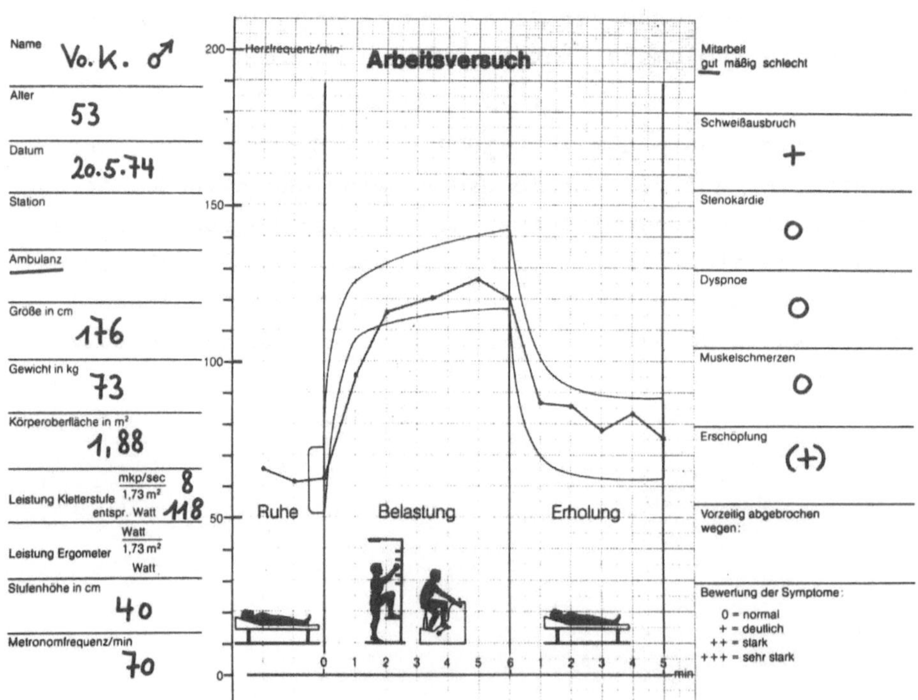

Bild 2.9.4-1 Protokollblatt eines Arbeitsversuches mit einem herzgesunden Probanden (91).

In Bild 2.9.4-2 ist zum Vergleich das Einstellverhalten
des Simulationsmodells ebenfalls für eine ergometrische
Belastung von 118 W gezeigt. Die hinreichend genaue Übereinstimmung des Einstellverhaltens ist aus dem Vergleich
der beiden Bilder ersichtlich.

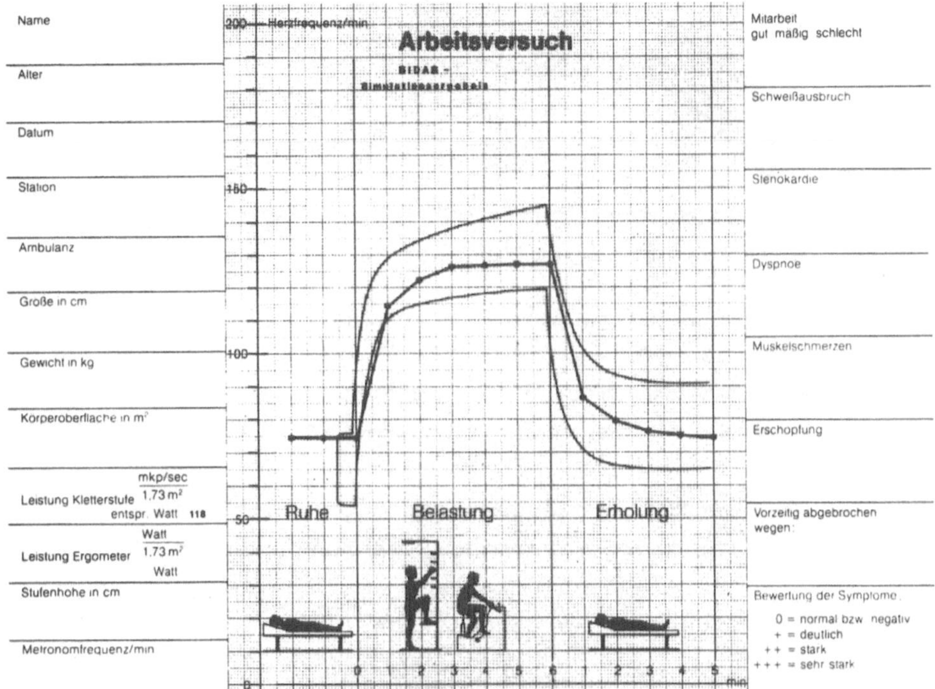

Bild 2.9.4-2 Einstellverhalten der Herzfrequenz bei
Simulation eines Arbeitsversuches mit einem
Herzgesunden. Der belastungsadäquate Normbereich der Herzfrequenz ist dünn ausgezogen
eingezeichnet. Die der Simulation zugrunde
liegenden Parameterwerte sind zusammenfassend
in Kap. 5.5.1 angegeben.

In Bild 2.9.4-3 ist zusammenfassend die Variationsbreite
der belastungsabhängig sich einstellenden Herzfrequenz
unterschiedlich trainierter Probanden angegeben.

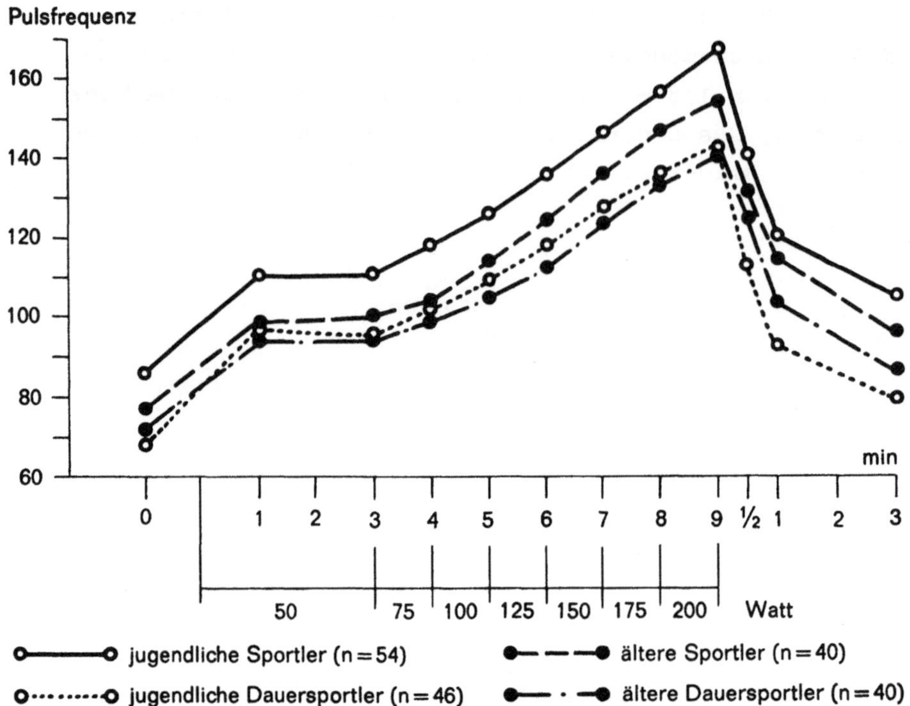

Bild 2.9.4-3 Herzfrequenzänderungen unterschiedlich
trainierter Probanden während einer minütlich
ansteigenden Belastung am Fahrradergometer in
sitzender Körperposition (91).

Die belastungsabhängigen stationären Werte der relevanten
hämodynamischen Parameter Blutdruck (RR), Herzfrequenz
(Puls, HF),Schlagvolumen (SV) und Herzzeitvolumen (HMV,
HZV) sind aus den Untersuchungen der Leistungsphysiologie
bekannt. In Bild 2.9.4-4 ist der Verlauf der genannten
Größen für ein trainiertes Kollektiv angegeben. Die Be-
lastungen wurden am Fahrradergometer in liegender
Körperposition durchgeführt (130).

In Bild 2.9.4-5 sind die belastungsabhängigen stationären
Werte der hämodynamischen Parameter Herzfrequenz (HF),
Schlagvolumen (SV) und Herzzeitvolumen (HZV) aus dem

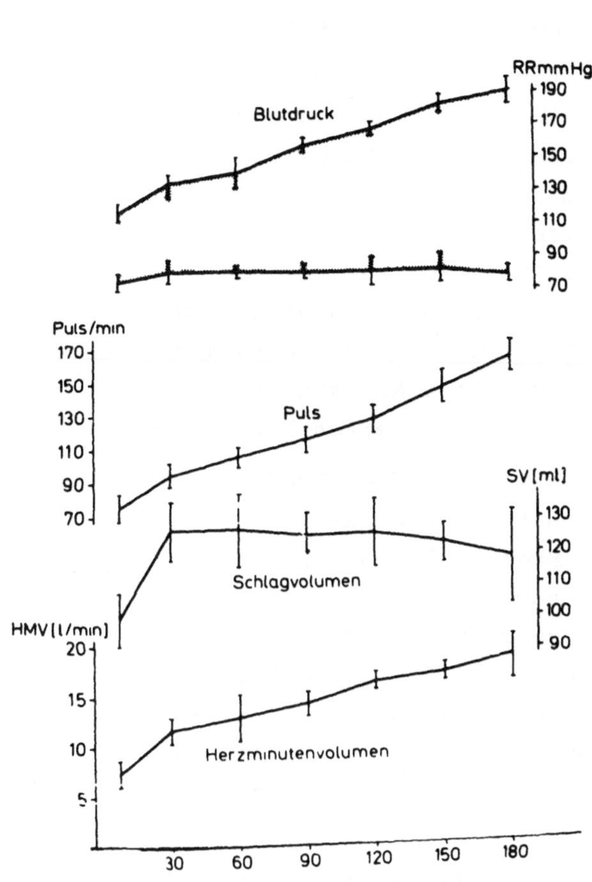

Bild 2.9.4-4 Belastungsabhängige
stationäre Werte der
relevanten hämodynamischen
Parameter (130). Abszisse
in Watt. Näheres siehe
Text.

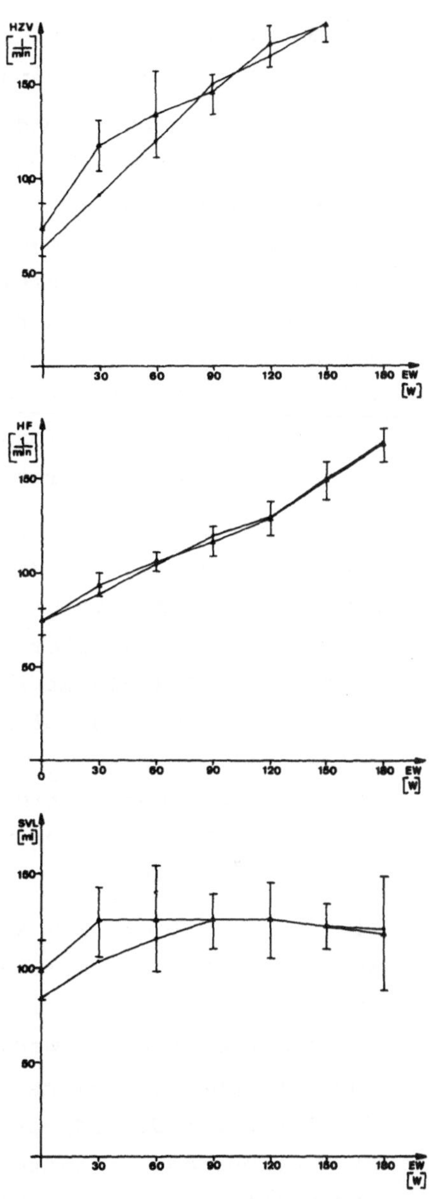

Bild 2.9.4-5 Belastungsabhängige
stationäre Werte der
hämodynamischen Para
meter HZV, HF und SV
Vergleichende Dar-
stellung zu Bild
2.9.4-4 und den
SIDAS-Simulations-
ergebnissen.

SIDAS-Simulationsmodell im Vergleich mit den jeweiligen
Werten gemäß Bild 2.9.4-4 zusammenfassend dargestellt.

Das SIDAS-Simulationsmodell liefert für Belastungen in
liegender Körperposition oberhalb 50 W im Rahmen der
Fehlergrenzen hinreichend genaue Werte im Vergleich mit
den an Probanden erhobenen Befunden. In liegender Körperposition sind das Herzzeitvolumen und das Schlagvolumen
stark vergrößert, da der venöse Rückstrom zum rechten
Herzen gegenüber der aufrechten Körperposition um bis zu
2 1/min vergrößert ist. Die Ablage zwischen den Befunden
und den SIDAS-Simulationsergebnissen erklärt sich in
erster Linie aus dem Tatbestand des trainierten Kollektivs.

In den Bildern 2.9.4-6 bis 2.9.4-11 sind die SIDAS-
Simulationsergebnisse der relevanten hämodynamischen
Parameter Herzzeitvolumen HZV, Schlagvolumen SV, Herzfrequenz HF arterieller Mitteldruck PM, peripherer
Widerstand PR sowie arteriovenöse O_2-Differenz $AVDO_2$
vergleichend zu den Befunden unterschiedlicher Autoren
dargestellt. Die $AVDO_2$ wird gemäß der in Gl. 2.7-6 angegebenen Beziehung bestimmt, wobei die belastungsabhängig
gemessenen Werte des O_2-Verbrauchs ($\dot{Q}O_2$) der Literatur
entnommen wurden (6).

Die in den Bildern 2.9.4-6 bis 2.9.4-11 mit *b gekenn-
zeichneten Befunde sollen exemplarisch für das Gesamt-
kollektiv mit den SIDAS Ergebnissen (durch ▲e gekennzeichnet) diskutiert werden.

Aus dem genannten Bilderkollektiv ist ersichtlich, daß
die Ruhewerte der hämodynamischen Parameter des
Simulationsmodells (außer dem Mitteldruck PM und dem
peripheren Widerstand PR) innerhalb der Standardabweichungen
der jeweiligen Mittelwerte der am Menschen erhobenen Befunde liegen. Zur Berechnung der Mittelwerte $\bar{X}$ wurde die
nachfolgende Beziehung angewandt

$$\bar{X} = \frac{\Sigma X}{n} \qquad\qquad (2.9.4-1)$$

mit ΣX als Summe aller Meßwerte und n als Anzahl der

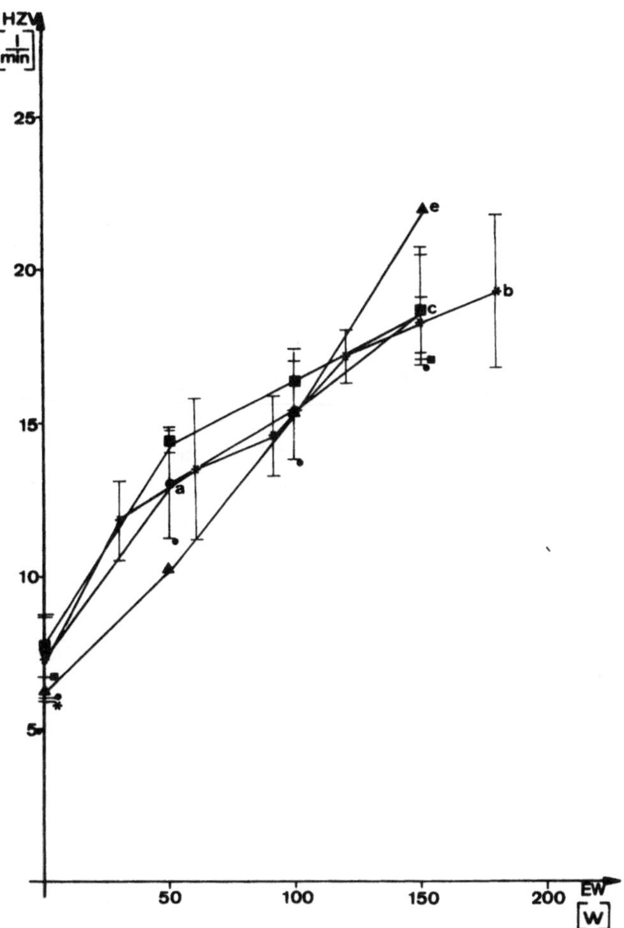

Bild 2.9.4-6 Belastungsabhängige Werte des Herzzeitvolumens unter Einschluß der Standardabweichungen nach Ergebnissen aus (84) ● a,
(130) ✱ b, (21) ■ c, (22) ☐ d und SIDAS-
Simulationen ▲ e.

Meßwerte. Zur Berechnung der Standardabweichung wurde die
Beziehung

$$ S = \sqrt{\frac{\Sigma X^2 - \frac{(\Sigma X)^2}{n}}{n-1}} \qquad (2.9.4-2) $$

angewandt (133) mit $(\Sigma X)^2$ als Quadrat der Summe aller
Meßwerte, ΣX^2 als Summe der Quadrate aller Meßwerte

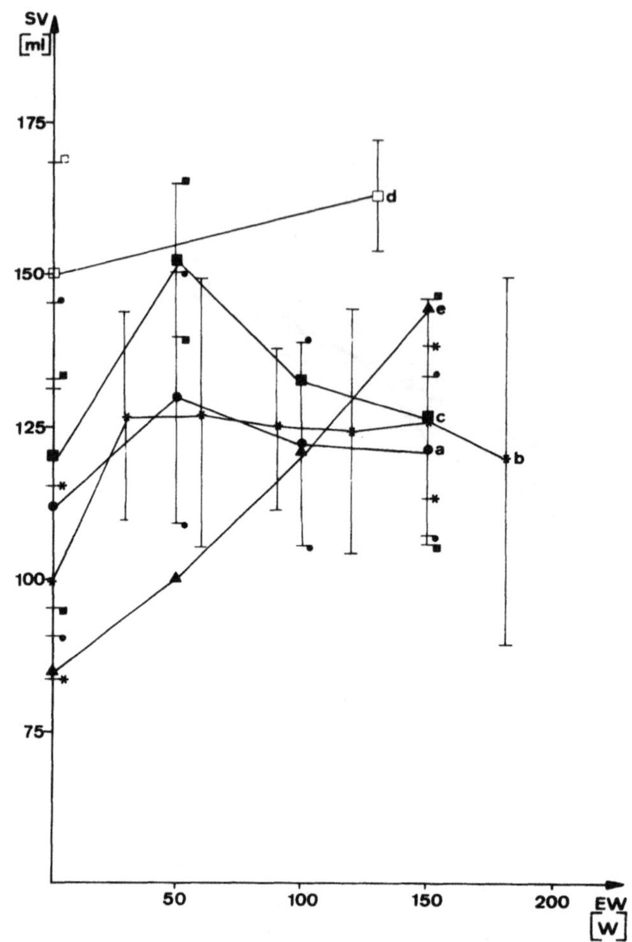

Bild 2.9.4-7 Belastungsabhängige Werte des Schlagvolumens
unter Einschluß der Standardabweichungen
nach Ergebnissen aus (84) ● a, (130) ✳ b,
(21) ■ c, (22) □ d und SIDAS-Simulationen ▲ e.

n als Anzahl der Meßwerte.
Das Herzzeitvolumen HZV ist definiert als Produkt aus
dem Schlagvolumen SV und der Herzfrequenz HF (vgl. Gl.
2.1-1). Das SIDAS-Modellergebnis für das Schlagvolumen in
Ruhe liegt, wie es aus Bild 2.9.4-7 ersichtlich ist,

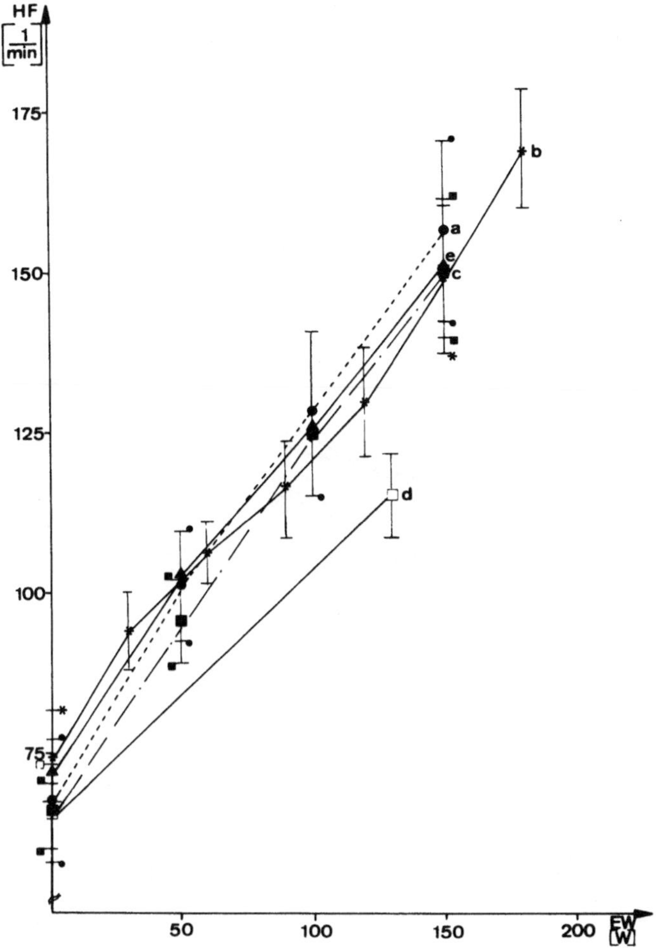

Bild 2.9.4-8 Belastungsabhängige Werte der Herzfrequenz
unter Einschluß der Standardabweichungen nach
Ergebnissen aus (84) ● a, (130) * b, (21) ■ c,
(22) □ d und SIDAS-Simulationen ▲ e.

unterhalb der am Menschen erhobenen Befunde, bei einer
ergometrischen Belastungssimulation von 150 W, dagegen
oberhalb der Humanbefunde. Damit geben die in Bild
2.9.4-6 dargestellten SIDAS-Simulationsergebnisse für HZV
das durch Gl. 2.1.1 beschriebene Verhalten wieder.

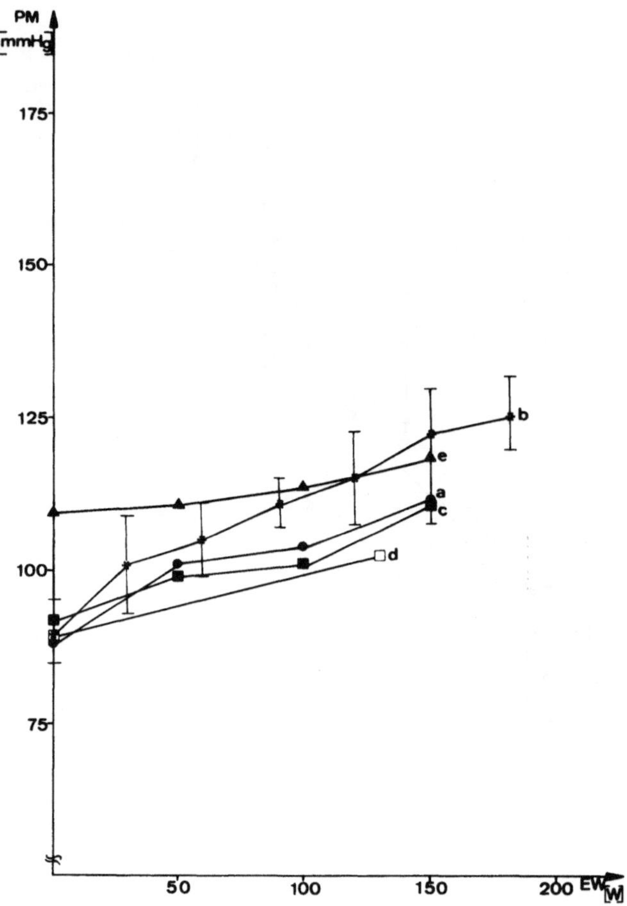

Bild 2.9.4-9 Belastungsabhängige Werte des arteriellen
Mitteldrucks unter Einschluß der Standardabweichungen nach Ergebnissen aus (84) ● a,
(130) ✳ b, (21) ■ c, (22) □ d und SIDAS-
Simulationen ▲ e.

Vergleicht man die Mittelwerte der Herzfrequenz HF des
Kollektivs ✳ b mit den SIDAS-Simulationsergebnissen ▲ e
in Bild 2.9.4-8, so findet man eine hinreichend genaue
Übereinstimmung. Dies gilt auch im Vergleich ▲ e mit den

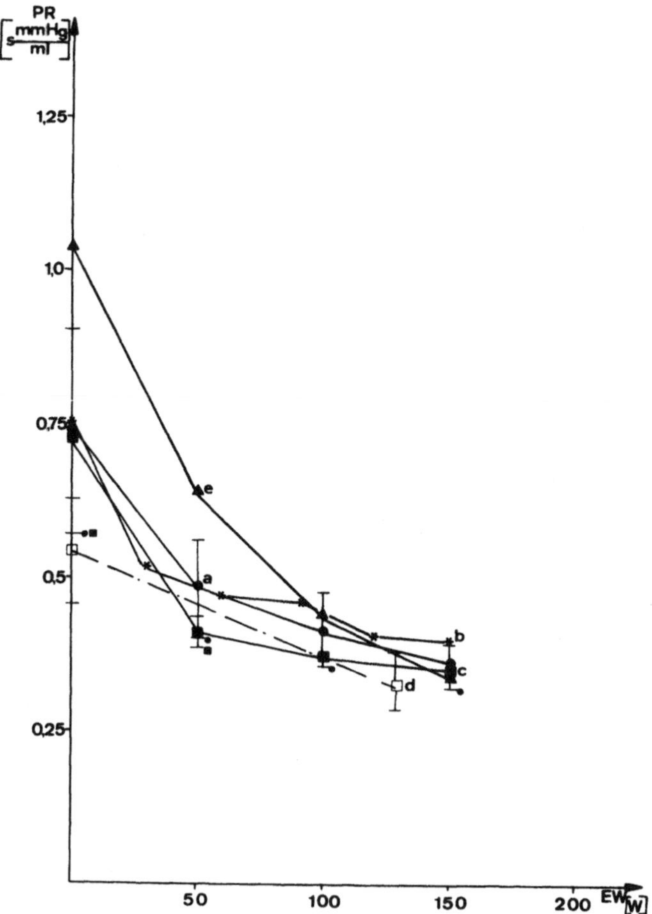

Bild 2.9.4-10 Belastungsabhängige Werte des peripheren
Widerstands unter Einschluß der Standardabweichungen nach Ergebnissen aus (84) ● a,
(130) ＊ b, (21) ■ c, (22) □ d und SIDAS-
Simulationen ▲ e.

weiteren in Bild 2.9.4-8 angegebenen Humanbefunden. Der
Herzfrequenzerhöhung erfolgt linear mit der Zunahme der
Belastung.
Der relative hohe Wert des Mitteldrucks PM in Ruhe für das
SIDAS-Modell (Bild 2.9.4-9) ist auf den relativ hohen Ruhe-
wert des peripheren Widerstands PR (Bild 2.9.4-10) zurück-

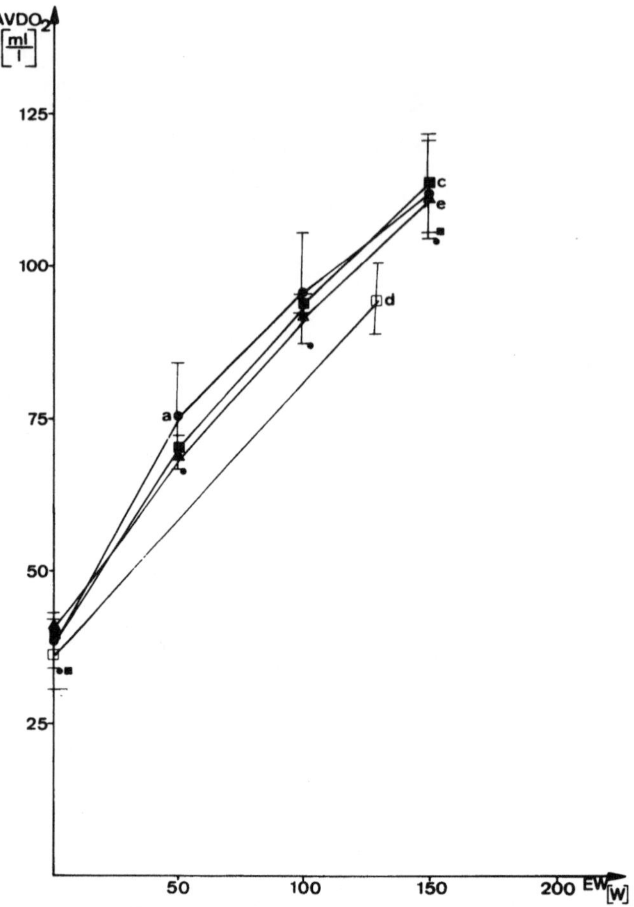

Bild 2.9.4-11 Belastungsabhängige Werte der arteriovenösen
O_2-Differenz unter Einschluß der Standardabweichungen nach Ergebnissen aus (84) ● a,
(130) ✳ b, (21) ■ c, (22) ☐ d und SIDAS-
Simulationen ▲ e.

zuführen. Widerstandswerte wie im vorliegenden Fall von PR =
1.0 (mmHg/ml/s) werden jedoch von unterschiedlichen Autoren
angegeben. Aus dem in Bild 2.9.4-9 Blutdruckverhalten ist ersichtlich, daß das Kreislaufsystem bemüht ist, seine Mehr-
leistung ohne wesentliche Steigerung des Druckes durchzuführen. Deshalb wird der periphere Widerstand durch eine
Weitstellung der Gefäße im Arbeitsbereich erheblich gesenkt
(Bild 2.9.4-10).

Die Größe des Herzzeitvolumens und des Schlagvolumens in
Ruhe und unter Belastung ist von verschiedenen Faktoren abhängig. Neben der Körperhaltung (hier wurden ausschließlich
Belastungsfolgen im Liegen ausgewertet), dem Trainingszu-
stand und dem Alter der Probanden bestimmen die Meß-
methoden wie Farbstoffverdünnungstechnik, Fremdgastechnik,
sphygmografische Methoden und CO_2-Rückatmungsmethoden
die Fehlergrenzen der gemessenen Werte (130).

Vergleicht man die Mittelwerte des Kollektivs □ d in den
Bildern 2.9.4-6 bis 2.9.4-8 mit den Mittelwerten ▲ e, so
findet man eine hinreichend genaue Übereinstimmung zwischen
den Simulationsergebnissen und den am Menschen erhobenen
Befunden. Die Schlagvolumenwerte des Kollektivs □ d (Bild
2.9.4-7) sind bis 150 W erhöht gegenüber den Simulations-
werten ▲ e; die Herzfrequenzwerte des Kollektivs □ d sind
gegenüber den Simulationsergebnissen ▲ e erniedrigt. Die aus
den SIDAS-Simulationen gewonnenen Werte des Herzzeitvolumens
liegen innerhalb der Grenzen der Standardabweichung.

Der Organismus des nichttrainierten Individuums kompensiert
sein belastungsadäquates Perfusionsbedürfnis durch eine
dominante Herzfrequenzsteigerung und eine weniger stark aus-
gebildete Schlagvolumenvergrößerung, was den Ergebnissen
des Simulationsmodells in den Bildern 2.9.4-7 und 2.9.4-8
Rechnung trägt. Der Organismus des Trainierten dagegen
kompensiert den erhöhten Perfusionsbedarf durch ein stark
vergrößertes Schlagvolumen, während die Herzfrequenz weniger
stark ausgeprägt ansteigt. Aus dieser vergleichenden
Diskussion kann man schließen, daß das entwickelte
Simulationsmodell den physiologischen Bedingungen, im
Rahmen der Fehlergrenze, hinreichend genau Rechnung trägt.
Die Ergebnisse des Simulationsmodells liegen auch oberhalb des submaximalen Leistungsbereichs mit aerobem
Stoffwechsel (Ergometrische Belastungen ≥ 150 W)
innerhalb der Standardabweichung. Die Steigung ist jedoch,
da die Beziehung zwischen Herzzeitvolumen, Sauerstoffver-
brauch und der Belastungsintensität nicht mehr als linear

angesehen werden darf (vergl. Kap. 2.7), zu groß. Die
Implementierung dieser weiteren Nichtlinearität in
das vorliegende Modell würde im Leistungsbereich oberhalb 150 W zu besseren Modellergebnissen führen.

Die unblutige Blutdruckmessung während einer Belastung
im Liegen ist nur schwer zu erheben (135), weshalb Unter-
suchungsergebnisse hierzu nur im beschränkten Umfang
vorliegen.

Aus Bild 2.9.4-9 ist die hinreichend genaue Übereinstimmung der Kollektive, bezogen auf die Mittelwerte
und die Standardabweichung, evident.

Die Messung des peripheren Widerstands unter Belastung ist
nur schwer durchführbar, weshalb dieser meistens
rechnerisch ermittelt wird. In Bild 2.9.4-10 sind berechnete Werte des peripheren Widerstands im Vergleich
mit den Simulationsergebnissen aufgetragen. Auch hier ist
die hinreichend genaue Übereinstimmung zwischen Modell
und Befund ersichtlich. Für Widerstandswerte des
Simulationsmodells oberhalb 150 W gilt das oben gesagte
unter Bezug auf den linearen O_2-Ansatz entsprechend.

In Bild 2.9.4-11 ist die arteriovenöse Differenz $AVDO_2$
in Abhängigkeit der geleisteten Arbeit für Befunde am
Menschen und für das Ergebnis des Simulationsmodells
dargestellt. Die gute Übereinstimmung ist evident. Die
$AVDO_2$ gibt denjenigen belastungsadäquaten Faktor an, der
das belastungsabhängige Defizit des Herzzeitvolumens deckt.
Für die Sportmedizin ist die Kenntnis der $AVDO_2$ in Verbindung mit dem Sauerstoffpuls $\dot{Q}O_2 = HF \cdot SV \cdot AVDO_2$ von
Interesse, da wegen der Linearität der $AVDO_2$ unter einer
aeroben Belastungsform unabhängig von Alter, Trainingszu-
stand sowie Körperposition der O_2-Puls ein Maß für das
Schlagvolumen ist, was damit indirekt leicht meßbar ist.

Insgesamt ist aus der bislang geführten Diskussion ersichtlich, daß das Einstellverhalten und die belastungsadäquaten stationären Werte der hämodynamischen Parameter des SIDAS-Simulationsmodells im Rahmen der Fehlergrenzen auf hinreichend genaue Ergebnisse führt. Es kann daraus geschlossen werden, daß das entwickelte Simulationsmodell des geschlossenen kardiovaskulären Systems unter Einbezug des Barorezeptorreflexbogens als spezifischer Afferenz den physiologischen Bedingungen genau genug Rechnung trägt.

2.9.5 Empfindlichkeitsanalyse des geschlossenen kardiovaskulären Simulationsmodells

Vermittels der Empfindlichkeitsanalyse können die Änderungen einer, das dynamische Zustandsmodell kennzeichnenden, Größe $\underline{X} = \underline{X}(\underline{p})$ untersucht werden, wenn sich der Parametervektor $\underline{p}$ $[\underline{p}_1, \ldots, \underline{p}_n]^T$ des Systems vom Nominalwert $\underline{p}_O$ auf den aktuellen Wert $\underline{p} = \underline{p}_O + \Delta\underline{p}$ ändert. Parameter des Parametervektors $\underline{p}$ sind dabei die im Zustandsmodell implizit enthaltenen Anfangswerte, Zeitkonstanten und die Koeffizienten der Zustandsdifferentialgleichung. Für die Zustandsdifferentialgleichung bei expliziter Angabe des n-dimensionalen Parametervektors $\underline{p}$ gilt

$$\dot{\underline{X}}(t) = \underline{f}\left[\underline{X}(t), \underline{U}(t), \underline{p}, t\right] ; \quad \underline{X}(O) = \underline{X}_O \qquad (2.9.5\text{-}1)$$

mit $\underline{f}$ als linearer Vektorfunktion, $\underline{X}(t)$ als Zustandsvektor und $\underline{U}(t)$ als Steuervektor.
Die Abweichung des Zustandsvektors $\Delta\underline{X}$ infolge einer Parameterabweichung $\Delta\underline{p}$ kann man berechnen, indem man Gl. 2.9.5-1 für die aktuellen Parameterwerte $\underline{p} = \underline{p}_O$ und $\underline{p} = \underline{p}_O + \Delta\underline{p}$ löst und danach den Ansatz

$$\Delta\underline{X} = \underline{X}(\underline{p}_O + \Delta\underline{p}, t) - \underline{X}(\underline{p}_O, t) \qquad (2.9.5\text{-}2)$$

bildet.

Die moderne Empfindlichkeitstheorie geht einen anderen Weg. Sie setzt die Abweichung des Zustandsvektors $\Delta\underline{X}$ aus dem Produkt einer Empfindlichkeitsfunktion $\underline{S}(\underline{p}_O)$ und der Parameterabweichung $\Delta\underline{p}$ an wie folgt

$$\Delta\underline{X} = \underline{S}(\underline{p}_O)\Delta\underline{p} \qquad (2.9.5\text{-}3)$$

Gleichung 2.9.5-3 ist eine lineare Näherung der aktuellen Abweichungen des Zustandsvektors $\Delta\underline{X}$ und beschreibt diese nur bei infinitesimalen Parameterabweichungen exakt. Für endlich große Parameterabweichungen gilt Gl. 2.9.5-3 nur näherungsweise.

An Stelle der numerischen Berechnung werden adäquate
SIDAS-Simulationen durchgeführt. Die hierbei gewonnenen
Ergebnisse sind in den Bildern 2.9.5-1 bis 2.9.5-6 über
einer Variation der "Kontraktilitäten" KL und KR der
Ventrikel und des pulmonalen Widerstands RP als Beispiele
dargestellt. Weitere durchgeführte Simulationen werden
wegen ausstehender Befunde für das Herz-Lungen-Präparat
zusammenfassend ohne Abbildung diskutiert.

Eine verringerte "Kontraktilität" KL (Nominalwert: KL =
50 mmHg) korrespondiert mit einer Abnahme des Herzzeitvolumens HZV und des Schlagvolumens SV - siehe Bild 2.9.5-2.

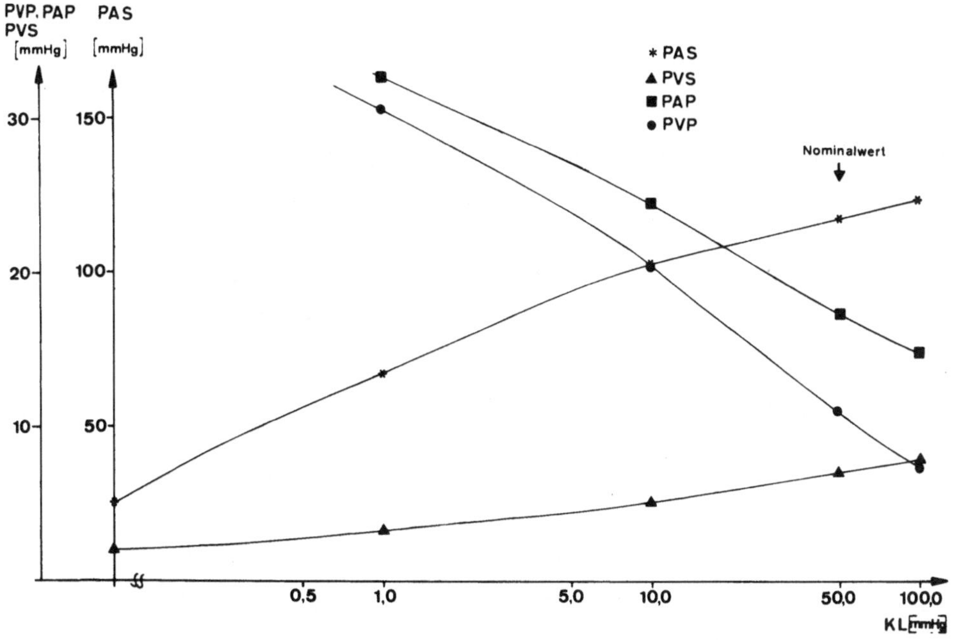

Bild 2.9.5-1 SIDAS-Simulationsergebnisse über einer
           Variation der "Kontraktilität" KL des linken
           Ventrikels und deren adäquate Auswirkungen
           auf die Blutdrucke PAS, PVS, PAP und PVP.

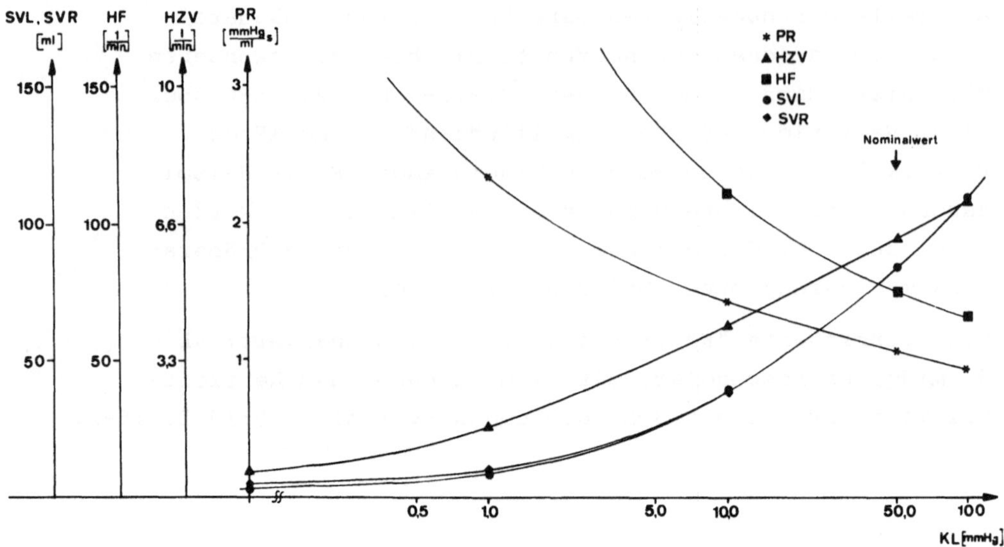

Bild 2.9.5-2 SIDAS-Simulationsergebnisse über einer
            Variation der "Kontraktilität" des linken
            Ventrikels und deren adäquate Auswirkungen
            auf die Stromzeitvolumina HZV, SVL, SVR, die
            Herzfrequenz HF und den peripheren Widerstand
            PR.

Die Folge einer verringerten "Kontraktilität" KL ist eine
direkte Verringerung des Schlagvolumens SV des linken
Herzens, da nach Kap. 2.3 die Gleichung des FRANK-STARLING
Mechanismus

$$SVL = \frac{KL}{PAS} \cdot VD$$

gilt.

Als Folge eines verringerten systemischen Venendrucks PVS
nimmt das enddiastolische Füllvolumen des rechten Herzens
ab.

Der venöspulmonale Druck PVP und der arteriopulmonale
Druck PAP steigen an, während der arterielle Mitteldruck
PAS sinkt (s. Bild 2.9.5-1).

Die Ursache der, als Folge einer verringerten "Kontraktilität"
stationär sich einstellenden Mitteldrucke PAS liegt begründet in der, auch für das geregelte System gültigen
Beziehung

$$PAS = PR \cdot SV \cdot HF$$

Als Folge einer verringerten "Kontraktilität" nimmt das
Schlagvolumen ab und damit nach obiger Beziehung auch der
arterielle Mitteldruck PAS. Dies hat jedoch, vermittels
des Barorezeptorreflexes gegenregulativ eine Vasokonstriktion der peripheren Widerstandsgefäße zur Folge
(s. Bild 2.9.5-2), wodurch der Blutdruckabfall verringert
wird. Ebenso wirkt die gesteigerte Herzfrequenz HF
(s. Bild 2.9.5-2) kompensatorisch dem Blutdruckabfall bei
einer konstant erniedrigten "Kontraktilität" KL entgegen.
Damit nimmt auch das Herzzeitvolumen weniger stark ab
(s. Bild 2.9.5-2), trotz eines verringerten Schlagvolumens.
Damit tragen beide Kompensationsmechanismen den
Perfusionsbedürfnissen des Organismus Rechnung. Im Falle
einer vergrößerten "Kontraktilität" KL treten die bislang besprochenen Auswirkungen im entgegengesetzten
Wirkungsfluß auf.

Betrachtet man eine verringerte "Kontraktilität"
des rechten Ventrikels KR, dann findet man die in den
Bildern 2.9.5-3 und 2.9.5-4 dargestellten Veränderungen.

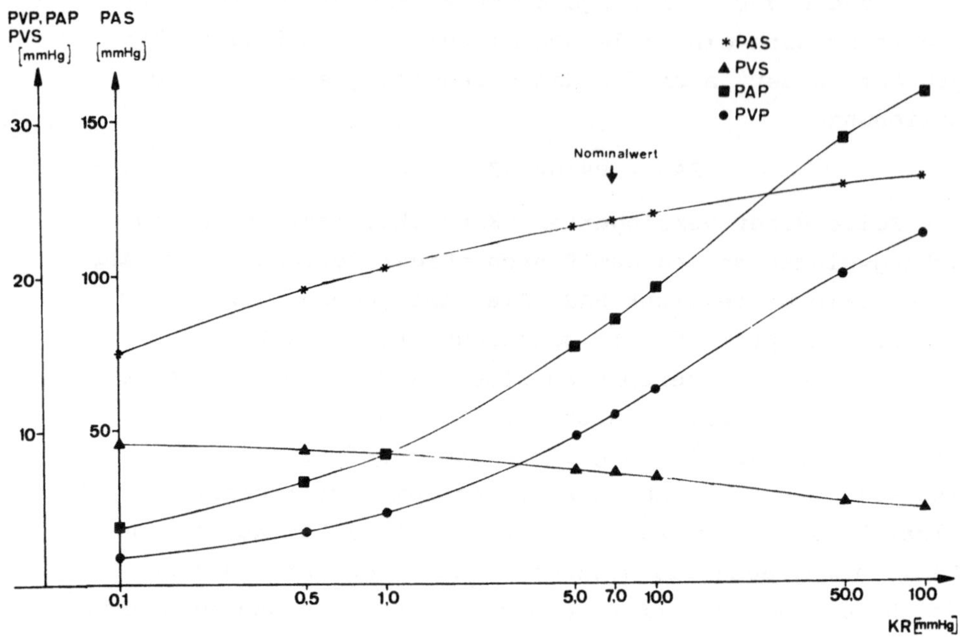

Bild 2.9.5-3 SIDAS-Simulationsergebnisse über einer
Variation der "Kontraktilität" KR des
rechten Ventrikels und deren adäquate Auswirkungen auf die Blutdrucke PAS, PVS, PAP
und PVP.

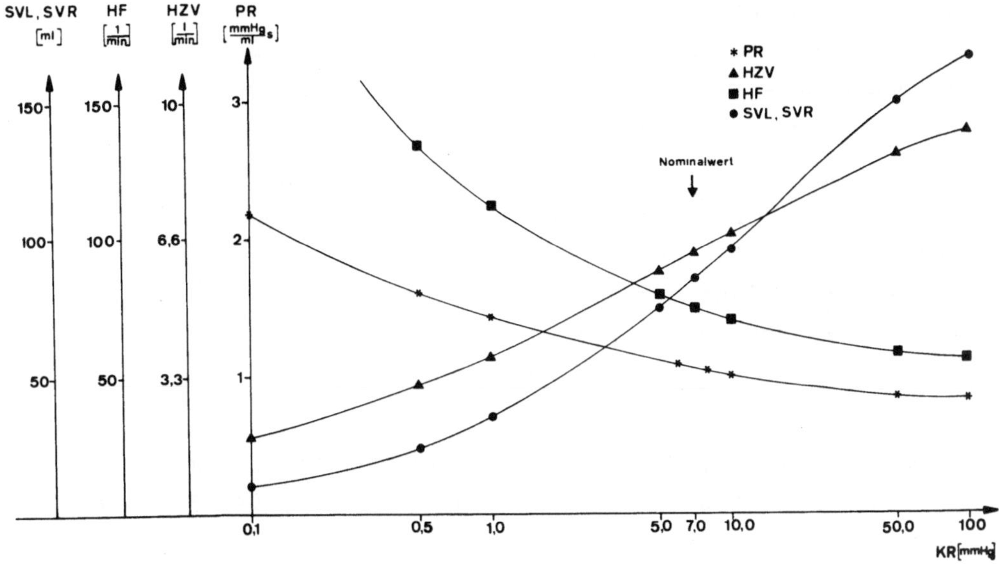

Bild 2.9.5-4 SIDAS-Simulationsergebnisse über einer
Variation der "Kontraktilität" des rechten
Ventrikels KR und deren adäquate Auswirkungen
auf die Stromzeitvolumina HZV, SVL, SVR, die
Herzfrequenz HF und den peripheren Widerstand PR.

Eine verringerte "Kontraktilität" KR führt wegen der in
Kap. 2.3 angegebenen FRANK-STARLING Gleichung $SVR = KR \cdot \frac{VD}{PAS}$
wiederum zu einem verringerten Schlagvolumen. Als Folge
eines verringerten Herzzeitvolumens HZV (s. Bild 2.9.5-4)
sinken, bei konstanten Strömungswiderständen,die Drucke
PAP, PAS und PVP (s. Bild 2.9.5-3). Der systemische Venendruck PVS erhöht sich wegen des venösen Staues. Trotz des
vergrößerten venösen Angebots kommt es, als Folge der verringerten "Kontraktilität" KR,nicht zu einer Erhöhung des
Schlagvolumens,sondern vielmehr zu dessen Abnahme, was aus
der o.a. FRANK-STARLING Gleichung ersichtlich ist.

Die bereits unter Bezug auf die Bilder 2.9.5-1 und
2.9.5-2 besprochenen Auswirkungen der Kompensationsmechanismen wirken sich entsprechend auch in den
Bildern 2.9.5-3 und 2.9.5-4 aus.

Das bislang diskutierte Modellverhalten steht in
qualitativer Übereinstimmung zu einem ungeregelten
Modellansatz (67). Die quantitativen Unterschiede und
damit der Verlauf der dargestellten Kurven haben ihre
Ursache in den, durch die Rückkopplung bedingten
Kompensationsmechanismen. Für diese gelten die Gleichungen
2.5-1 und 2.5-2.

Experimentelle Befunde am isolierten Herzen und am
isolierten Herz-Lungen-Präparat (20, 41, 93, 94, 95, 96)
sowie an Patienten erhobene Befunde (32, 103, 158, 159)
bestätigen die mit dem SIDAS-Simulationsmodell nach Bild
2.8-2 gewonnenen Ergebnisse. Das mathematische Modell
nach Bild 2.7-2 verfügt damit über eine "gute" Parametersensitivität für KL und KR.

Als weiterer Parameter wurde der pulmonale Widerstand RP
variiert (Nominalwert: RP = 0,06 (mmHg/ml)s).
Die gewonnenen SIDAS-Simulationsergebnisse zeigen die
Bilder 2.9.5-5 und 2.9.5-6.

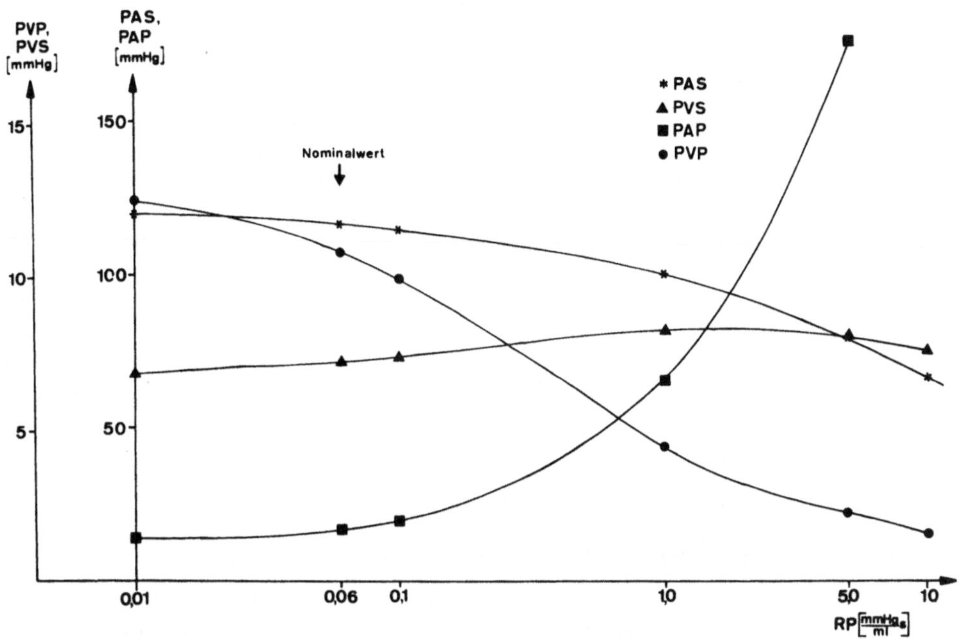

Bild 2.9.5-5 SIDAS-Simulationsergebnisse über einer
Variation des pulmonalen Widerstands RP
und deren adäquate Auswirkungen auf die
Blutdrucke PAS, PVS, PAP und PVP.

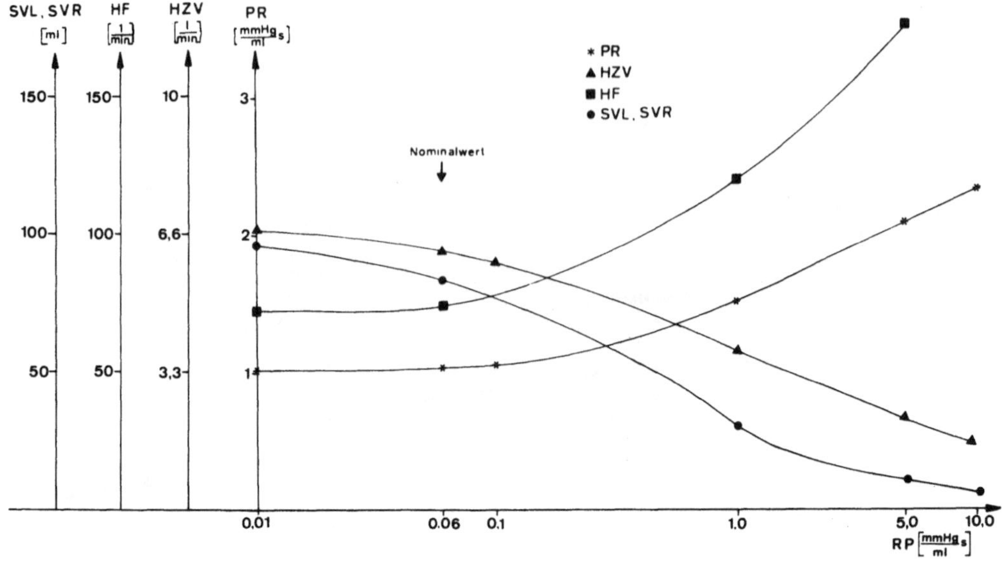

Bild 2.9.5-6 SIDAS-Simulationsergebnisse über einer
Variation des pulmonalen Widerstands RP und
deren adäquate Auswirkungen auf die Stromzeitvolumina HZV, SVL, SVR, die Herzfrequenz HF
und den peripheren Widerstand PR.

Die dominante Erhöhung des arteriopulmonalen Druckes PAP
bereits bei geringen Erhöhungen des pulmonalen Widerstands
RP sowie die parallel sich einstellende Herzfrequenzerhöhung (HF) und der verringerte venöspulmonale Druck PVP,
wie es als Simulationsergebnis aus den Bildern 2.9.5-5
und 2.9.5-6 ersichtlich ist, ist mit gemessenen Verläufen
in der Literatur identisch (70). Ebenfalls bekannt ist,
daß ein erhöhter pulmonaler Widerstand (der Gefäßquerschnitt
muß um etwa 60 % verringert sein) über einen erhöhten
systemischen Venendruck PVS einen erhöhten enddiastolischen
Druck Ped hervorruft, während das Herzzeitvolumen abnimmt.

Dieses Verhalten des realen biologischen Systems wird durch das mathematische Simulationsmodell in Bild 2.7-2 gut nachgebildet, was aus den, in den Bildern 2.9.5-5 und 2.9.5-6 dargestellten Ergebnissen hervorgeht.

Mit zunehmender Erhöhung des pulmonalen Widerstands RP sinkt der arterielle Mitteldruck PAS, da der venös pulmonale Druck PVP abnimmt und damit das linke Herz weniger gefüllt wird, was sich in einem abnehmenden Schlagvolumen SV ausdrückt (s. Bild 2.9.5-6). Dies ist der FRANK-STARLING Mechanismus.

Aufgrund der dadurch eingeschränkten Coronardurchblutung nimmt die Kompensationsfähigkeit des rechten Ventrikels verstärkt ab (52, 70).

Da das Simulationsmodell den aus der Literatur bekannten Befunden Rechnung trägt, verfügt es damit auch für RP über eine "gute" Parametersensitivität.

Außer den in den Bildern 2.9.5-1 bis 2.9.5-6 dargestellten Modellergebnissen wurden Parametervariationen für die Ventrikelcompliances CL und CR und die Strömungswiderstände der Ventrikel RL und RR durchgeführt. Diese Ergebnisse sollen nur kurz besprochen werden, da eine intensive Prüfung, wie eingangs bereits erwähnt, wegen nicht vorliegender experimenteller Befunde aus der Physiologie noch ausstehen.

Verringerte Ventrikelcompliances korrespondieren mit verringerten stationären Werten für den arteriellen Mitteldruck PAS, das Schlagvolumen SV und das Herzzeitvolumen HZV infolge eines verringerten Ventrikelvolumens (vgl. G. 2.2-18). Kompensatorisch wirken die Zunahme der Herzfrequenz HF und der vergrößerte periphere Widerstand PR. Die Drucke PAP und PVP steigen mit einer verringerten Compliance CL an, PVS hingegen nimmt ab. Eine Abnahme der Compliance

CR korrespondiert mit einer Abnahme von PAP und PVP während PVS ansteigt. Im Falle der vergrößerten Compliances treten die bislang besprochenen Auswirkungen im entgegengesetzten Wirkungsfluß auf.

Verringerte ventrikuläre Wandwiderstände gehen mit erhöhten stationären Werten für den arteriellen Mitteldruck PAS, das Schlagvolumen SV und das Herzzeitvolumen einher. Kompensatorisch wirken eine verringerte Herzfrequenz und ein kleinerer peripherer Widerstand. Der arteriopulmonale Druck PAP und der venöspulmonale Druck PVP nehmen bei einem verringerten Wandwiderstand RL ab, der systemische Venendruck PVS hingegen steigt an. Eine Abnahme des Wandwiderstands RR korrespondiert mit einer Abnahme des systemischen Venendrucks PVS,während der arteriopulmonale Druck PAP und der venöspulmonale Druck PVP ansteigen. Im Falle der vergrößerten Wandwiderstände treten die bislang besprochenen Auswirkungen im entgegengesetzten Wirkungsfluß auf.

2.9.6 Einstellverhalten bei Simulation einer Belastungs-
phase bei unterschiedlichen pathophysiologischen
Zuständen

Neben den bislang besprochenen und mißlungenen Modell-
falsifikationen soll nachfolgend das Einstellverhalten des
Kreislaufmodells bei Simulation einer Belastungsphase und
unterschiedlichen pathophysiologischen Zuständen geprüft
werden. Als biologisch relevant sind dabei die drei
folgenden Krankheitsbilder anzusehen: Widerstandshochdruck,
pulmonaler Hochdruck und Herzinsuffizienz.

2.9.6.1 Einstellverhalten bei gleichzeitiger sprungförmiger
Aufschaltung eines zusätzlichen Widerstands und
einer zusätzlichen ergometrischen Belastung

In der Klinik sind ergometrische Belastungsuntersuchungen,
insbesondere bei jüngeren Hypertonikern,als zusätzliches
Beurteilungskriterium der antihypertensiven Therapie sowie
der Einschätzung der körperlichen und geistigen Leistungsfähigkeit auch im Hinblick auf die sportliche Betätigung
des Patienten von besonderer Bedeutung (11, 58, 104)
und daher Modellvorhersagen von besonderem Interesse.

In den vorliegenden Simulationen ist die Widerstandserhöhung
nicht persistierend implementiert sondern simultan zur Auf-
schaltung der ergometrischen Belastung. Die Simulationen
liefern trotz dieser, von der Biologie abweichenden,Be-
dingungen wegen der unterschiedlichen Zeitkonstanten beider
Vorgänge ein richtiges Ergebnis. Dies geht aus dem Vergleich
der in den Bildern 2.5-6 und 2.5-7 angegebenen Sprungantworten auf eine Widerstandsänderung und den in den
Bildern 2.9.2-4 und 2.9.2-5 angegebenen Sprungantworten auf
eine Belastungsänderung hervor. Es kommt damit zu den in
Bild 2.8-1 und 2.8-2 angegebenen SIDAS-Simulationsmodellen
kein neues hinzu. Daher zeigt der arterielle Mitteldruck PAS

(Block 32) in Bild 2.9.6-1 beim Aufschalten einer sprungförmigen Widerstandsänderung, ausgehend von PR = 1,0
(mmHg/ml)s, auf PR = 1,1 (mmHg/ml)s und gleichzeitiger
ergometrischer Belastung von 100 W einen kurzfristigen
Anstieg, gefolgt von einem dominanten Abfall unter den
Ruhewert. Dann erst stellt sich PAS auf seinen neuen
stationären Wert ein. Beim simultanen Abschalten der
Widerstandsänderung und der ergometrischen Belastung kommt es
initial zu einer kurzfristigen Druckabnahme, gefolgt von einem
dominanten Anstieg, bezogen auf die stationäre Mittellage
unter Belastung, ehe wieder der Ruhewert erreicht wird. Der
qualitative Verlauf der hämodynamischen Parameter ist denen
in Bild 2.9.2-4 adäquat und in Kap. 2.9.2 ausführlich besprochen worden. In Bild 2.9.6-2 ist die belastungsabhängige Widerstandseinstellung bei simultaner sprungförmiger
Widerstandserhöhung und Belastung dargestellt (Block 91).

Block 95 zeigt die Widerstandsverstellung desjenigen Anteils des peripheren Widerstands PR ohne Berücksichtigung
des additiven Terms der Widerstandsaufprägung Δ PR. Dies
ist erkenntlich daran, daß die Differenz Δ PR zum Zeitpunkt
t = 0 und nach Einstellung der stationären Werte gleich
ist. Damit ist die indirekte Wirkung des Widerstandssprungs
Δ PR geprägt durch das Barorezeptorsystem beobachtbar.

Daß diese Wirkung existiert, geht aus einem Vergleich der
Werte bei gleicher ergometrischer Belastung zwischen Bild
2.5-6 und Bild 2.9.6-2 hervor. Eine Vergrößerung des
peripheren Widerstands bewirkt eine Erhöhung des arteriellen
Mitteldrucks PAS. Kompensatorisch wirkt sich diese Druck-
steigerung jedoch weniger stark aus, womit auch der
periphere Widerstand weniger stark erhöht verstellt ist.
Dieser Vergleich zeigt, daß das Modell die biologischen
Zusammenhänge richtig wiedergibt.

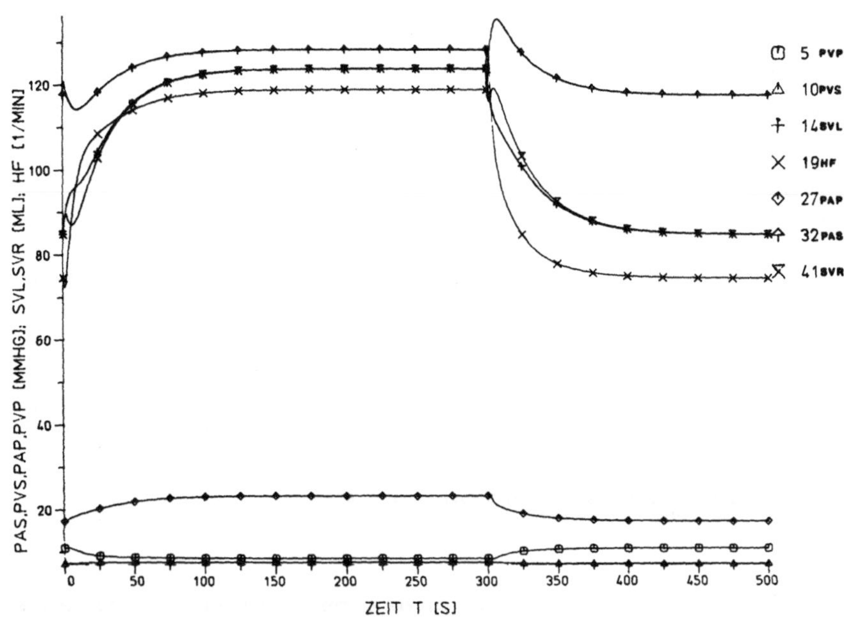

Bild 2.9.6-1 Einstellverhalten der Drücke PVP, PVS, PAP
und PAS, der Schlagvolumina SVL und SVR sowie
der Herzfrequenz HF bei simultanem Aufschalten
einer sprungförmigen Widerstandsänderung von
PR = 1,0 (mmHg/ml)s auf PR = 1,1 (mmHg/ml)s
und einer ergometrischen Belastung von 100 W.

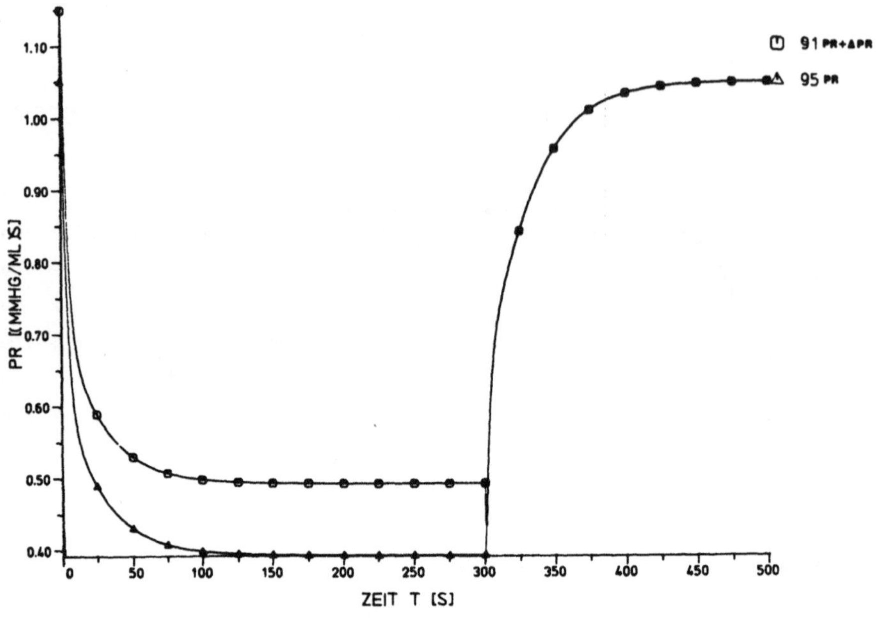

Bild 2.9.6-2 Einstellverhalten des peripheren Widerstands
PR (Block 91) und der Reglerkennlinie (Block 95)
bei simultaner sprungförmiger Widerstandsänderung und einer ergometrischen Belastung
von 100 W.

Betrachtet man die Blutdruckregulation als eine Form der
Folgeregelung (Sollwerte), dann müßte sich unabhängig von
allen Störungen stets der gleiche arterielle Mitteldruck PAS
und der gleiche periphere Widerstand PR einstellen. Wie man
sieht,ist dies jedoch nicht der Fall. Dagegen kommt es zu
einem stationär erhöht sich einstellenden arteriellen

Mitteldruck als Folge eines erhöhten peripheren Widerstands, dessen Ursachen bereits in Kap. 2.5 dargestellt wurden.

Dies zeigt ferner, daß das vorliegende Modell kein "Regelkreismodell" im Sinne einer Folgeregelung für PAS ist, sondern, wie bereits in Kap. 2.5 ausgeführt, eine stationäre geschlossene "Reglerunterstützte Wirkungskette". Da dieses Modell biologische Vorgänge richtig beschreibt (wie es die erfolglosen vorangehenden Modellfallsifikationen zeigten) ist dies ein sehr starker Hinweis darauf, daß im Organismus eine derartige funktionelle Struktur verwirklicht ist.

In Bild 2.9.6-3 ist der Verlauf des arteriellen Mitteldrucks PAS (Block 32) beim simultanen Aufschalten einer sprungförmigen Widerstandserhöhung von PR = 1,0 (mmHg/ml)s auf PR = 1,5 (mmHg/ml)s und einer ergometrischen Belastung von 100 W dargestellt. Mit den vereinfachten Ansätzen für den diastolischen Blutdruck

$$Pd = 0,8 \cdot PAS$$

und den systolischen Blutdruck

$$Ps = 1,8 \cdot PAS$$

erhält man unter Berücksichtigung des in Bild 2.5-6.b gefundenen Mitteldrucks PAS = 129 mmHg die Drücke Pd = 103 mmHg und Ps = 232 mmHg.

Eine ergometrische Belastung von 100 W mit einem resultierenden arteriellen Mitteldruck PAS = 172 mmHg würde einen Hypertoniker wegen der Drucke Pd = 138 mmHg und Ps = 310 mmHg in eine lebensbedrohliche Situation bringen. Bei Belastungs-Blutdruckwerten (Fahrradergometer) von 260/140 mmHg wird deshalb in der Klinik die Belastungsuntersuchung sofort abgebrochen (104).

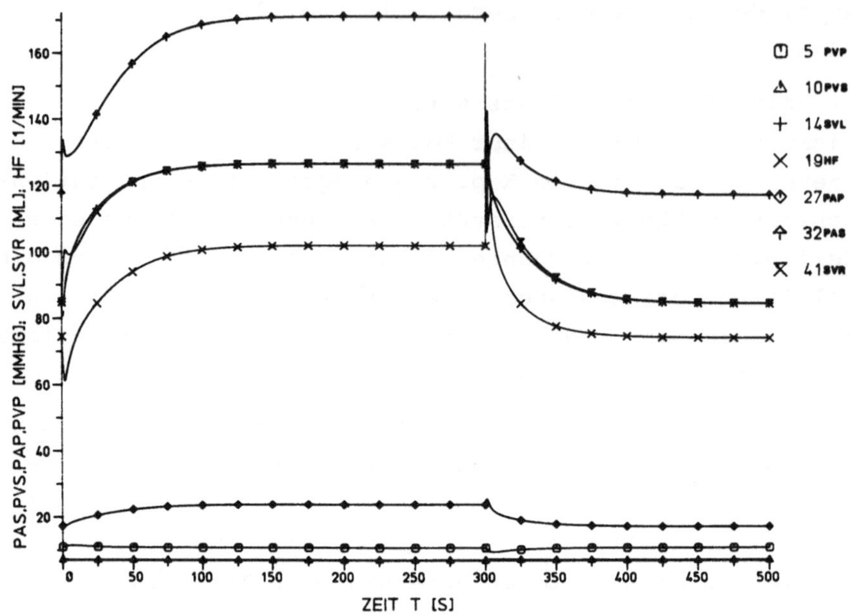

Bild 2.9.6-3 Einstellverhalten der Drucke PVP, PVS, PAP
und PAS, der Schlagvolumina SVL und SVR sowie
der Herzfrequenz HF bei simultanem Aufschalten
einer sprungförmigen Widerstandserhöhung von
PR = 1,0 (mmHg/ml)s auf PR = 1,5 (mmHg/ml)s und
einer ergometrischen Belastung von 100 W.

Die Herzfrequenz HF (Block 19) ist, wie es aus Bild 2.9.6-3
im Vergleich zu Bild 2.9.2-4 ersichtlich ist,unter Belastung
weniger stark angestiegen; ein Befund, wie er auch bei
Hypertonikern erhoben wird (58, 130). Das geschlossene geregelte kurzzeitregulative Simulationsmodell des kardiovaskulären Systems liefert damit auch für den pathophysiologischen Zustand der Hypertonie qualitativ richtige
Ergebnisse.

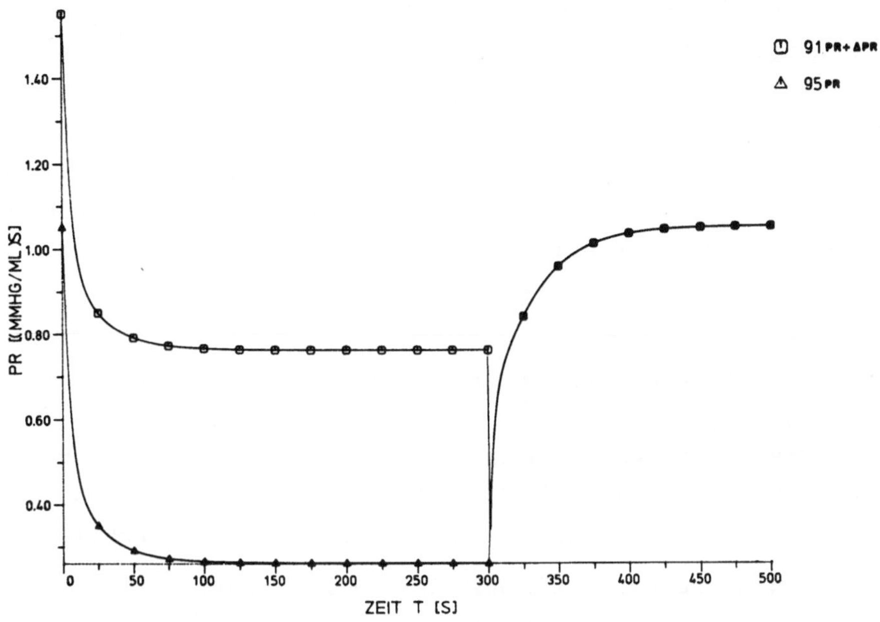

Bild 2.9.6-4 Einstellverhalten des peripheren Widerstands PR
(Block 91) und der Reglerkennlinie nach Gl. 2.7-
4 (Block 95) bei simultaner sprungförmiger
Widerstandserhöhung von PR = 1,0 (mmHg/ml)s auf
PR = 1,5 (mmHg/ml)s und einer ergometrischen
Belastung von 100 W.

Abweichend zu den in Bild 2.9.2-4 angegeben Modellergebnissen
für PVP (Block 5) und PVS (Block 10) findet man in Bild
2.9.6-3 ein erhöhtes PVP (Block 5) - venöser Stau am linken
Ventrikel- und ein erniedrigtes PVS (Block 10) bei einem erhöhten peripheren Widerstand unter Einfluß einer ergometrischen Belastung. Diese Modellergebnisse sind vorerst
als Modellvoraussagen zu betrachten, da für diese Blutdrücke
keine vergleichbaren klinischen Befunde vorliegen.

2.9.6.2 Einstellverhalten bei Simulation einer Belastungs-
phase bei einem pulmonalen Hochdruck

In den Bildern 2.9.6-5 bis 2.9.6-7 ist das Einstellverhalten
der hämodynamischen Parameter des SIDAS-Simulationsmodells
nach Bild 2.7-1 für eine ergometrische Belastung von 100 W
bei einem persistierenden pathologischen,auf RP = 1.0 (mmHg/
ml)s erhöhten,pulmonalen Widerstand dargestellt. Die Ruhewerte bei t = 500 s stimmen mit den in Bild 2.9.5-6 und
2.9.5-7 der Empfindlichkeitsanalyse angegebenen Werten
überein.

Eine fixierte Widerstandserhöhung in der Lungenstrombahn
(pulmonale Hypertonie) führt unter Einfluß einer ergometrischen Belastung zu einem exorbitant erhöhten arteriopulmonalen Druck PAP (Block 27 in Bild 2.9.6-5)und als Folge
dessen zu einer extremen Belastung der rechten Herzhälfte.

Der Ruheblutdruckwert für PAP ist stark erhöht gegenüber
dem Normotoniker. Dies hat seine Ursache darin, daß das
pulmonale stationäre Stromzeitvolumen und der fixiert erhöhte pulmonale Widerstand zu einem stationär erhöhten Wert
des Ruheblutdrucks PAP führen. Die Anpassungsmöglichkeiten des
rechten Herzens im Hinblick auf eine belastungsadäquate Einstellung des Herzzeitvolumens HZV (Block 83 in Bild 2.9.6-7)
sind damit eingeschränkt. Damit stellt sich im Vergleich
mit Bild 2.9.2-6 ein geringeres Herzzeitvolumen ein.

Die eingeschränkte Fähigkeit des Herzens in Ruhe und unter
Einfluß einer ergometrischen Belastung ist auch aus den verringerten Schlagvolumina SVL und SVR in Bild 2.9.6-5 ersichtlich; die Herzfrequenz ist erhöht. Der periphere Widerstand PR ist in Ruhe stark erhöht (Block 95 in Bild 2.9.6-6)
und sinkt unter Belastung praktisch auf die Hälfte ab. Der
venopulmonale Druck PVP ist bereits in Ruhelage stark erniedrigt (4,1 mmHg gegenüber nominal 10,87 mmHg) und nimmt

unter Einfluß der Belastung noch weiter ab. Der venös-
systemische Druck PVS stellt sich in Ruhe leicht erhöht
ein (8,1 mmHg gegenüber nominal 7,15 mmHg) und nimmt unter
Einfluß der Belastung ab.

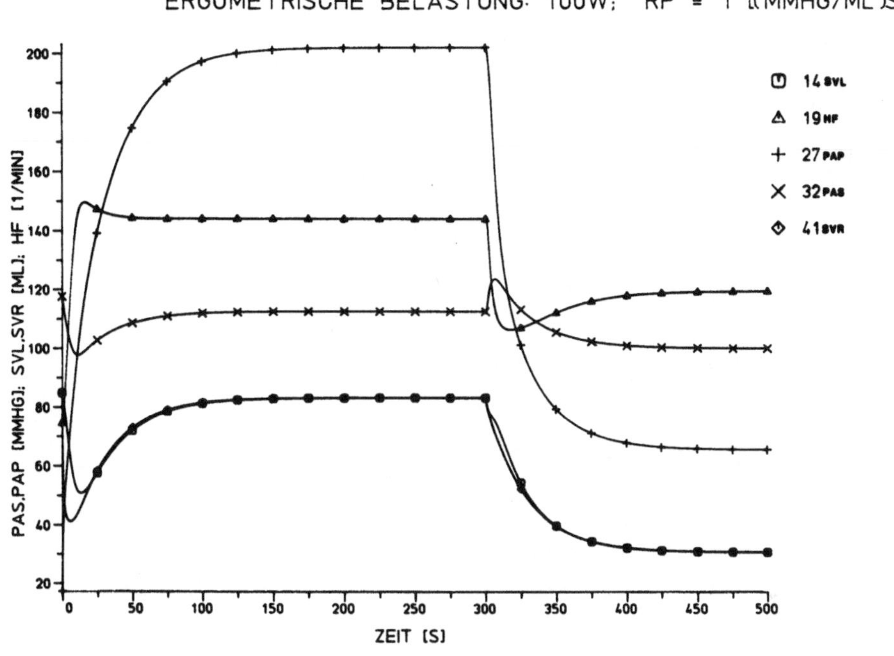

Bild 2.9.6-5 Einstellverhalten der Drucke PAS und PAP, der
Schlagvolumina SVL und SVR sowie der Herzfrequenz HF bei einer sprungförmigen ergometrischen Belastung bei einem pulmonalen
Hochdruck.

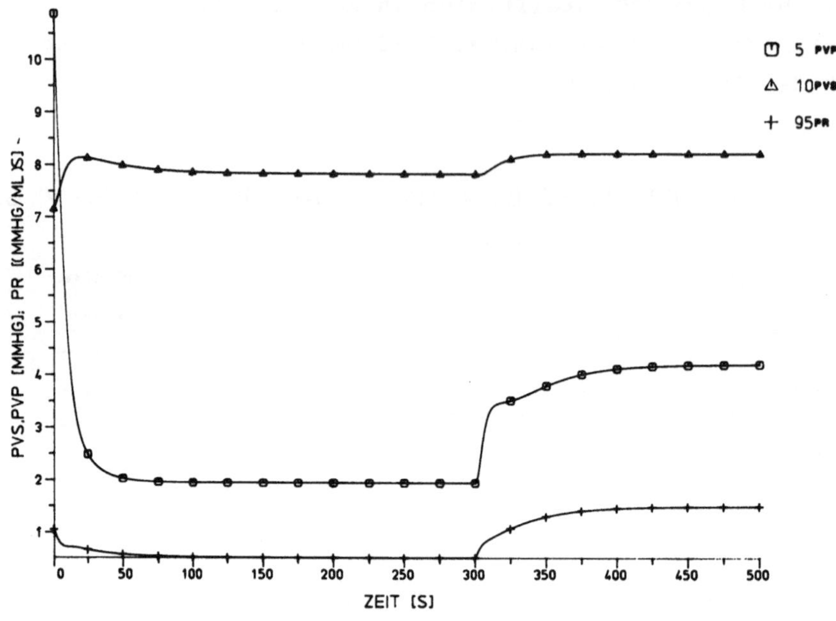

Bild 2.9.6-6 Einstellverhalten der Drucke PVS und PVP
sowie des peripheren Widerstands PR bei
einer sprungförmigen ergometrischen Belastung bei einem pulmonalen Hochdruck.

Wie aus der in Bild 2.9.6-6 gezeigten SIDAS-Darstellung
ersichtlich, werden zum Zeitpunkt t = 0 die Nominalwerte
der Drucke für PVP (Block 5) und PVS (Block 10) markiert.
Das Einstellverhalten geht damit für PVP und PVS von
falschen Ausgangsdrucken aus und gibt demzufolge im
instationären Zeitintervall den tatsächlichen Einfluß
nicht richtig wieder. Zur Anpassung an das tatsächliche
biologische Verhalten müssen dem SIDAS-System für den
Zeitpunkt t = 0 die zum Zeitpunkt t = 500 s (Erreichen

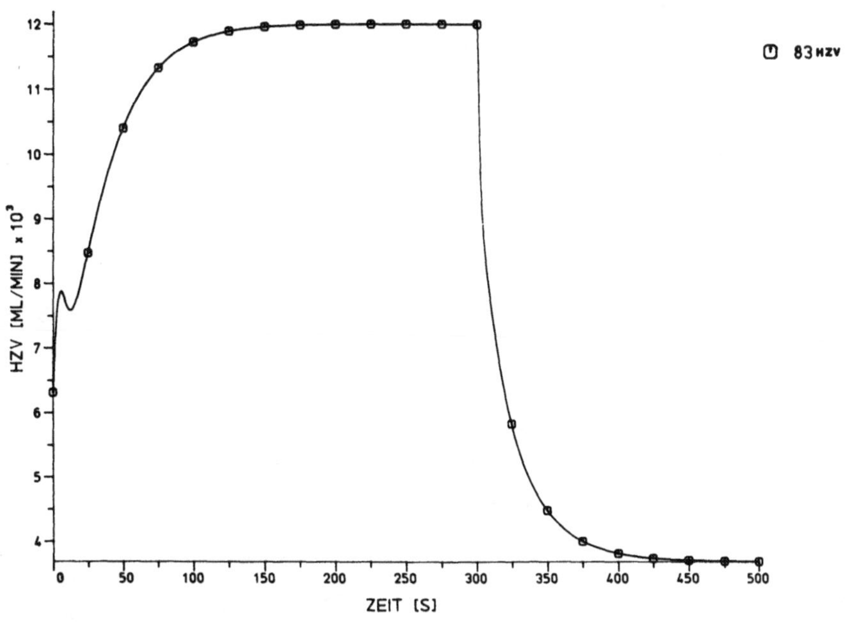

Bild 2.9.6-7 Einstellverhalten des Herzzeitvolumens HZV
bei einer sprungförmigen ergometrischen Belastung bei einem pulmonalen Hochdruck.

der Ruhelage) gültigen Werte der Drucke als Anfangswerte
eingegeben werden. Dann gibt der Simulator das tatsächliche
Einstellverhalten wieder. Entsprechendes gilt auch für die
Verläufe von PAS (Block 32) und PAP (Block 27) in Bild
2.9.6-5.

Nervale Regulationsmechanismen sind im Lungenkreislauf nur
schwer oder garnicht nachweisbar, weshalb das vorliegende
Modell keine nervalen Beeinflussungen des pulmonalen
Widerstands RP enthält (vgl. auch Bild 2.7-1).

2.9.6.3 Einstellverhalten bei Simulation einer Belastungsphase bei einer Herzinsuffizienz

Im SIDAS-Simulationsmodell wird die Herzinsuffizienz
durch Verringerung derjenigen Werte, die als das Maß
der Kontraktilität eingesetzt werden, nämlich KL und
KR, auf KL = 40 mmHg, KR = 5,5 mmHg nachgebildet.

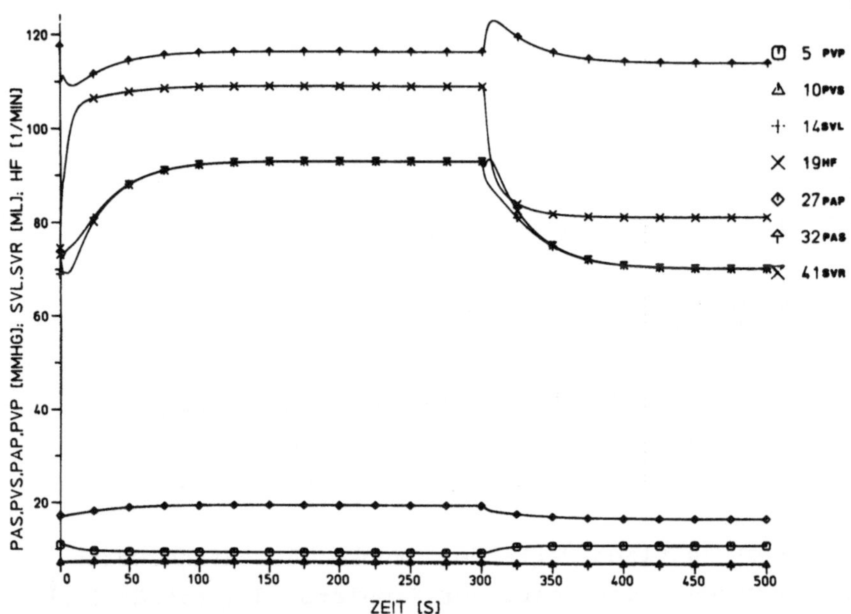

Bild 2.9.6-8 Einstellverhalten der Drucke PVP, PVS, PAP
und PAS, der Schlagvolumina SVL und SVR sowie der Herzfrequenz HF bei sprungförmiger
ergometrischer Belastung des insuffizienten
Herzens.

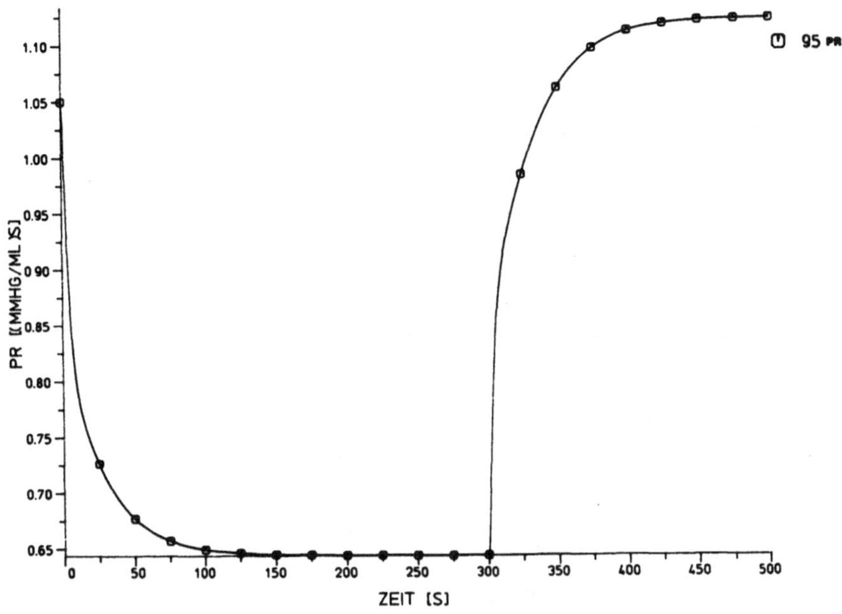

Bild 2.9.6-9 Einstellverhalten des peripheren Widerstands
bei sprungförmiger ergometrischer Belastung
des insuffizienten Herzens.

Die Insuffizienz des Herzens wird durch Vergleich der
Kurven des Schlagvolumens des pathologischen Herzens,
Bild 2.9.6-8, mit denen des suffizienten Herzens, Bild
2.9.2-1, ersichtlich. Als direkte Folge einer verringerten
"Kontraktilität" nimmt das Schlagvolumen in Ruhe sowohl
des linken, als auch des rechten Ventrikels ab (s. Bild
2.9.6-8). Seine belastungsadäquate Erhöhung ist im Vergleich zum suffizienten Herzen (s. Bild 2.9.2-1) weniger
stark ausgeprägt.

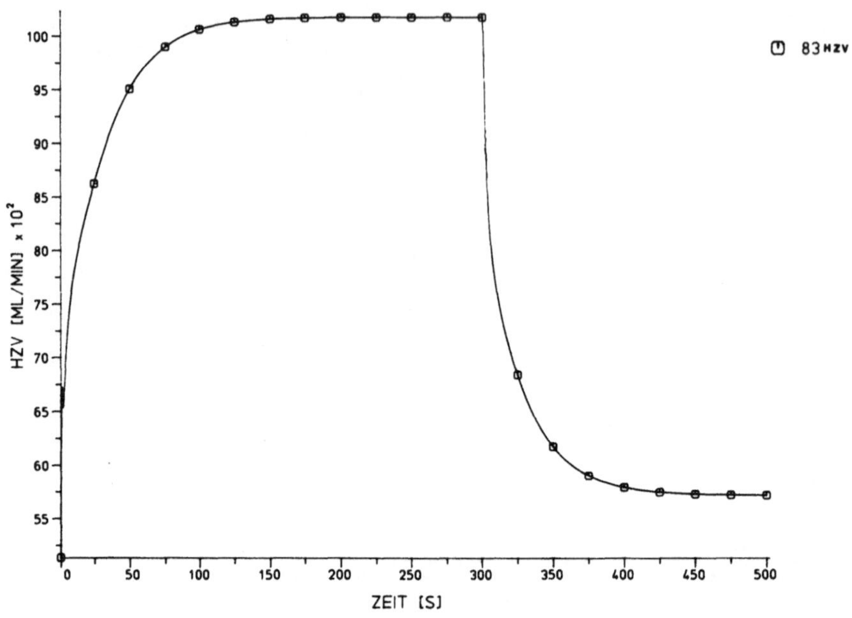

Bild 2.9.6-10 Einstellverhalten des Herzzeitvolumens HZV
             bei sprungförmiger ergometrischer Belastung
             des insuffizienten Herzens.

Der arterielle Mitteldruck in Ruhe und unter Einfluß der
ergometrischen Belastung ist gegenüber dem suffizienten
Herzen erniedrigt, die Herzfrequenz ist erhöht (s. Bild
2.9.6-8). Daher ist das Herzzeitvolumen HZV kompensatorisch vergrößert und vom Betrag etwa gleich groß, wie
das des suffizienten Herzens. Es handelt sich also um
eine noch kompensierte Situation.

2.9.7 Zusammenfassende Diskussion des Fehlens der Adaptation des Barorezeptorreflexbogens

In Kap. 2.9 wurden die kurzzeitregulativen Mechanismen der Blutdruckregulation unter Berücksichtigung des Barorezeptorreflexbogens als spezifischer Afferenz sowie die bedarfsadäquate Perfusionseinstellung bei ergometrischer Belastung besprochen.

Bei einem pathologisch erhöhten Blutdruck der sog. Hypertonie ist die Empfindlichkeitsschwelle des Barorezeptorreflexes auf den erhöhten Druck adaptiert. Dieses wurde in tierexperimentellen Befunden bestätigt (25, 28, 40). Ebenso ist, als Folge einer Insuffizienz des Herzens, die Empfindlichkeitsschwelle des Barorezeptors auf den veränderten persistierenden Druck adaptiert.

Innerhalb der langzeitregulativen Blutdruckeinstellung wirkt der Barorezeptorreflex, hat er z.B. auf einen pathologisch erhöhten Blutdruck adaptiert, ausschließlich den kurzzeitigen akuten Blutdruckschwankungen entgegen.

Zu diesen, die Hämodynamik beeinflussenden kurzzeitregulativen Eigenschaften treten die, die Homöostase beeinflussenden langzeitregulativen Eigenschaften hinzu, deren Zeitkonstanten sich über eine Skala von mehreren Zehnerpotenzen, d.h. von 10^2 s bis 10^6 s erstrecken (23, 24, 31, 63, 71, 77, 85, 138, 160).

Das in Bild 2.7-1 dargestellte geschlossene geregelte Simulationsmodell des kardiovaskulären Systems gibt, wegen des nichtberücksichtigten Adaptationsverhaltens des Barorezeptors, das reale biologische Verhalten nicht eindeutig wieder. D.h., daß die, als Folge des pathophysiologischen Zustands, bewirkten Druckablagen (stationäre Werte) des Modells eine Kompensation erfahren haben, die real nicht existiert.

Das Einstellverhalten des Simulationsmodells dagegen
gibt die richtige Verlaufsform wieder, da sich hier die
Adaptation nicht auswirkt.

Bessere Modellergebnisse würde man durch eine veränderte
Empfindlichkeitsfunktion des in den Gleichungen 2.5-1 und
2.5-2 beschriebenen Rezeptorverhaltens erzielen.

Ein Lösungsansatz zur Berücksichtigung des Adaptationsverhaltens des Barorezeptorreflexbogens ist durch die nachfolgende Differentialgleichung

$$T \cdot \dot{y} + y = K \cdot u \qquad (2.9.7\text{-}1)$$

gegeben, mit T als Adaptationszeitkonstante des Barorezeptors, K als Empfindlichkeitsfaktor des adaptierten
Barorezeptors, u als afferente Eingangsgröße und y als
efferente Ausgangsgröße.

3. Kritischer Vergleich und Ausblick zur biologischen
   Wertigkeit des vorgestellten Simulationsmodells

Das Ziel der vorliegend besprochenen Abschnitte 2.2.1 bis
2.9.7 war es, die vielfältigen experimentellen Befunde der
Physiologie zu einem konsistenten und im Gesamtverhalten
in sich widerspruchsfreien Gesamtmodell zusammenzuführen
und zu verifizieren. Die Verifikation wurde anhand des
Vergleichs experimenteller Befunde gegen die Ergebnisse
des Simulationsmodells für verschiedene physiologische
und pathophysiologische Zustände durchgeführt.

Die qualitativ und quantitativ gute Übereinstimmung zwischen
Modell und realem biologischem System ermöglicht es, auf
gezielte Fragestellungen unter Einschluß der Randbedingungen
Modellvorhersagen durchzuführen. Dadurch ist es möglich,
zu Aussagen über das Verhalten nur unzureichend bekannter
bzw. nicht bekannter Größen des realen Systems zu kommen.
Diese können als Ergänzung oder als Anregung zu neuen und
gezielten experimentellen Untersuchungen dienen.

Das vorliegende Modell soll nun im Vergleich zu drei
wesentlichen Beiträgen zur Modellierung des Kreislaufsystems diskutiert werden. Es sind dies die in (1, 105,
125) angegebenen Arbeiten.

Mit dem in (105) angegebenen Modell werden speziell
arbeitsphysiologische und rhythmonologische Einflüsse auf
die Herzfrequenz HF unter Berücksichtigung der Atmungs-
aktivität untersucht. Die Auswirkungen der genannten Einflüsse
auf die Herzfrequenz werden in normierter Darstellung nach
Betrag und Phase dargestellt. Dem Herzmodell liegt eine
sinusförmige Anregung zugrunde.

Das in (125) beschriebene digitale Simulationsmodell zur
Mechanik und Regelung des Herzkreislaufsystems baut
methodisch wie inhaltlich auf Arbeiten nach (18, 19, 143)
auf. Das arterielle und venöse Gefäßsystem wird in geschlossener segmentierter Form nachgebildet.

Mit diesem Modell werden verschiedene Drücke, Flüsse und Volumen in ruhend-liegender Position, der Orthostasetest sowie verschiedene "innere" und "äußere" Störungen wie Blutverlust, Valsalva Versuch sowie Defekte an den Aortenklappen erfolgreich simuliert.

In (1) wird über ein offenes, den Ventrikel und die Aorta umfassendes Simulationsmodell berichtet. Es werden in diesem Zusammenhang die Auswirkungen einer Aortenstenose, der Einfluß von infundierten Salzlösungen auf die ventrikulären Drucke und Volumina als auch auf die Herzmuskellänge simuliert. In diesem Zusammenhang werden auch druck- und volumenspezifische Parameter identifiziert.

Vergleicht man diese drei Modelle mit dem in Hauptkapitel 2 beschriebenen Modell, dann ist nur das in (125) vorgestellte umfassende Modell mit dem vorliegenden vergleichbar. Direkte Vergleiche sind dabei jedoch nicht möglich, da die simulierten Ausgangsgrößen nicht identisch sind. In der vorliegenden Arbeit werden verschiedene Auswirkungen auf die hämodynamisch relevanten Drücke PAS, PVS, PAP und PVP und die hämodynamisch relevanten Schlagvolumina SVL und SVR, und das HZV sowie die Herzfrequenz HF und den peripheren Widerstand PR simuliert. In (125) dagegen werden die in den einzelnen segmentierten Kreislaufabschnitten sich einstellenden Drücke, Volumina und Flüsse simuliert. Auswirkungen ergometrischer Belastungen wie sie in der vorliegenden Arbeit erfolglos zur Modellfalsifikation angewandt wurden, sind in der Arbeit nach (125) nicht angewandt worden. Weiterhin wurden in der vorliegenden Arbeit im Vergleich zu (125) z.T. genauere Nachbildungen des biologischen Systems vorgenommen. Es sei in diesem Zusammenhang auf das linearisierte Verhalten des Barorezeptorreflexes (Reglerkennlinie) in (125) gegenüber den nichtlinearen durch Gl. 2.5-1 und Gl. 2.5-2 beschriebenen Ansätzen verwiesen.

Das im Hauptkapitel 2 vorgestellte geschlossene geregelte
Modell des kardiovaskulären Systems kann über den der-
zeitigen Stand hinaus um sechs wichtige Zusammenhänge er-
weitert werden. Es sind dies:
- die Berücksichtigung des pulsatilen Druckverlaufs in der
  Systole und in der Diastole. Ein Ansatz hierzu ist bereits
  in den Gleichungen 2.4-4 und 2.4-5 angegeben worden. Die
  Leistungsfähigkeit des Modells und auch sein klinischer
  Bezug - der Arzt mißt Blutdrücke auf den systolischen und
  diastolischen Blutdruckwert bezogen - würden steigen.
- die Berücksichtigung der nichtlinearen Druck- und Volumenabhängigkeit der Compliances sowohl der Gefäße als auch
  der Ventrikel
- die Berücksichtigung des differentialen Anteils des Barorezeptorreflexbogens
- die Prüfung der GUYTONschen Hypothese, daß der von
  GUYTON sog. mittlere systemische Druck MSP als maßgebend
  treibende Kraft den venösen Rückstrom VR bestimmt
- die Berechnung des Sklerotisierungsgrades der Gefäße aus
  Belastungsuntersuchungen als Folge der Berücksichtigung
  der Nichtlinearität der vaskulären Dehnbarkeit und des
  Strömungswiderstands.
- Volumenverschiebung zwischen kleinem und großem Kreislauf
  im allgemeinen und als Folge eines einseitigen Herzversagens

Inwieweit einzelne bereits gewonnene Ergebnisse verbessert
werden können, muß einer späteren Überprüfung vorbehalten
bleiben.

Abschließend soll angemerkt werden, daß das hier vorgestellte Verfahren der Modellentwicklung des Kurzzeitverhaltens für das reale kardiovaskuläre System auch auf das
Langzeitverhalten der Blutdruckregulation angewandt werden
kann.

4. Parameteridentifikation des geschlossenen Kreislaufmodells des Kurzzeitverhaltens mit Hilfe eines selbstanpassenden Referenzmodells unter Einbezug des
   Gradientenverfahrens

4.1 Zur Problematik der Parameteridentifikation mit Hilfe
    eines selbstanpassenden Referenzmodells

Die Grundaufgabe der Identifikation ist die Erkennung der
unbekannten Struktur bzw. der unbekannten Parameter eines
zu untersuchenden Systems.

Unter dem Begriff Struktur sei im folgenden die
mathematische Form der Beschreibung des Zusammenhangs
zwischen Ein- und Ausgangsgrößen verstanden. Sie wird weit-
gehend durch das zugrunde liegende tatsächliche Verhalten
des biologischen Systems bestimmt. Der Begriff Parameter
der Strecke umfaßt die Gegebenheiten der Strecke wie
Geometrie- und Materialeigenschaften sowie funktionelle
Struktur des biologischen Systems, also z.B. die Zeitkonstanten nervaler Beeinflussungen.

Zur Parameteridentifikation mit Hilfe eines selbstanpassenden Referenzmodells wird dem zu untersuchenden biologischen System ein sog. Referenzmodell mit einer, dem
biologischen System möglichst adäquaten, Struktur parallel
geschaltet, dessen Parameter denen der veränderlichen
Regelstrecke des biologischen Systems nachgeführt werden.
Die Parameter des Referenzmodells sind dabei frei ver-
änderlich. Je genauer die a-priori-Kenntnisse des biologischen Systems sind, desto "einfacher" wird das
Identifikationsproblem. Aufgabe der Identifikation ist es,
die Parameter des Referenzmodells so einzustellen, daß
die Abweichung zwischen biologischem System und Modell in
einem vorgegebenen Zeitintervall $0 \leqslant \tau \leqslant t$ minimiert wird.

In Bild 4.1-1 ist das Blockschema der Parameteridentifikation
mit Hilfe eines selbstanpassenden Referenzmodells dargestellt.

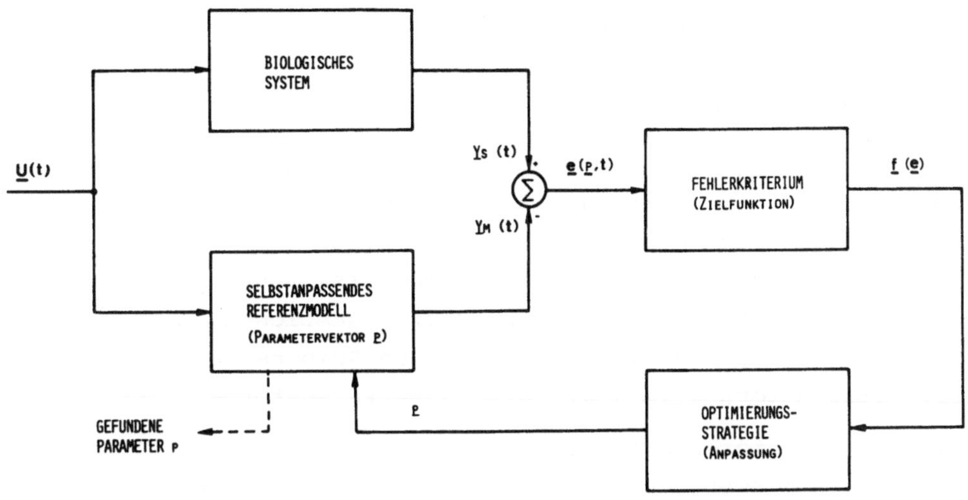

Bild 4.1-1 Blockschema zur Parameteridentifikation mit
Hilfe eines selbstanpassenden Referenzmodells
mit der allgemeinen Optimierungsstrategie $\underline{f}(\underline{e})$;
$\underline{Y}_S(t)$: Ausgangsvektor des biologischen Systems,
$\underline{Y}_M(t)$: Ausgangsvektor des Referenzmodells, $\underline{p}$:
Parametervektor und $\underline{U}(t)$: Steuervektor.

Das Referenzmodell kann in Form der Zustandsgleichungen
wie folgt beschrieben werden (112).

$$\dot{\underline{X}}(t) = \underline{f}\left[\underline{X}(t),\ \underline{U}(t),\ \underline{a},\ \underline{b},\ t\right];\ t\ \varepsilon\ \left[0,T\right] \qquad (4.1-1)$$

und

$$\underline{Y}(t) = \underline{g}\left[\underline{X}(t),\ \underline{U}(t),\ \underline{a},\ \underline{b},\ t\right];\ t\ \varepsilon\ \left[0,T\right] \qquad (4.1-2)$$

unter Einschluß der Anfangsbedingung

$$\underline{X}(0) = \left[\frac{X_S}{\underline{b}}\right] \qquad (4.1-3)$$

und des Parametervektors $\underline{p}$

$$\underline{p} = \left[\frac{\underline{a}}{\underline{b}}\right] \varepsilon \, \mathbb{R}_\mu \qquad \mu = \underline{a} + \underline{b} \qquad (4.1-4)$$

Hierbei sind $\underline{X}_S$ die meßbaren Anfangszustände des biologischen Systems, $\underline{X}(t)$ der Zustandsvektor des Referenzmodells, $\underline{Y}(t)$ der Ausgangsvektor des Referenzmodells, $\underline{U}(t)$ der Steuervektor des Referenzmodells, $\underline{f}$ und $\underline{g}$ sind linearisierte stetig differenzierbare Funktionen. $\underline{a}$ und $\underline{b}$ entsprechen den zu identifizierenden Komponenten des Parametervektors $\underline{p}$ im μ-dimensionalen Parameterraum $\mathbb{R}_\mu$.

Die Steuervektoren $\underline{U}(t)$ und die Ausgangsvektoren $\underline{Y}_S(t)$ des biologischen Systems sind zu den Zeitpunkten $t_j \varepsilon [O,T]$ mit $j = 1, 2 \ldots, k$ gemessen worden. Beide Vektoren seien als störungsfrei angenommen. Wird für die Differenz der Ausgangsgrößen zwischen dem biologischen System und dem Referenzmodell als Ausgangsfehlervektor

$$\underline{e}\,(\hat{\underline{p}},t) : = \underline{Y}_S(t) - \underline{Y}_M(\hat{\underline{p}}, t) \qquad (4.1-5)$$

definiert, mit $\underline{Y}_S(t)$ als gemessener Ausgangsgröße des biologischen Systems und $\underline{Y}_M(\hat{\underline{p}},t)$ als Ausgangsgröße des Referenzmodells, und berücksichtigt man, daß in Gl. 4.1-5 nur $\underline{Y}_M(\hat{\underline{p}},t)$ vom geschätzten Parametervektor $\hat{\underline{p}}$ abhängt, dann bedeutet dies, daß der Parametervektor $\hat{\underline{p}}$ des Referenzmodells so einzustellen ist, daß zu den Zeitpunkten t_j der Ausgangsfehlervektor $\underline{e}(\hat{\underline{p}},t)$ verschwindet bzw. in einem numerisch zu definierenden Sinne minimiert wird. Man spricht in diesem Fall von einer Identifikation nach der Ausgangsfehler-Methode (8, 134).

Sind den Ausgangsgrößen $\underline{Y}_S(t)$ und $\underline{Y}_M(\hat{\underline{p}}, t)$ die Störgrößen $\underline{Z}(t)$ überlagert, verschwindet die Funktion des Ausgangsfehlervektors $\underline{e}\,(\hat{\underline{p}},t)$ nicht. Es muß hierzu der Parametervektor $\hat{\underline{p}}$ optimal eingestellt werden, und damit das Parameteroptimierungsproblem einer Zielfunktion $M_K(\hat{\underline{p}})$ gelöst werden dergestalt, das sich negative und positive Anteile der Ausgangsfehlerfunktion $\underline{e}$ $(\underline{\hat{p}},t)$ nicht aufheben. Als Zielfunktionen werden im allgemeinen Funktionale gewählt, bei denen die wesentlichen Systemgrößen (Stell-, Zustands- bzw. Ausgangsgrößen) und deren Ablagen z.B. von Sollwerten bewertet werden. Eine besondere Bedeutung haben hierbei die quadratischen Gütefunktionale in den Komponenten von $\underline{e}$. Dies ist im allgemeinen die mittlere quadratische Abweichung. Die blockorientierte Darstellung zur Parameteridentifikation mit Hilfe eines selbstanpassenden Referenzmodells unter Einbezug eines Optimalkriteriums zeigt Bild 4.1-2.

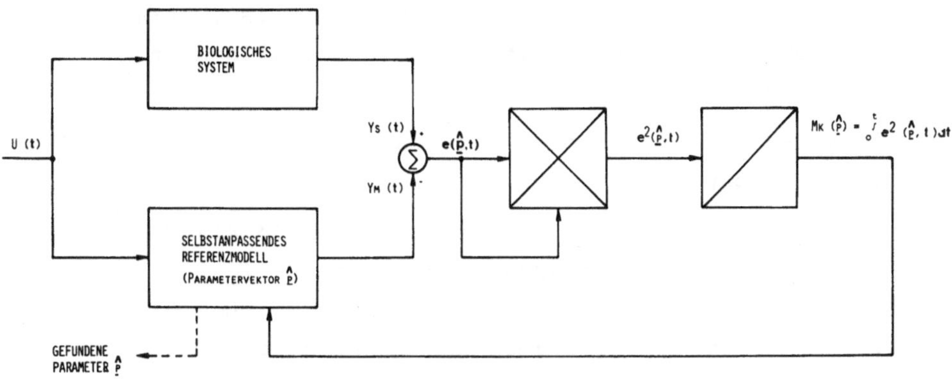

Bild 4.1-2 Detaillierte blockorientierte Darstellung der Parameterschätzung mit einem selbstanpassenden Referenzmodell nach Bild 4.1-1, unter Einbezug des Optimalkriteriums $M_K (\hat{p}) = \int_0^t e^2 (\hat{p},t)\, dt$.

Der Parametervektor $\hat{\underline{p}}$ des Referenzmodells ist so einzustellen, daß

$$M_k(\hat{\underline{p}}) = \sum_{i=1}^{m} d_i \sum_{j=1}^{n} \left| \underline{Y}_{Si}(t_j) - \underline{Y}_{Mi}(\hat{\underline{p}}, t_j) \right|^q \overset{!}{=} Min \qquad (4.1\text{-}6)$$
$$\hat{\underline{p}} = \varepsilon \underline{\mathbb{R}} \mu$$

erfüllt ist, mit d_i als Wichtungsfaktoren der m Ausgangsgrößen, für die gilt $d_i > 0$ - mit d_i kann die unterschiedliche
Meßgenauigkeit verschiedener Ausgangsgrößen berücksichtigt
werden - , q als Verfahrens-Exponent, für den gilt $q > 1$ -
mit $q = 2$ erhält man ein Minimum-Fehlerquadrat-Verfahren,
mit $q = 1$ ein Minimum-Fehlerbetrag-Verfahren - (101, 132).
Zur gezielten Parametervariation kann das Gradientenverfahren eingesetzt werden (s. Kap. 4.2).

Da der Ausgangsfehler $\underline{e}$ des Parameteroptimierungsproblems
nach Gl. 4.1-6 nichtlinear in den Parametern ist, spricht
man auch von einer Identifikation durch nichtlinearen
Modellabgleich (49, 101).

In Bild 4.1-3 ist das Prinzip der realisierten Ausgangsfehler-
Methode angegeben.

Unter Bezug auf (101, 132) ist bei dem in Bild 4.1-3 dargestellten Verfahren folgendes zu beachten:
- $\underline{U}(t)$ entspricht dem identischen Steuervektor sowohl des
  biologischen Systems als auch des Referenzmodells. Er
  repräsentiert in der vorliegenden Arbeit das Aufschalten
  einer ergometrischen Belastung.
- Für die numerische Integration sind auch die Funktions-
  werte von $\underline{U}(t)$ zwischen den Meßzeitpunkten erforderlich.
  Diese kann man sich durch Interpolation näherungsweise berechnen.
- Die gemessenen Anfangszustände des biologischen Systems
  $\underline{X}_S$ werden abgespeichert. Die nicht meßbaren Anfangszustände
  $\underline{b}$ sind als unbekannte Koeffizienten des Parametervektors
  $\hat{\underline{p}}$ zu schätzen.
- Die Zielfunktion ist durch Gl. 4.1-6 gegeben. Zur Berechnung
  der Lösung des mehrdimensionalen Parameteroptimierungsproblems wird der in (151) entwickelte Algorithmus verwendet.

- Zur iterativen Lösung des nichtlinearen Parameteroptimierungsproblems müssen für den Parametervektor $\underline{p}$
  Startwerte $\underline{p}(0)$ vorgegeben werden, die möglichst genau
  mit den optimalen Parameterwerten übereinstimmen.

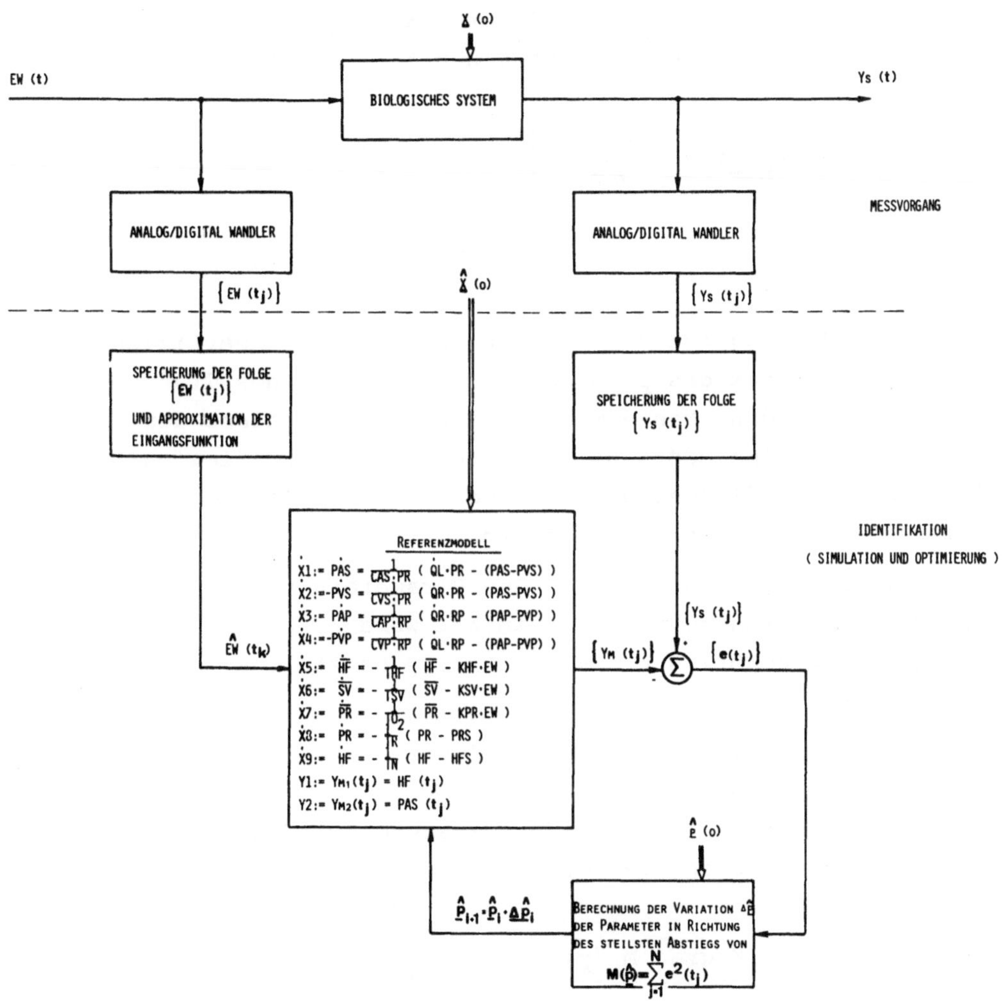

Bild 4.1-3 Blockorientierte Darstellung der realisierten
Ausgangsfehlermethode.

4.2 Prinzip des Gradientenverfahrens

Das Gradientenverfahren ermöglicht die Minimierung des Ausgangsfehlers $\underline{e}\,(\hat{\underline{p}},t)$ durch Variation der Modellparameter bei gegebener Struktur.

Der Grundgedanke des Gradientenverfahrens ist die Lösung eines Extremalproblems, wobei der Vektor $\hat{\underline{p}} = \underline{p}_{ex}$ gesucht ist, für den die Zielfunktion einen Extremwert annimmt, d.h.

$$\text{grad } M_K(\hat{\underline{p}}) = \left. \frac{\delta M_k(p)}{\delta \underline{p}} \right|_{\hat{\underline{p}} = \underline{p}_{ex}} \overset{!}{=} \underline{0} \qquad (4.2\text{-}1)$$

wird.

Dieser Bedingung nähert man sich an, wenn die Koeffizienten des Parametervektors $\hat{\underline{p}}$ in negativer Richtung des Gradienten verändert werden. Man erreicht dann entweder eines der relativen Minima oder das absolute Minimum der Zielfunktion. Letzteres ist diejenige Lösung der Zielfunktion, die die kleinste Ablage von Null liefert.

Am Beispiel des eindimensionalen Parameters p soll das Gradientenverfahren näher erläutert werden. Bild 4.2-1 zeigt die zugehörige blockorientierte Darstellung des Verfahrens.

Das Minimum ensprechend Gl. 4.2-1 wird durch den optimalen Parameter P_{ex} beschrieben.
Das Gesetz zur Verstellung der Parameter wird beim Gradientenverfahren wie folgt angesetzt (123)

$$\dot{\hat{\underline{p}}} = -K \text{ grad } M_k(\hat{\underline{p}}) = -K \frac{\delta}{\delta \hat{\underline{p}}} M_k(\hat{\underline{p}}) \qquad (4.2\text{-}2)$$

wobei K eine nichtnegative skalare Größe ist. Die Koeffizienten des Parametervektors $\hat{\underline{p}}$ werden gleichzeitig im Zeitintervall dt in Richtung des Gradienten des Funktio-

nals M_k $(\underline{p})$ verstellt und erreichen letztlich ein Extremum,
welches Gl. 4.2-1 befriedrigt. Im Fall des eindimensionalen
Parameters p gilt unter Berücksichtigung einer Simulation
über ein geschlossenes Intervall T

$$\Delta\,\hat{p} = -\,K\mathrm{grad}\,M_k(\hat{p}) = -\,K\,\frac{\delta}{\delta\hat{p}}\,M_k(\hat{p}) \qquad (4.2\text{-}3)$$

Als Gütekriterium wird die mittlere quadratische Abweichung
des Ausgangsfehlers gewählt, womit für Gl. 4.2-3 gilt

$$\Delta\hat{p} = K\int_0^T e\,(\hat{p},t)\,\frac{\delta Y_M(\hat{p},t)}{\delta\hat{p}}\,dt \qquad (4.2\text{-}4)$$

mit der Integrationsgrenze O - T über ein geschlossenes
Simulationsintervall, da nur die Ausgangsfunktion des
Modells Y_M $(\hat{p},\,t)$ eine Funktion des zu verstellenden Para-
meters $\hat{p}$ ist. Gl. 4.2-4 ist nur dann erfüllt, wenn das
Integral für eine geschlossene Simulation gelöst ist.

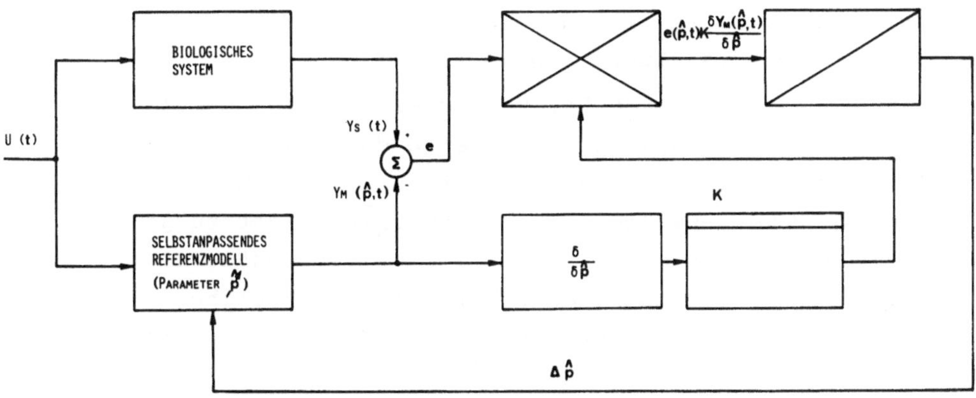

Bild 4.2-1 Detaillierte blockorientierte Darstellung der
Parameteridentifikation mit selbstanpassenden
Referenzmodell nach Bild 4.1-2 unter Einbezug
der mittleren quadratischen Abweichung des Ausgangsfehlers für ein einparametriges Modell
nach dem Gradientenverfahren.

Der Algorithmus zur iterativen Berechnung des in Gl. 4.2-5 angegebenen Extremums kann wie folgt beschrieben werden:

- es wird ein Startwert $\hat{p}(0)$ vorgegeben, der möglichst in der Nähe des tatsächlichen Parameters p liegt; die meßbaren Anfangszustände $\underline{X}_S$ werden abgespeichert
- es wird für jeden Iterationsschritt im jeweiligen Punkt $\hat{p}_j$ der Gradient berechnet
- es wird der Gradient mit dem Ausgangsfehlersignal $e(\hat{p},t)$ der Ausgangsgrößen Y_S und Y_M multipliziert und anschließend integriert
- der Parameter $\hat{p}$ wird so variiert, daß schließlich das Ausgangssignal des Integrators zu Null wird oder zumindest hinreichend klein ist.

Besitzt das Gütefunktional $M_k(\hat{p})$ außer dem globalen Minimum auch lokale Minima, kann der beschriebene Algorithmus ein solches als Extremum finden und dort verharren. In diesem Fall ist man auf die Interpretation der gefundenen Parameter angewiesen und muß erforderlichenfalls mit veränderten Startwerten für den Parameter das Extremum erneut nach der o.a. Iterationsvorschrift suchen.

Da das selbstanpassende Referenzmodell digital simuliert wird (s. Bild 4.1-3), sind die Werte der Ausgangsfunktion $Y_M(\hat{p},t)$ nur zu zeitdiskreten Punkten t_j existent. Sind zudem die gemessenen Werte $U(t)$ und $Y_S(t)$ nicht zu jeder Optimierungsiteration existent, ist es zweckmäßig diese Funktionen zu zeitdiskreten Punkten t_j abzuspeichern (vgl. hierzu Bild 4.2-2). Daher muß man für Gl. 4.2-4 schreiben

$$\Delta\hat{p} = K \int_0^T \bullet \, (\hat{p},t)\,\frac{\Delta Y_M(\hat{p},t)}{\Delta\hat{p}}\,dt \qquad (4.2.-5)$$

mit T als Integrationszeit über ein Simulationsintervall; bzw. in allgemeiner Formulierung für die j-Iterationen

$$\Delta\hat{p}(j) = K \sum_{K=0}^{n-1} \bullet \, (\hat{p},K,\Delta t,j)\,\frac{Y_M(\hat{p},K,\Delta t,j) - Y_M(\hat{p},K,\Delta t,j-1)}{\Delta\hat{p}(j)}\,\Delta t \qquad (4.2-6)$$

Setzt man für $\Delta\hat{p}(j) = \hat{p}_m(j) - \hat{p}_m(j-1)$ in Gl. 4.2-6 ein, erhält man nach Umformung als Lösung den auf dem Prozeßrechner zu realisierenden Algorithmus

$$\hat{p}_m(j) = \hat{p}_m(j-1) + K \sum_{K=0}^{n-1} \bullet \ (\hat{p}, K \Delta t, j) \ \frac{Y_M(\hat{p}, K \Delta t, j) - Y_M(\hat{p}, K \Delta t, j-1)}{\hat{p}_m(j) - \hat{p}_m(j-1)} \ \Delta t \quad (4.2-7)$$

Der Rechenaufwand des in Gl. 4.2-7 angegebenen sog. Iterationsalgorithmus bezieht immer nur die letzten zurückliegenden abgespeicherten Werte in die neueste Berechnung des Parameters $\hat{p}_{m(j)}$ ein (nicht alle vorhergehenden Werte, dies würde dem sog. nichtrekursiven Verfahren entsprechen). In Bild 4.2-2 ist das Schema des iterativen Verfahrens angedeutet.

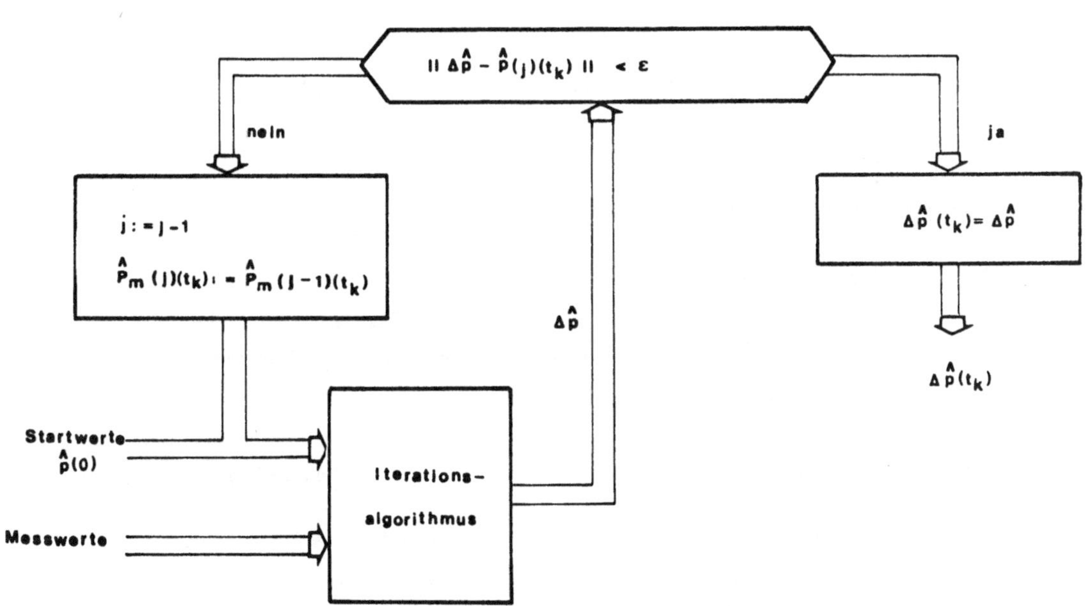

Bild 4.2-2 Schematische Darstellung des Iterationsverfahrens

Im folgenden sollen das Verstellgesetz und die Konvergenz-
eigenschaften für den nichtlinearen Modellabgleich des
mehrdimensionalen Problems allgemeingültig abgeleitet
werden. Hierzu wird die skalare Funktion nach Gl. 4.1-6
in der Umgebung $\Delta\hat{\underline{p}}_0$ des Parametervektors $\Delta\hat{\underline{p}}$ mittels
Taylorreihenentwicklung unter Vernachlässigung der Rest-
glieder größer der Ordnung 2 entwickelt wie folgt.

$$\Delta M_K(\Delta\hat{\underline{p}}) = f(\Delta\hat{\underline{p}}_0 + \Delta\Delta\hat{\underline{p}}) = f(\Delta\hat{\underline{p}}_0) + \frac{1}{1!}\,\frac{\delta f(\Delta\hat{\underline{p}})}{\delta\Delta\hat{\underline{p}}^T}\,\Delta\Delta\hat{\underline{p}} + \frac{1}{2!}\,\Delta\Delta\underline{p}^T\,\frac{\delta^2 f(\Delta\hat{\underline{p}})}{\delta^2\Delta\hat{\underline{p}}^T}\,\Delta\Delta\hat{\underline{p}} \qquad (4.2\text{-}8)$$

$$\Delta\Delta\hat{\underline{p}} = \Delta\hat{\underline{p}} - \Delta\hat{\underline{p}}_0$$

Aus Gl. 4.2-8 ist ersichtlich, das man sowohl einen
Gradientenalgorithmus 1. Ordnung als auch einen 2. Ordnung
angeben kann; die Konvergenz des Algorithmus wird in Abhängigkeit der Ordnung besser, was gezeigt werden soll.
Zur Entwicklung des Gradientenalgorithmus 1. Ordnung
wird Gl. 4.2-8 nach dem zweiten Glied abgebrochen. Dann
gilt wegen

$$\Delta M_K(\Delta\hat{\underline{p}}) = f(\Delta\hat{\underline{p}}_0 + \Delta\Delta\hat{\underline{p}}) - f(\Delta\hat{\underline{p}}_0) = \nabla_p f(\Delta\hat{\underline{p}})\,\Delta\Delta\hat{\underline{p}} \qquad (4.2\text{-}9)$$

für die j-te Iteration

$$\Delta\hat{\underline{p}}(j) = -K(j)\nabla_p f(\Delta\hat{\underline{p}}) = -K(j)\,\mathrm{grad}_p f(\Delta\hat{\underline{p}}) \qquad (4.2\text{-}10)$$

mit ∇ als Nabla Operator.

Setzt man Gl. 4.2-10 in Gl. 4.2-9 ein, findet man als
Lösung für das Extremalproblem des Gradientenalgorithmus
1. Ordnung den emendierten Ansatz

$$\Delta M_K(\Delta\hat{\underline{p}}_j) = -K(j)\nabla_p f(\Delta\hat{\underline{p}}_j)\,\nabla_p f(\Delta\hat{\underline{p}}_j) \qquad (4.2\text{-}11)$$

In Gl. 4.2-11 ist K wieder eine nichtnegative skalare
Größe. Ihr Wert sollte zum einen so klein sein, daß der
lineare Ansatz Gültigkeit behält, zum anderen aber auch so
groß, daß die Konvergenzgeschwindigkeit nicht zu langsam

wird, da sonst die Anzahl der erforderlichen Interations-
schritte sehr stark ansteigt. Der Parametervektor wird in
negativer Richtung des Gradienten (steilster Abstieg) verstellt. Das Optimimalkriterium nach Gl. 4.2-2 wird wiederum
in einem iterativen Verfahren bestimmt gemäß dem Ansatz

$$\hat{\underline{P}}_m(j) = \hat{\underline{P}}_m(j-1) + \Delta\hat{\underline{P}}_m(j-1) = \hat{\underline{P}}_m(j-1) - \kappa \; \nabla_p f(\hat{\underline{p}}_{j-1})$$

Damit $\Delta M_k(\hat{\underline{p}})$ in Gl. 4.2-11 gegen O konvergiert, muß erfüllt sein

$$M_k(\hat{\underline{p}})_j < M_k(\hat{\underline{p}})_{j-1}$$

Das Konvergenzverhalten wird besser, wendet man einen
Gradientenalgorithmus 2. Ordnung an, wie er in Gl. 4.2-8
angegeben ist. Schreibt man Gl. 4.2-8 in Vektorschreibweise
unter Berücksichtigung der Gl. 4.2-10, erhält man den
emendierten Ansatz (s. Kap. 5.4.2-12)

$$M_k(\hat{\underline{p}}_j) = f(\Delta\hat{\underline{p}})_{j-1} - \kappa \nabla_p f(\Delta\hat{\underline{p}})_{j-1}\left\{ \nabla_p f(\Delta\hat{\underline{p}})_{j-1}\left[I - \frac{\kappa}{2}\nabla_p\nabla_p f(\Delta\hat{\underline{p}})_{j-1}\right]\right\} \quad (4.2\text{-}12)$$

Gl. 4.2-12 beschreibt den Gradientenalgorithmus 2. Ordnung.
Das Konvergenzverhalten der Gl. 4.2-12 wird durch die Un-
gleichung

$$M_k(\hat{\underline{p}})_j < M_k(\hat{\underline{p}})_{j-1}$$

bestimmt. Diese ist befriedigt wenn

$$\Delta M_k(\hat{\underline{p}})_{j-1} := M_k(\hat{\underline{p}})_j - M_k(\hat{\underline{p}})_{j-1} < 0$$

erfüllt ist. Bezogen auf Gl. 4.2-12 bedeutet dies, mit

$$M_k(\hat{\underline{p}})_{j-1} = f(\Delta\hat{\underline{p}})_{j-1}$$

daß

$$\kappa \nabla_p f(\Delta\hat{\underline{p}})_{j-1}\left\{ \nabla_p f(\Delta\hat{\underline{p}})_{j-1}\left[I - \frac{\kappa}{2}\nabla_p\nabla_p f(\Delta\hat{\underline{p}})_{j-1}\right]\right\} > \underline{0}$$

erfüllt sein muß.

4.3 Implementierung des geschlossenen Kreislaufmodells im Programmpaket NLP

Das in Bild 2.7-2 dargestellte erweiterte mathematische Modell des geschlossenen geregelten kardiovaskulären Systems unter Einbezug des Barorezeptorreflexbogens als spezifischer Afferenz wird formalisiert durch das in Kap. 5.4.3-1 angegebene Fortranprogramm beschrieben.

Dies Programm wird in das, in (153, 154) beschriebene Programmpaket NLP (Nichtlineares Programm Paket) implementiert, welches auf einer PDP 11/45 unter dem Betriebssystem RSX-11D installiert wurde.

Zur Benutzung von NLP muß die Struktur des Referenzmodells in Form von Zustandsdifferentialgleichungen vorgegeben werden, wobei die nichtlinearen Funktionen $\underline{f}$ und $\underline{g}$ in den die Struktur bestimmenden Gleichungen 4.1-1 und 4.1-2 stetig sein müssen, damit die Zielfunktion $M_k(\hat{\underline{p}})$ stetig differenzierbar ist. Nach der Parameteroptimierung müssen die gefundenen Parameterwerte verifiziert werden, um zu überprüfen, ob sie physiologisch signifikant sind.

Die mathematische Aufgabe der Identifikation (Kennwertermittlung) wird mit zunehmender Anzahl der zu optimierenden Parameter aufwendiger, da mit der Anzahl der zu schätzenden Parameter die Rechenzeit stark zunimmt. Dies führt bei dem hier vorliegenden nichtlinearen Modell der Ordnung 9 bereits zu relativ langen Rechenzeiten bei jeder Parameterschätzung.

4.4 Identifizierbarkeit der Modellparameter

Wie es bereits in Kap. 1.1 ausgeführt wurde, sind Parameterschätzverfahren im Zusammenhang mit der Ermittlung von Parametern innerhalb des geschlossenen geregelten kardiovaskulären Systems bislang noch nicht angewandt worden.

Daher sind a priori von den verwendeten 23 Modellparametern diejenigen Parameter zu ermitteln, die physiologisch signifikant geschätzt werden können.
Dies ist von Bedeutung, da das in Kap. 2 beschriebene und verifizierte Referenzmodell bestimmte Näherungen enthält. Als Folge dessen kann die Freigabe gewisser Parameter zu physiologisch nichtsignifikanten Ergebnissen führen.

In diesem Zusammenhang hat es sich gezeigt, das die Ventrikelcompliances CL und CR, die Gefäßkompliances CAS, CVS, CAP und CVP und die elastischen Wandeigenschaften der Ventrikel RL und RR nicht freigegeben werden dürfen, da dies zu physiologisch nichtsignifikanten Parameterwerten führt. Freigabe von Parametern heißt in diesem Zusammenhang, daß diese Parameter während der Optimierung gemäß dem Verstellgesetz des Gradientenverfahrens (s.Kap. 4.2) variiert werden können. Die restlichen Modellparameter werden sowohl während der Simulation als auch während der, dieser sich anschließenden ,Optimierung festgehalten.

Die Erklärung dieser Verschätzungen liegt darin begründet, das der nichtlineare Zusammenhang der Druck- und Volumenabhängigkeit der Compliances im implementierten Referenzmodell unberücksichtigt geblieben ist. Damit dürfen die Compliances als zu schätzende Parameter nicht freigegeben werden, da sie zeitvariant als abhängige Variable (z.B. von PAS) einer Nominallösung auftreten.

Obgleich das Fehlerkriterium der Optimierung erfüllt ist, zeigt es sich, daß Optimierung, verstanden als das Aufsuchen des globalen Minimums und damit die Eindeutigkeit der Lösung bei der Analyse biologischer Systeme nicht zwingend ist. Dies kann als ein Hinweis dahingehend angesehen werden, daß das, dem biologischen System zugrunde liegende Optimierungskriterium,wesentlich komplexer ist als dasjenige, welches man im allgemeinen bei der Analyse technischer Systeme ansetzt.

Von den verbleibenden 15 Modellparametern (PRB, PRM, HFB, HFM, THF, KHF, TSV, KSV, KL, KR, RP, TO_2, KPR, TR und TN) wurde simultan die Identifizierbarkeit von KL, KR, KHF, THF, KSV und TSV bei Ablage von den Nominalwerten untersucht.

Die Auswahl der genannten Modellparameter erfolgt im Hinblick darauf, zu einem späteren Zeitpunkt die Grenzen der körperlichen patientenspezifischen Leistungsfähigkeit bei koronaren Herzerkrankungen zu ermitteln und als Therapie dessen die Auswirkung von Herzglykosiden auf die Kontraktilität bei verschiedenen Schweregraden einer Herzinsuffizienz zu identifizieren.

Nachfolgend ist in Bild 4.4-1 der 3-dimensionale Parameterraum KL-KR-KHF skizziert, für eine simultane Identifikation bei verschiedenen Startwerten $\underline{p}(0)$.

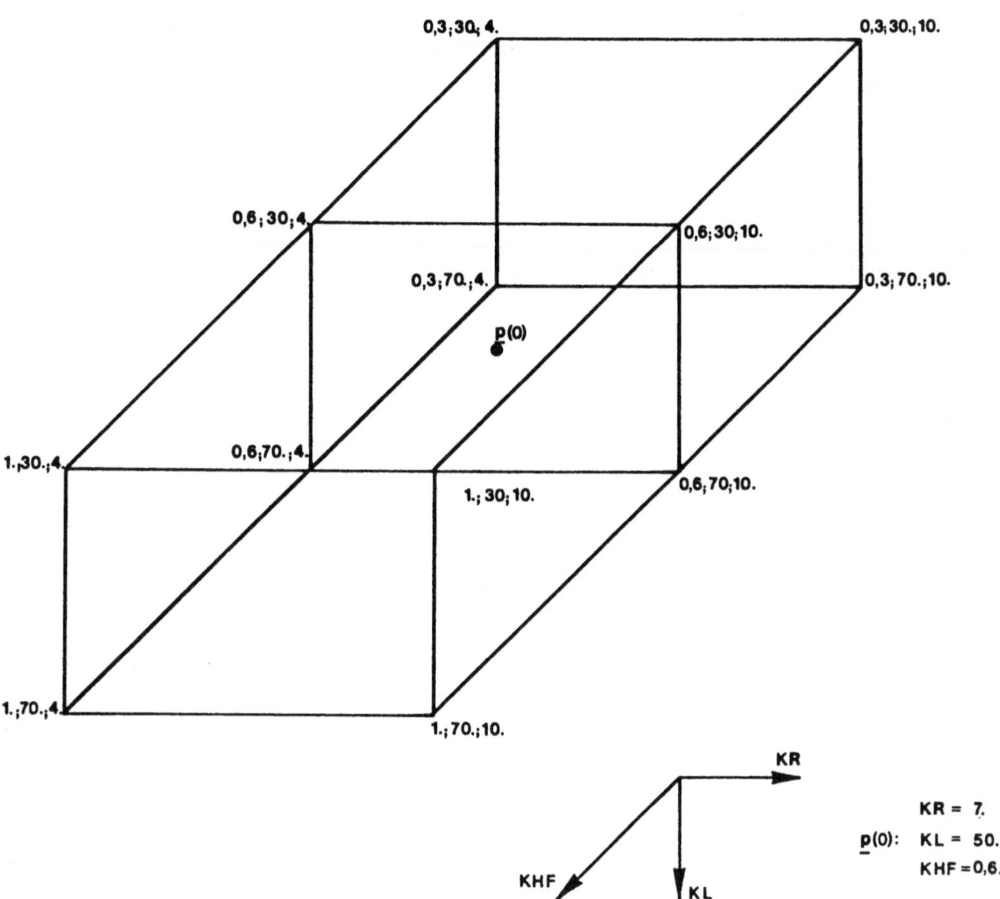

Bild 4.4-1 3-dimensionaler Parameterraum KL-KR-KHF

Es zeigt sich, daß die Nominalwerte in jedem Fall gefunden wurden. Dies gilt auch bei Hinzunahme von THF, KSV
und TSV als freie Parameter, also für den 4-, 5- und den 6-
dimensionalen Parameterraum.

In den Bildern 4.4-2 bis 4.4-3 sind die Identifikationsergebnisse für KL, KR und KHF als freie Parameter dargestellt.

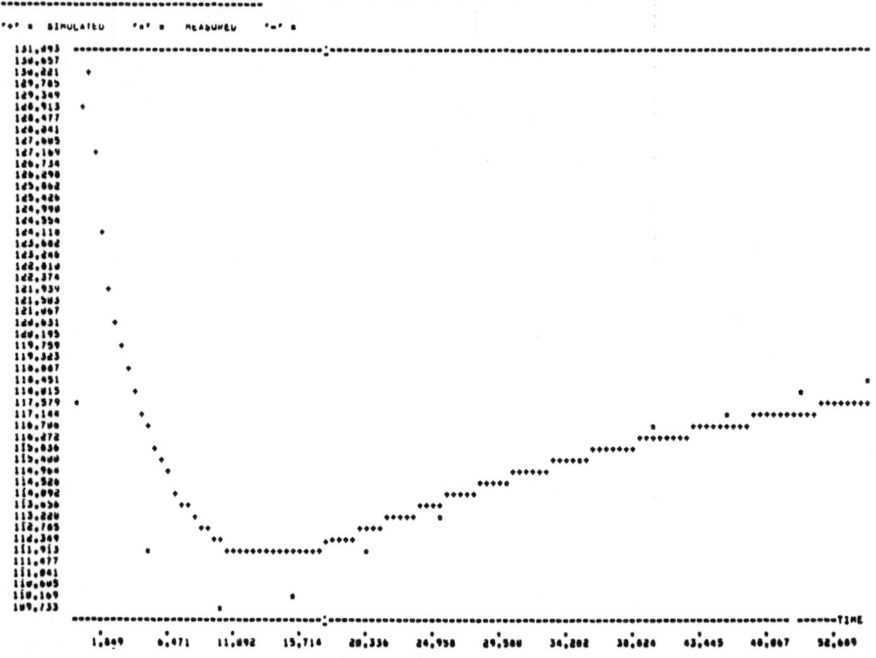

Bild 4.4-2 Darstellung des gemessenen Verlaufs des
           arteriellen Mitteldrucks PAS unter Einfluß
           einer sprungförmigen ergometrischen Belastung
           von 100 W des biologischen Systems * und das
           simulierte Verhalten des Referenzmodells +
           vor der Optimierung.
           Ordinate: PAS in mmHg;
           Abszisse: t in s.

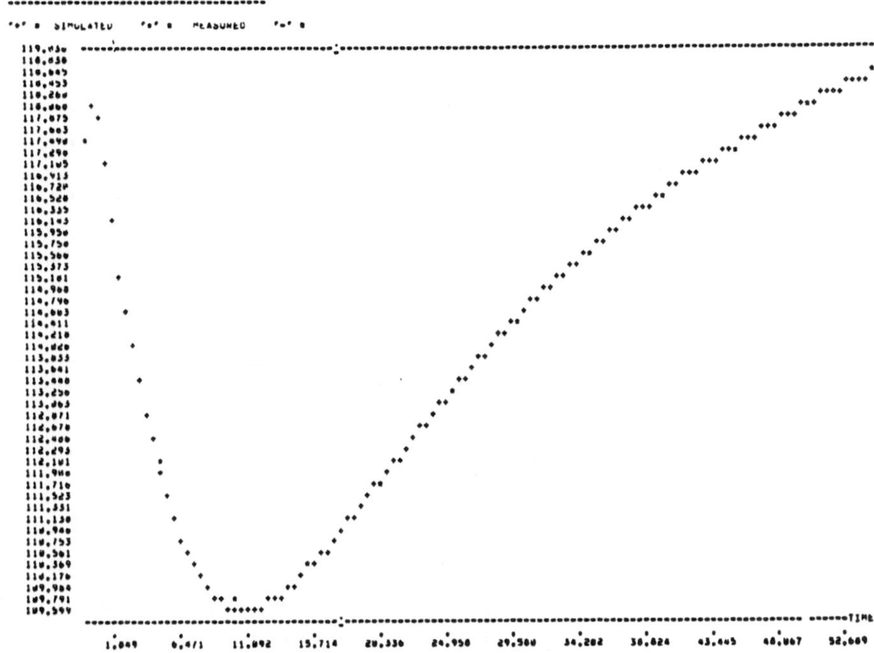

Bild 4.4-3 Darstellung des gemessenen Verhaltens des
arteriellen Mitteldrucks PAS unter Einfluß
einer sprungförmigen ergometrischen Belastung
von 100 W des biologischen Systems * und des
simulierten Verhaltens des Referenzmodells +
nach der Optimierung.
Ordinate: PAS in mmHg;
Abszisse: t in s.

Die in den Bildern 4.4-2 und 4.4-3 angegebenen Identifikationsergebnisse der Parameterschätzung der kontraktilen
Eigenschaften der Ventrikel (KL, KR, KHF) unter Belastung
für Meßwertstörungen σ = 0 sind in Tabelle 4.4-1 zusammenfassend dargestellt (erstes Tripel).

Tabelle 4.4-1: $\sigma = 0$

Parameter	Identifizierte Werte	Startwerte	Nominalwerte
KL (mmHg)	50,78	70,0	50,0
KR (mmHg)	6,746	10,0	7,0
KHF (dimensionslos)	0,6101	1,0	0,6
KL (mmHg)	50,026	30,0	50,0
KR (mmHg)	7,058	4,0	7,0
KHF (dimensionslos)	0,5943	1,0	0,6

Von Bedeutung ist es, daß sowohl die Parameterwerte hinreichend genau geschätzt werden können, als daß auch die Kongruenz zwischen gemessenem * und simuliertem Verlauf + gegeben ist. Dabei weist der in Tabelle 4.4-1 angegebene erste optimierte Parametersatz die größte gefundene Ablage zu den Nominalwerten auf.

Da bislang nur über die Identifikation im offenen kardiovaskulären System berichtet wurde, können die erzielten Ergebnisse nicht vergleichend diskutiert werden.

Zu den in den Bildern 4.4-2 und 4.4-3 angegebenen Identifikationsergebnissen sind in den Bildern 4.4-4 und 4.4-5 zum Vergleich die ausgezeichneten Ergebnisse über ein vollständiges Zeitintervall von 9 min angegeben.

Den in den Bildern 4.4-4 und 4.4-5 angegebenen Identifikationsergebnissen der Parameterschätzung der kontraktilen Eigenschaften der Ventrikel (KL, KR, KHF) unter Belastung für Meßwertstörungen $\sigma = 10$ liegen die in Tabelle 4.4-2 angegebenen Ergebnisse zugrunde.

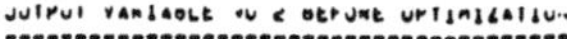

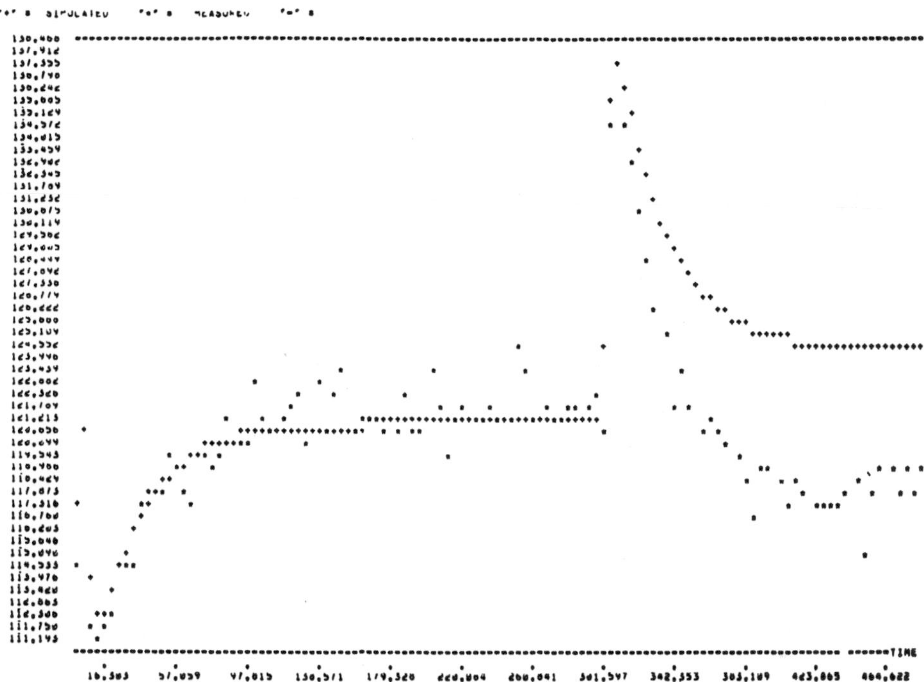

Bild 4.4-4 Darstellung des gemessenen Verlaufs des
         arteriellen Mitteldrucks PAS unter Einfluß
         einer sprungförmigen ergometrischen Belastung
         von 100 W des biologischen Systems * und des
         simulierten Verhaltens des Referenzmodells +
         vor der Optimierung.
         Ordinate: PAS in mmHg;
         Abszisse: t in s.

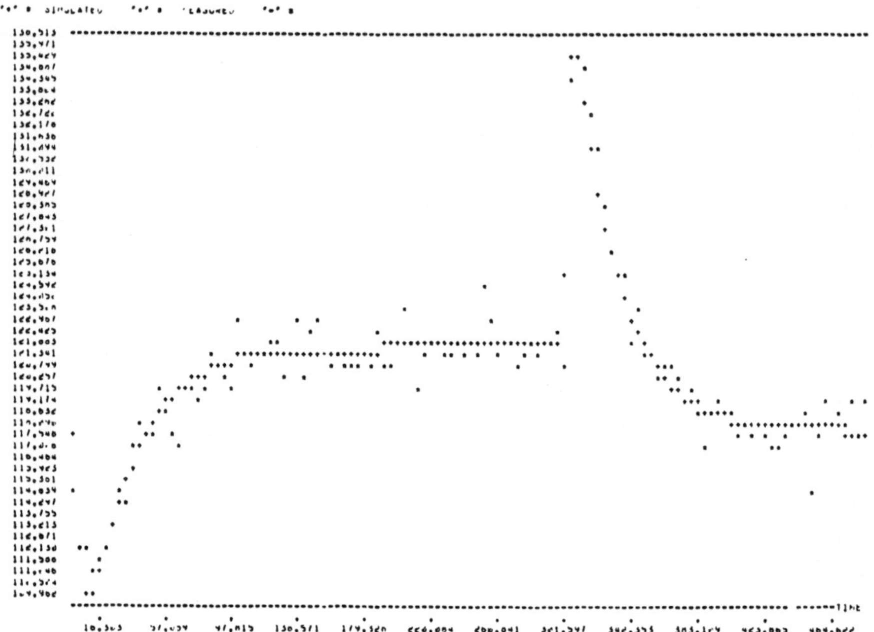

Bild 4.4-5 Darstellung des gemessenen Verhaltens des
arteriellen Mitteldrucks PAS unter Einfluß
einer sprungförmigen ergometrischen Belastung
von 100 W des biologischen Systems ∗ und des
simulierten Verhaltens des Referenzmodells +
nach der Optimierung.
Ordinate: PAS in mmHg;
Abszisse t in s.

Tabelle 4.4-2: σ = 10

Parameter	Identifizierte Werte	Startwerte	Nominalwerte
KL (mmHg)	46,4518	70,0	50,0
KR (mmHg)	7,8938	10,0	7,0
KHF (dimensionslos)	0,5977	0,3	0,6

Parameter	Verschätzung	Ablage der Startwerte	Nominalwerte
KL (mmHg)	- 7,09 %	+ 40 %	50,0
KR (mmHg)	+ 12,768 %	+ 42,85 %	7,0
KHF (dimensionslos)	- 0,3833 %	- 50 %	0,6

Die Identifikation von Herzparametern, hier KL, KR, KHF und
THF, anhand gemessener verrauschter Verläufe (σ = 10) des
arteriellen Mitteldrucks PAS innerhalb des geschlossenen geregelten kardiovaskulären Systems führt auch in diesem Fall
auf physiologisch signifikante Parameterwerte.

Von Bedeutung ist wiederum, daß sowohl die Parameterwerte
hinreichend genau geschätzt werden können, als daß auch die
Kongurenz zwischen gemessenem * und simuliertem Verlauf +
gegeben ist.

Wie bereits erwähnt ist bislang nur über die Identifikation
im offenen kardiovaskulären System berichtet worden, eine
vergleichende Diskussion der Ergebnisse ist daher nur schwer
zu führen. Von Interesse ist jedoch ein Vergleich mit den
in (163) angegebenen Verschätzungen um 5 % für die
elastischen Wandeigenschaften des offenen vaskulären Systems.
Dazu sind die in Tabelle 4.4-2 angegebenen Verschätzungen,
bei Meßwertstörungen von σ = 10 im geschlossenen geregelten
kardiovaskulären System in guter Näherung zu den Befunden
in (163).
In den Bildern 4.4-6 und 4.4-7 sind Identifikationsergebnisse
für KHF und THF als freie Parameter dargestellt. Der gemessene Verlauf der Herzfrequenz als Folge einer sprungförmigen ergometrischen Belastung von 118 W ist vorgegeben.

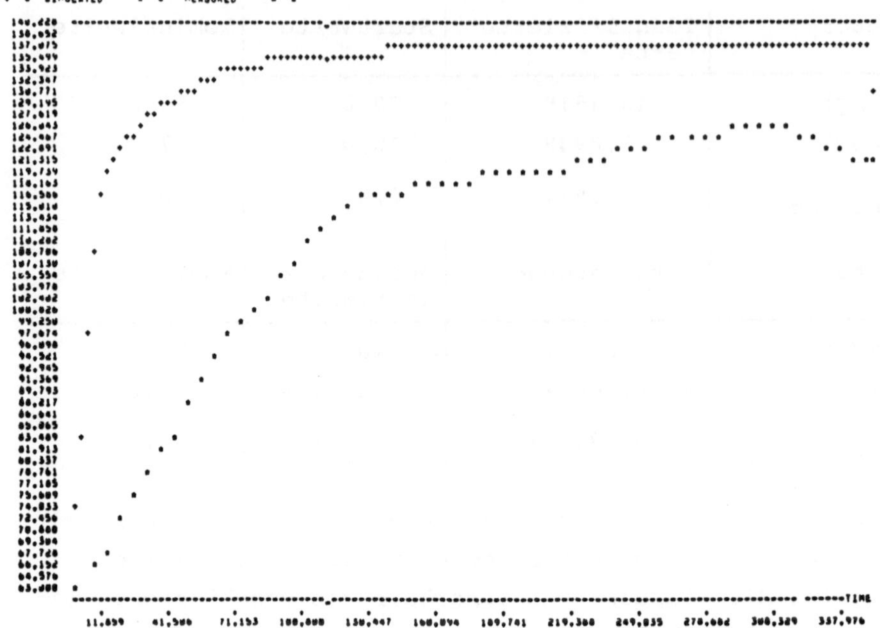

Bild 4.4-6 Darstellung des gemessenen Verlaufs der Herzfrequenz HF unter Einfluß einer sprungförmigen
ergometrischen Belastung von 118 W des biologischen Systems ✻ und das simulierte Verhalten des Referenzmodells + vor der Optimierung.
Ordinate: HF in (1/min);
Abszisse: t in s.

Es liegt das in Bild 2.9.4-1 angegebene Protokollblatt
eines Arbeitsversuchs mit einem herzgesunden Probanden
nach (91) zugrunde. In Tabelle 4.4-3 sind zusammenfassend
die Ergebnisse der Identifikation angegeben.

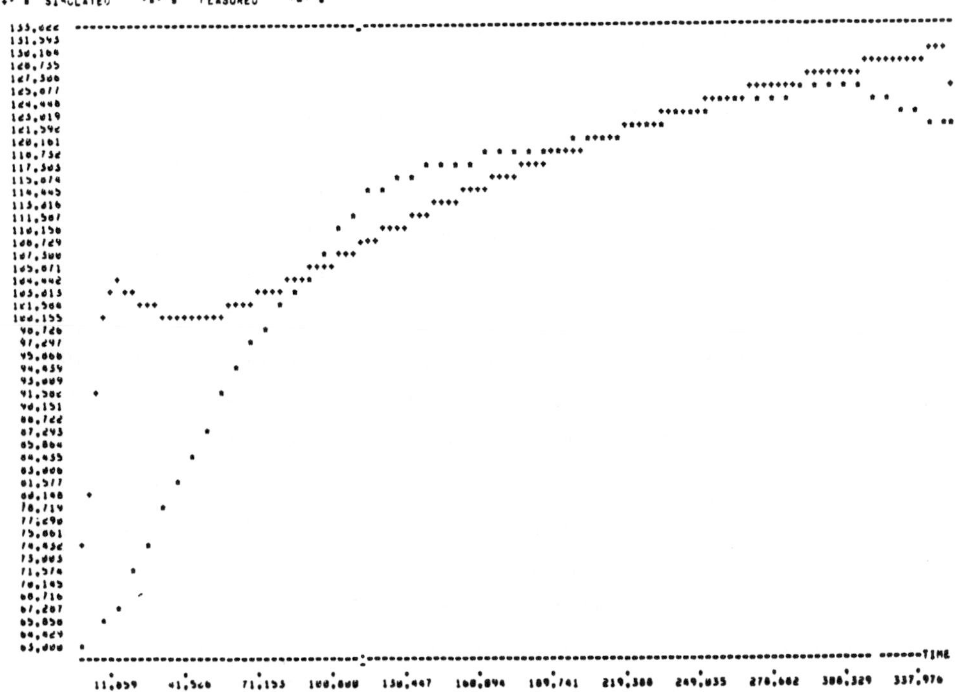

Bild 4.4-7 Darstellung des gemessenen Verlaufs der Herzfrequenz HF unter Einfluß einer sprungförmigen
ergometrischen Belastung von 118 W des biologischen Systems ✳ und das simulierte Verhalten des Referenzmodells + nach der Optimierung.
Ordinate: HF in (1/min);
Abszisse: t in s.

Tabelle 4.4-3

Parameter	Identifizierte Werte	Startwerte
KHF (dimensionslos)	0,6134	0,6
THF (s)	17,605	28,0

Die Nominalwerte für KHF und THF sind unbekannt, da der
gemessene Verlauf der Herzfrequenz von einem herzgesunden
Probanden stammt. Daß der für KHF geschätzte optimierte
Wert nahe beim Startwert liegt, kann als Hinweis darauf
gewertet werden, daß bereits der Startwert die
physiologischen Gegebenheiten hinreichend genau wider-
spiegelt. Dies bestätigt ferner die Gültigkeit seines
Ansetzens in dem Parametersatz nach Kap. 5.5.1 zur
Simulation des in Bild 2.9.4-2 dargestellten Arbeitsversuchs.

Trotz der hinreichend genau geschätzten Parameterwerte KHF
und THF sind der gemessene* und der simulierte + Verlauf
der Herzfrequenz nach der Optimierung nicht kongruent
(s. Bild 4.4-7).

Zur Verbesserung dieser Ablage wurde zur Nachbildung der belastungsabhängigen Steigerung der Herzfrequenz nicht das
in Kap. 2.7 beschriebene Verzögerungsglied 1. Ordnung
eingesetzt, sondern ein Verzögerungsglied 2. Ordnung. Die
Identifikationsergebnisse zeigten jedoch keine Verbesserung der Ablage der simulierten und der gemessenen
Verläufe nach der Optimierung. Es traten vielmehr gerade
im Anfangsintervall ein stärker verzögertes Einstellverhalten und damit größere Abweichungen zwischen gemessenen
und simulierten Verläufen auf. Wegen des entscheidenden
dynamischen Einflusses des Anfangsintervalls wurden außerdem die Parameterwerte verschätzt, d.h. sie sind physiologisch nicht signifikant. Das originäre Verhalten unter
Berücksichtigung einer Verzögerung 1. Ordnung ergibt damit das bessere Identifikationsergebnis.

Die Parameteridentifikation anhand gemessener Herz-
frequenzverläufe erweist sich damit gegenüber der Ver-
wendung gemessener Verläufe des arteriellen Mitteldrucks
PAS als problematischer.

4.5 Stabilität des Identifikationsverfahrens

Für die Stabilität des Identifikationsverfahrens ist
einerseits die Genauigkeit der Ergebnisse und andererseits
die Größe der Iterationsschrittweite Δt von entscheidender
Bedeutung. So darf wegen der erforderlichen Rechenzeit für
die numerische Integration insbesondere von langen Daten-
sätzen (s. Kap. 5.5.2 und 5.5.3) und einer großen Anzahl
zu schätzender Parameterwerte, die Iterationsschrittweite
Δt nicht zu klein gewählt werden. Andererseits führt
eine zu groß gewählte Iterationsschrittweite Δt dazu, daß
das Iterationsverfahren nicht mehr asymptotisch stabil ist.
Als Folge der relativ ungenauen numerischen Integration
werden die Gradientenkomponenten numerisch zu ungenau ermittelt, was zu Parameterverstellungen führt, die nicht im
Sinne des steilsten Abstiegs des Gütekriteriums erfolgen.
Dies erkennt man am oszillatorischen, d.h. am instabilen
Verhalten der Gradientenkomponenten im jeweiligen Parameter-
punkt $\underline{p}$. Die Differenz $\Delta \underline{p}$ müßte gegen Null konvergieren
statt zu oszillieren.

Ferner sieht man am irregulären Verhalten des jeweiligen
Simulationslaufes (z.B. Overflow-Fehlermeldung) ob die
numerische Integration zu ungeau ist.

Diese Mängel liegen begründet darin, daß bei dem verwendeten
EULER-Integrationsalgorithmus mit fester Schrittweise die
aktuelle Schrittweite Δt nicht auf die aktuellen
Gradientenkomponenten Δp angepaßt werden kann.

Mit dem, in Bild 4.1-3 dargestellten Referenzmodell erweist
sich beim EULER-Integrationsalgorithmus eine Iterationsschrittweite $\Delta t = 0{,}1$ als guter Kompromiß zwischen der erforderlichen Rechenzeit und der Genauigkeit der Ergebnisse,
was aus den in Kap. 4.4 angegebenen Ergebnisse ersichtlich
ist.

4.6 Kritischer Vergleich und Ausblick

Das Ziel der vorliegend besprochenen Abschnitte 4.1 bis
4.5 war es, die Möglichkeit der Anwendung des Identifikationsverfahrens durch nichtlinearen Modellabgleich auf
das in Kap. 2 entwickelte Referenzmodell des kardiovaskulären Systems zu zeigen.

Da das Referenzmodell das geschlossene geregelte kardiovaskuläre System zum Gegenstand hat, war es das Ziel der
Arbeit zu zeigen, welche Modellparameter identifizierbar
sind. Hierüber liegen bislang keine Erfahrungswerte vor.

Die qualitativ und quantitativ gute Übereinstimmung
zwischen den Identifikationsergebnissen und dem biologischen System (s. Kap. 4.4) ermöglicht es, auf gezielte Fragestellungen unter Einschluß der Randbedingungen Parameterschätzungen durchzuführen.

Im Vergleich zu bekannten Identifikationen im offenen
kardiovaskulären System (1, 36, 42, 43, 140, 163) ist in
der vorliegenden Arbeit der Einsatz eines Identifikationsverfahrens im geschlossenen geregelten kardiovaskulären
System beschrieben worden. Dabei stehen die Verschätzungen
der identifizierten Kennwerte des geschlossenen geregelten Systems ungünstigstenfalls (σ = 10) bei
< 13 % im Vergleich zu den in (163) angegebenen Ver-
schätzungen von 5% trotzdem in einem sehr guten Verhältnis.

Mit dem im Hauptabschnitt 4 beschriebenen Identifikationsverfahren ist es damit möglich, direkt klinisch relevante
Parameter im Zusammenhang mit koronaren Herzerkrankungen
zu identifizieren, und auch direkt Voraussagen zu thera-
peutischen Auswirkungen von Herzglykosiden auf den Herz-
muskel zu ermitteln.

Ein großer Vorteil des vorliegend beschriebenen Identifikationsverfahrens im Zusammenhang mit dem Herzkreis-

laufmodell ist die Tatsache, daß bereits aus einer sehr
kurzen Belastungszeit (< 1 min) genaue Parameterwerte
identifiziert werden können. Dies ist, bezogen auf eine
evtl. spätere mögliche klinische Anwendung des Verfahrens
im Sinne einer "Rechnerunterstützten Diagnosefindung",
für diejenigen Patienten von Bedeutung, die nur geringfügig körperlich belastet werden dürfen.

Außer den genannten Zusammenhängen soll, zu einem späteren Zeitpunkt, der Sklerotisierungsgrad der Gefäße
aus Belastungsuntersuchungen als Folge der Berücksichtigung der Nichtlinearität der vaskulären Dehnbarkeit
und des Strömungswiderstands identifiziert werden.

5. ANHANG

Vorbemerkungen

Die in den Anhängen Numerierungsabschnitt 5.2, 5.3 und
5.4 enthaltenen Ableitungen von Gleichungen sind der
jeweils gültigen kapitelweisen Gleichungsmumerierung zugeordnet.
Beispiel: Kap. 5.2.2-9 beinhaltet die Ableitung zur
Gl. 2.2-9 im Numerierungsabschnitt 2.2.

Ebenso sind die in den Anhängen Numerierungsabschnitt 5.2,
5.3 und 5.4 enthaltenen Fortranprogramme, Listen der
Simulationsprogramme etc. der jeweils gültigen kapitel-
weisen Gleichungsnumerierung zugeordnet.
Beispiel: Kap. 5.2.8-3 beinhaltet das Fortranprogramm des
Spezialblocks SP 5.

Die in den Anhängen Numerierungsabschnitt 5.5 enthaltenen
Datensätze sind dem jeweils zugehörigen Hauptkapitel zugeordnet.
Beispiel: Kap. 5.5.1 beinhaltet den tabellierten Datensatz
der verwendeten Modellparameter des Orbis Cardiovascularis.

5.2.2-9 Ableitung der Gleichung des Druckgradienten
Gl. 2.2-9

Zur Lösung der in Gl. 2.2-8 angegebenen Bewegungsgleichung
des Blutes wird diese, unter Bezug auf die in Bild 2.2-1
angegebene Koordinatenzuordnung, in kartesischen
Koordinaten angesetzt. Unter Berücksichtigung, daß für die
laminare stationäre Blutströmung der zeitabhängige Term
zu Null wird gemäß

$$\xi \frac{d\underline{v}}{dt} = 0$$

erhält man die Beziehung

$$\xi \underline{v}x \frac{\delta \underline{v}x}{\delta x} = -\left(\frac{\delta P}{\delta x} + \frac{\delta P}{\delta y} + \frac{\delta P}{\delta z} \right) + \eta \left(\frac{\delta^2 v_x}{\delta x^2} + \frac{\delta^2 v_x}{\delta y^2} + \frac{\delta^2 v_x}{\delta z^2} \right)$$

Wegen
$$\frac{\delta P}{\delta y} = \frac{\delta P}{\delta z} = 0$$

und
$$\frac{\delta \underline{v}x}{\delta x} = 0$$

erhält man die in Gl. 2.2-9 angegebene Beziehung

$$-\frac{1}{\eta} \cdot \frac{\delta P}{\delta x} = \left(\frac{\delta^2 \underline{v}x}{\delta y^2} + \frac{\delta^2 \underline{v}x}{\delta z^2} \right) \tag{2.2-9}$$

5.2.2-14 Ableitung der Gleichung des Druckgradienten
Gl. 2.2-14

Für das als rotationssymmetrisch angesehene Gefäßsystem
wird Gl. 2.2-8 in Zylinderkoordinaten angegeben, mit x als
der axialen Komponente und r als der radialen Komponente.
Damit erhält man zwei partielle Differentialgleichungen
der Form

$$\xi \frac{\delta \underline{v}}{\delta t} = \xi \left(\frac{\delta \underline{v}r}{\delta t} + \underline{v}r \frac{\delta \underline{v}r}{\delta r} + \underline{v}x \frac{\delta \underline{v}r}{\delta x} \right) = -\frac{\delta P}{\delta r} + \eta \left(\frac{\delta^2 \underline{v}r}{\delta r^2} + \frac{1}{r} \cdot \frac{\delta \underline{v}r}{\delta r} - \frac{\underline{v}r}{r^2} + \frac{\delta^2 \underline{v}r}{\delta x^2} \right)$$

$$\tag{5.2.2-14.1}$$

$$\xi \frac{\delta \underline{v}}{\delta t} = \xi \left(\frac{\delta \underline{v}r}{\delta t} + \underline{v}r \frac{\delta \underline{v}x}{\delta r} + \underline{v}x \frac{\delta \underline{v}x}{\delta x} \right) = -\frac{\delta P}{\delta x} + \eta \left(\frac{\delta^2 \underline{v}x}{\delta r^2} + \frac{1}{r} \frac{\delta \underline{v}x}{\delta r} + \frac{\delta^2 \underline{v}x}{\delta x^2} \right)$$

$$\tag{5.2.2-14.2}$$

Gleichung 5.2.2-14.1 beschreibt die radiale, Gleichung
5.2.2-14.2 die axiale Strömung im Gefäßsystem; P entspricht dem Druck.

Solange in dem durchströmten Gefäßsystem keine
Turbulenzen auftreten, kommen keine radialen Strömungsan-
teile vor, sieht man von der Schwerkraft ab, die vernachlässigt wurde, da von einem Gleichgewichtszustand ausgegangen wird. Aufgrund der pulsatilen Strömung tritt eine
Radialströmung infolge lateraler Wandbewegungen auf. Da
die Komponente des radialen Geschwindigkeitsvektors $\underline{vr}$
klein ist gegenüber der axialen $\underline{vx}$, vernachlässigt man $\underline{vr}$
meistens (165).

Die als Folge der pulsatilen Strömung auftretenden Ableitungen 2. Ordnung in den Gleichungen 5.2.2-14.1 und
5.2.2-14.2 können gegenüber der axialen Komponente vernachlässigt werden (118, 165).Die Differentialgleichungen
lassen sich damit vereinfacht schreiben in der Form

$$\xi\frac{\delta v}{\delta t} = -\frac{\delta P}{\delta r} + \eta\left(\frac{\delta^2 vr}{\delta r^2} + \frac{1}{r}\frac{\delta vr}{\delta r} - \frac{vr}{r^2}\right) \qquad (5.2.2-14.3)$$

$$\xi\frac{\delta vx}{\delta t} = -\frac{\delta P}{\delta x} + \eta\left(\frac{\delta^2 vx}{\delta r^2} + \frac{1}{r}\frac{\delta vx}{\delta r}\right. \qquad (5.2.2-14.4)$$

Nach Umformung erhält man

$$\frac{1}{\eta}\cdot\frac{dP}{dr} = \frac{\delta^2 vr}{\delta r^2} + \frac{1}{r}\frac{\delta vr}{\delta r} - \frac{vr}{r^2} - \frac{\xi}{\eta}\frac{\delta vr}{\delta t} \qquad (5.2.2-14.5)$$

$$\frac{1}{\eta}\cdot\frac{dP}{dx} = \frac{\delta^2 vx}{\delta r^2} + \frac{1}{r}\frac{\delta vx}{\delta r} - \frac{\xi}{\eta}\frac{\delta vx}{\delta t} \qquad (5.2.2-14.6)$$

Unter der Annahme eines laminaren Strömungsprofils
ist wegen $\underline{vr}$ = O Gl. 5.2.2-14.6 die Lösung, womit
Gl. 2.2-14 gefunden ist.

5.2.2-21 Ableitung der Gleichung des Gradienten des
Stromzeitvolumens Gl. 2.2-21

In Gl. 2.2-20

$$-\frac{\delta Q}{\delta x} = C_s \cdot \frac{\delta P}{\delta t}$$
(2.2-20)

werden die pulsatil bedingten Verzerrungen und Verschiebungen der Gefäßwand wie folgt berücksichtigt

$$\varepsilon_t = \frac{\delta \sigma t}{E_t}\,(1-\mu^2) \leftarrow E_t = \frac{\delta \sigma t}{\varepsilon_t}\,(1-\mu^2)$$
(5.2.2-21.1)

$$\varepsilon_t = \frac{dl}{L} \triangleq \frac{dr}{r}$$
(5.2.2-21.2)

Aus Gl. 5.2.2-21.2 ist ersichtlich, das die relative
Längenänderung durch die relative Umfangsänderung des
Gefäßes ausgedrückt werden kann. Damit ergibt sich

$$E_t = \frac{\delta \sigma t}{\delta r}\,r\,(1-\mu^2) \quad ; \quad d\sigma_t = \frac{r}{h}\,dP$$

und letztlich

$$\frac{dP}{dx} = \frac{Eh}{r^2(1-\mu^2)}$$
(5.2.2-21.3)

Setzt man anstelle der Compliance Cs in Gl. 2.2-20 den
Volumenelastizitätsmodul X an, kann man für Gl. 2.2-20
schreiben

$$-\frac{\delta Q}{\delta x} = \frac{A}{X} \cdot \frac{\delta P}{\delta t}$$
(5.2.2-21.4)

Hierin ist

$$X = \frac{dP}{dA} A$$

$$A = \pi r^2$$

und damit $dA = 2\pi r\,dr$

$$X = \frac{dP}{dr} \cdot \frac{r}{2} \qquad (5.2.2-21.5)$$

Setzt man Gl. 5.2.2-21.3 in Gl. 5.2.2-21.5 ein unter Berücksichtigung der Beziehung $A = \pi \cdot r^2$, erhält man als Lösung die Gleichung 2.2-21

$$-\frac{\delta P}{\delta x} = \frac{2\pi r^3 (1-\mu^2)}{E h} \cdot \frac{\delta P}{\delta t} \qquad (2.2-21)$$

5.2.2-22 Ableitung der Gleichung des Gradienten des Stromzeitvolumens Gl. 2.2-22

Für die in Abhängigkeit der Wandstärke h tangential auftretenden Wandspannungen σt wird angesetzt wie folgt (s. Kap. 2.2)

$$d(\sigma t) = d\left(\frac{P \cdot r}{h}\right) = \frac{rdP + Pdr}{h} \qquad (5.2.2-22.1)$$

Unter Bezug auf G. 5.2.2-21.1 kann man damit in Abhängigkeit des mittleren Gefäßradius r_m für den E-Modul wie folgt ansetzen

$$E_t = \frac{d(\sigma t)}{\varepsilon t}(1-\mu^2) = \frac{d\sigma t}{d r_m} r_m (1-\mu^2) \qquad (5.2.2-22.2)$$

und für den tangentialen Eigenwert εt des Verzerrungstensors

$$\varepsilon_t = \frac{d(\sigma t)}{Et}(1-\mu^2) = \frac{rdP + Pdr}{E_t \cdot h}(1-\mu^2)$$

bzw. für den tangential wirkenden Anteil des E-Modul

$$Et = \frac{rdP + Pdr}{d\, r_m \cdot h} \cdot r_m (1-\mu^2) \qquad (5.2.2-22.3)$$

Durch Gleichsetzen der Gleichungen 5.2.2-22.2 und 5.2.2-22.3 erhält man

$$\frac{rdP + Pdr}{h} = \frac{E_t \cdot d\, r_m}{r_m (1-\mu^2)}$$

$$\frac{rdP}{h} = \frac{E_t \cdot d\, r_m}{r_m (1-\mu^2)} - \frac{Pdr}{h}$$

Mit

$$X = \frac{dP}{dr_i} \cdot \frac{r_i}{2} = \frac{Eh}{r_m^2(1-\mu^2)} \cdot \frac{r_i}{2} - \frac{P}{2} \frac{dP}{dr_i}$$

$$dr_i = dr_m; \quad r = r_m; \quad r_i = r_m$$

folgt

$$X = \frac{Eh}{2r_m(1-\mu^2)} - \frac{P}{2} \qquad (5.2.2-22.4)$$

und damit, setzt man Gl. 5.2.2-22 in Gl. 5.2.2-21-4 ein, mit $A = \pi r^2$ als Lösung die Gl. 2.2-22

$$-\frac{\delta Q}{\delta x} = \frac{2\pi r^3(1-\mu^2)}{Eh - Pr(1-\mu^2)} \cdot \frac{\delta P}{\delta t} \qquad (2.2-22)$$

5.2.2-24 Ableitung der Gleichung des Gradienten des Stromzeitvolumens Gl. 2.2-24

In Gl. 2.2-21

$$-\frac{\delta Q}{\delta x} = \frac{2\pi r^3(1-\mu^2)}{Eh} \cdot \frac{\delta P}{\delta t} \qquad (2.2-21)$$

wird der komplexe Elastizitätsmodul

$$\underline{E} = E_1 + j\omega\eta_w$$

sowie die Substitution

$$\underline{E}\frac{\delta Q}{\delta x} = E\frac{\delta Q}{\delta x}$$

eingesetzt. Damit erhält man

$$-E\frac{\delta Q}{\delta x} - j\omega\eta\omega\frac{\delta Q}{\delta x} = \frac{2\pi r^3}{h}(1-\mu^2)\frac{\delta P}{\delta t}$$

$$-\frac{\delta Q}{\delta x} = \frac{2\pi r^3}{Eh}(1-\mu^2)\frac{\delta P}{\delta t} + j\omega\frac{\eta\omega}{E}\frac{\delta Q}{\delta x}$$

Mit der Operatorsubstitution

$$j\omega = p = \frac{d}{dt}$$

erhält man als Lösung die Gleichung 2.2-24

$$-\frac{\delta Q}{\delta x} = \frac{2\pi r^3}{Eh}(1-\mu^2)\frac{\delta P}{\delta t} + \frac{\eta\omega}{E}\frac{\delta^2 Q}{\delta x\,\delta t} \qquad (2.2-24)$$

5.2.3-7 Ableitung der Volumenbeziehung Gl. 2.3-7

Mit den Gleichungen G. 2.3-5 und 2.3-6 erhält man für
Gl. 2.3-4 mit $T = R \cdot C$ nach Umformung die inhomogene
Differentialgleichung

$$T \cdot \dot{V} + V = C \cdot P$$

Die homogene Differentialgleichung lautet

$$T \cdot \dot{V} + V = 0$$

Lösung der homogenen Differentialgleichung mit Hilfe des
$e^{-\lambda}$ Ansatzes wie folgt

$$V = K \cdot e^{-\lambda}$$

mit $\qquad \lambda = \dfrac{t}{T}$

führt auf $\qquad V = K \cdot e^{-\frac{t}{T}}$

Eine spezielle Lösung der inhomogenen Differentialgleichung
ist

$$V = CP$$

Die allgemeine Lösung der inhomogenen Differentialgleichung
beinhaltet die allgemeine Lösung der homogenen Differentialgleichung und einer speziellen Lösung der inhomogenen
Differentialgleichung. Damit lautet die allgemeine Lösung V:

$$V = K \cdot e^{-\frac{t}{T}} + C \cdot P$$

Die Bestimmung der Konstanten K genügt den Anfangsbe-
dingungen

$$t = 0 \rightarrow e^{-\frac{t}{T}} = 1$$
$$V = VR$$

Damit wird

$$VR = K + C$$

und $\qquad K = VR - C$

Die partikuläre Lösung lautet damit

$$V = (VR - CP)\ e^{-\frac{t}{T}} + C \cdot P$$

Mit $t = t_D$ ist $V = VD$. Damit erhält man als Lösung die Beziehung

$$VD = (VR - C \cdot P) \cdot e^{-\frac{t_D}{T}} + C \cdot P \qquad (2.3\text{-}7)$$

5.2.4-5 Ableitung der Gleichung des pulsatilen Druckverlaufs im Zeitabschnitt der Systole Gl. 2.4-5

Die in Gl. 2.4-2 angegebene Differentialgleichung

$$\dot{P}(t) = \frac{1}{C}\left(\dot{Q}(t) - \frac{\Delta P(t)}{R}\right) \qquad (2.4\text{-}2)$$

kann mit Hilfe der Laplace-Transformation gelöst werden. Man erhält dann in verallgemeinerter Form die Gleichung

$$s \cdot PA(s) - P(O) = \frac{1}{C}\left[\dot{Q}H(s) - \frac{\Delta P(s)}{RG}\right] \qquad (5.2.4\text{-}5.1)$$

wobei $P(O)$ den Druck im betrachteten Gefäßabschnitt zum Zeitpunkt $t = O$ darstellt. RG entspricht den Widerstand des betrachteten Gefäßabschnitts und $\dot{Q}H$ beschreibt den Blutstrom des Herzens während des Zeitabschnitts in der Systole.

Der Druck $P(O)$ entspricht für den Zeitabschnitt der Systole dem enddiastolischen Druck Ped, womit folgt

$$s \cdot PA(s) - Ped = \frac{1}{C}\left[\dot{Q}H(s) - \frac{\Delta P(s)}{RG}\right] \qquad (5.2.4\text{-}5.2)$$

bzw. mit

$$\Delta P(s) = PA(s) - PV(s)$$

$$\left(s + \frac{1}{C \cdot RG}\right) \cdot PA(s) = \frac{1}{C}\left[\dot{Q}H(s) - \frac{PV(s)}{RG}\right] + Ped \qquad (5.2.4\text{-}5.3)$$

Mit der vaskulären Zeitkonstanten $T = C \cdot RG$ folgt nach
Umformung aus Gl. 5.2.4-5.3 die Beziehung

$$PA(s) = \frac{RG}{s \cdot T + 1} \left[\dot{Q}H(s) - \frac{PV(s)}{RG} \right] + \frac{T \cdot Ped}{s \cdot T + 1} \qquad (5.2.4-5.4)$$

Mit den vereinfachenden Annahmen, daß der Druck $PV(s)$
auf der venösen Seite sehr viel kleiner ist als der Druck
$PA(s)$ auf der arteriellen Seite und daß sprungförmige
Veränderungen des Blutstromes des Herzens $\frac{QH}{s}$ zu Beginn des
Zeitabschnitts der Systole auftreten, erhält man

$$PA(s) = \frac{RG}{s \cdot T + 1} \cdot \frac{\dot{Q}H}{s} + \frac{T \cdot Ped}{s \cdot T + 1} \qquad (5.2.4-5.5)$$

Für Gl. 5.2.4-5.5 findet man nach Rücktransformation in
den Zeitbereich mit den Laplace-Korrespondenzen (56)

$$\frac{1}{s \cdot (s \cdot T + 1)} \quad \circ\!\!-\!\!\bullet \quad 1 - e^{-\frac{t}{T}}$$

und

$$\frac{1}{s \cdot T + 1} \quad \circ\!\!-\!\!\bullet \quad \frac{1}{T} \cdot e^{-\frac{t}{T}}$$

als Lösung die emendierte Gleichung

$$P(t) = Ped \cdot e^{-\frac{t}{T}} + RG \cdot QH \cdot (1 - e^{-\frac{t}{T}}) ; \quad O < t < T_s \qquad (2.4-5)$$

5.2.5-3 Ableitung der Übertragungsfunktion des Ver-
zögerungsgliedes 1. Ordnung (VZ-Glied) in Gl. 2.5-3

Das Verzögerungsglied 1. Ordnung ist durch die
Differentialgleichung

$$T \cdot \dot{y} + y = K \cdot u \qquad (5.2.5-3.1)$$

mit

$$T, K > 0$$

definiert.
Die Laplace-Transformation der in Gl. 5.2.5-3.1 ange-
gebenen Beziehung ergibt, unter Vernachlässigung der
Angangswerte,

$$T \cdot s \cdot Y(s) + Y(s) = K \cdot U(s)$$

bzw. nach Umformung

$$Y(s) = \frac{K}{1 + s \cdot T} \, U(s) \qquad (5.2.5-3.2)$$

Setzt man für Y(s) in Gl. 5.2.5-3.2 HF(s) ein und für
U(s) $\hat{H}F(s)$ erhält man mit K = 1 und T = TN als Lösung
die Gleichung

$$HF(s) = \frac{1}{1 + s \cdot TN} \, \hat{H}F(s) \qquad (2.5-3)$$

5.2.8-1 SIDAS Blockarten

```
----------------------------------------------------------------------------
I KURZBESCHREIBUNG SIDAS VER##02/79 RSX11M/D                                I
----------------------------------------------------------------------------
```

START DES PROGRAMMS:
====================
MCR>HEL ...
MCR>RUN DB:[71,71]SIDAS(ALT)

BESCHREIBUNG DER BLOECKE
========================
```
BEZEICHNUNG:      T=       ZEIT
------------      DT=      SCHRITTWEITE
                  E1(E)=   EINGANG 1
                  E2,E3=   EINGANG 2,3
                  A=       AUSGANG
                  P1,P2,P3= PARAMETER 1 BIS 3
```

EIN- UND AUSGANGSZUWEISUNG

```
                    E3                        E3
                    I                         I
                 ---------                 ---------
             I      I\                /I       I
   E1(E)--I          I--A        A--I          I--E(E1)
             I      I/                \I       I
                 ---------                 ---------
                    I                         I
                    E2                        E2
```

STANDARDBLOECKE (S-BLOECKE)

STANDARDBLOECKE DER SIMULATION,EINGANGSGROESSEN NUR S-BLOECKE

ZYKLISCHE BLOECKE (E-BLOECKE)

DIE E-BLOECKE WERDEN AM ENDE DER SIMULATIONSZYKLEN DURCHLAUFEN.SIE HABEN
DEN ZWECK DIE ENDWERTE DER STANDARDBLOECKE ALGEBRAISCH ZU VERKNUEPFEN.
DURCH SPEICHERNDE E-BLOECKE KOENNEN MEHRERE ZYKLEN BERUECKSICHTIGT WERDEN.
DIE RECHENFOLGE DER E-BLOECKE WIRD AM ENDE DER SIMULATIONSZYKLEN EINMAL
DURCHLAUFEN. EINGANGSGROESSEN DER E-BLOECKE KOENNEN SEIN:
* S-BLOECKE   :DIESE HALTEN DEN WERT DES LETZTEN ABTASTZEITPUNKTES
                    KONSTANT
* E-BLOECKE   :
* P-BLOECKE   : SIEHE $

PARAMETERBLOECKE (P-BLOECKE)

DIE P-BLOECKE BILDEN DIE SCHNITTSTELLE ZWISCHEN E- UND S-BLOECKEN.
SIE ERMOEGLICHEN DIE UEBERGABE VON EINGANGSWERTEN AUF EINEN WAEHLBAREN
PARAMETER DES(DER) AM AUSGANG LIEGENDEN BLOCKS(BLOECKE). P-BLOECKE
DUERFEN NUR AN DEN EINGAENGEN E2 ODER E3 (INKLUSIV) ANGEBRACHT WERDEN.
DIE EINGAENGE DER P-BLOECKE STAMMEN NORMALERWEISE VON S- ODER E-BLOECKEN.

STANDARDBLOECKE
================
PAN=PARAMETERANZAHL

```
NR I NAME I BEZEICHNUG I PAN I FUNKTION

1  I CON  I KONSTANTE   I 1   I A=CON

2  I INT  I INTEGRIERERI 2    I  A=P2/S*E1;P1=ANFANGSWERT

3  I VZ1  I VERZ.1.ORD.I 2    I  A=1/(1+P2*S)*E1;P1=ANFANGSWERT

4  I TZT  I TOTZEIT     I 2   I  A=E1(T-INT(P2)*DT);P1=ANFANGSWERT B4

5  I TME  I TIME(RAMPE)I 2    I  A=P1*T+P2

6  I RAN  I RANDOM      I 0   I PSEUDO-RANDOM-GENERATOR B7,B8

7  I DAT  I DATEIZUGRIFF 3    IDATENEINGABE VON ABGESCHLOSSENER SIDASDATEI
                              I B9,B8

8  I SUM  I SUMMIERER   I 3   I A=P1*E1+P2*E2+P3*E3

9  I MUL  I MULTIPLIZIERER 0 I A=E1*E2*E3 B6

10 I DIV  I DIVIDIERER  I 0   I A=E1/(E2*E3) B6

11 I SIN  I SINUS       I 3   I A=P1*SIN(P2*E1+P3)

12 I COS  I COSINUS     I 3   I A=P1*COS(P2*E1+P3)

13 I TAH  I TAN HYPERB. I 2   I A=P1*TANH(P2*E1)

14 I ATA  I ARC-TAN     I 2   I A=P1*ARCTAN(P2*E1)

15 I EXP  I EXPO-FUNC   I 2   I A=P1*EXP(P2*E1)

16 I LNT  I LOG NATUR.  I 2   I A=P1*LN(P2*E1)

17 I DLY  I EINHEITSVERZ. 2   I A=P1*E1(T-DT);P2-ANFANGSWERT B7

18 I SQR  I QUADRATWURZEL 1   I A=P1*SQRT(E1)

19 I ABS  I BETRAG      I 1   I A=P1*ABS(E1)

20 I INV  I INVERTER    I 0   I A=-E1

21 I DPT  I 3-PUNKTGLIED 2    I S. DIAGRAMM 1

22 I ZPT  I 2-PUNKTGLIED 2    I S. DIAGRAMM 2

23 I BGR  I BEGRENZER   I 2   I SIEHE DIAGRAMM 3

24 I REL  I RELAIS      I 0   I A=E2 FUER E1<0;A=E3 FUER E1>=0

25 I STP I EINHEITSSPR. I 2   I A=0 FUER E1<P1;A=P2 FUER E1>=P1

26 I TZO I TOTE ZONE    I 2   I S. DIAGRAMM 4

27 I PGL I P-GLIED      I 1   I A=P1*E1

28 I DIF I DIFERENZIERER  0   I A(T)=E(T)-E(T-DT)/DT B7,B8

29 I FNG I FUNKTIONSGEN.   EIGENE PARAMETEREINGABE B3
```

```
NR I NAME I BEZEICHNUG    PAN I FUNKTION
-------------------------------------------------------------------------------------------
30 I S/H I SMAPLE&HOLD   I 2  I B1,B8
-------------------------------------------------------------------------------------------
31 I PLS I PULSGEBER     I 2  I P1:SCHRITTZAHL A=1;P2:SCHRITTZAHL A=0;B2,B8
-------------------------------------------------------------------------------------------
32 I YPX I POTENZIERUNG  I 3  I A=P1*E1**(P2*E2+P3*E3);B9
-------------------------------------------------------------------------------------------
43 I FIL I DATEIZUGRIFF  I 3  I DATENEINGABE VON AKTUELLER SIDAS-DATEI,B8
-------------------------------------------------------------------------------------------
44 I SP1 I SPEZIALBLOCK  I 3  I EINSPRUNG NUR ZU HAUPTABTASTZEITPUNKTEN,B12
-------------------------------------------------------------------------------------------
45 I SP2 I SPEZIALBLOCK  I 3  I EINSPRUNG NUR ZU HAUPTABTASTZEITPUNKTEN,B12
-------------------------------------------------------------------------------------------
46 I SP3 I SPEZIALBLOCK  I 3  I EINSPRUNG NUR ZU HAUPTABTASTZEITPUNKTEN,B12
   I     I              I    I B13
-------------------------------------------------------------------------------------------
47 I SP4 I SPEZIALBLOCK  I 3  I EINSPRUNG NUR ZU HAUPTABTASTZEITPUNKTEN,B12
-------------------------------------------------------------------------------------------
48 I SP5 I SPEZIALBLOCK  I 3  I EINSPRUNG NUR ZU HAUPTABTASTZEITPUNKTEN,B12
   I     I              I    I B13
-------------------------------------------------------------------------------------------


E-BLOECKE
=========
33 I EVZ I EINHEITSVERZOEGERUNG UM 1 ZYKLUS
-------------------------------------------------------------------------------------------
39 I ESM I SUMMIERER           I A=E1*P1+E2*P2+E3*P3
-------------------------------------------------------------------------------------------
40 I EML I MULTPLIZIERER       I A=E1*E2*E3 ;B6
-------------------------------------------------------------------------------------------
41 I EDV I DIVIDIER            I A=E1/(E2*E3) ;B6
-------------------------------------------------------------------------------------------
42 I ESH I SAMPLE&HOLD         I P1=ANFANGSVERZOEGERUNG IN ZYKLEN
                               I P2=TAKTINTERVALL;P3=ANFANGSWERT
-------------------------------------------------------------------------------------------


P-BLOECKE (PARAMETERBLOECKE)
============================

34 I PVD I PARAMETERUEBERGABE ;ALTER PARAMETER WIRD UEBERSCHRIEBEN
         I A=E1+E2+E3 ;P1=PARAMETER-NR. DES AUSGANGSBLOCKS ; B11
-------------------------------------------------------------------------------------------
35 I PVV I PARAMETERUEBERGABE MIT VERZOEGERUNG UM 1 ZYKLUS
         I A=E1+E2+E3 ;P1=PARAMETER-NR. DES AUSGANGSBLOCKS;P2=ANFANGSWERT
-------------------------------------------------------------------------------------------
36 I PAD I PARAMETERADDITION ;WERT WIRD ZUM ANGEGEBENEN PARAMETER ADDIERT
         I A=E1+E2+E3 ;P1=PPARAMETER-NR. DES A-BLOCKS
-------------------------------------------------------------------------------------------
37 I PML I PARAMETERUEBERGABE ; P1=PARAMETER NR ;A=E1*E2*E3 ; B6
-------------------------------------------------------------------------------------------
38 I PAV I PARAMETER ADDTION MIT VERZOEGERUNG UM 1 ZYKLUS
         I A=E1+E2+E3 ;P1=PARAMETER NR. ;P2=ANFANGSWERT
-------------------------------------------------------------------------------------------
```

DIAGRAMME FUER PARAMETEREINGABE DPT,ZPT,BGR,TZO
****

HINWEIS:
BEI VORGABE EINER HYSTERESE WERDEN DIE KENNLINIENEN NUR ZU DEN
HAUPTABTASTZEITPUNKTEN BERECHNET.DER DADURCH MOEGLICHE FEHLER IST DURCH
EINE MOEGLICHST KLEINE SCHRITTWEITE ZU VERHINDERN.WIRD KEINE HYSTERESE
VORGEGEBEN,SO WERDEN DIE KENNLINIENAUSGAENGE WAEHREND DES GESAMTEN
INTEGRATIONSABLAUFES BERECHNET.

DIAGRAMM 1:   DREIPUNKTGLIED DPT

DIE HYSTERESE KANN UNTERDRUECKT WERDEN DURCH P1>=P2.
(P1>P2 IST SICHER,DA RUNDUNGSFEHLER (P2-P1) DURCH LETZTES BIT)

```
                                        .
                                        .
                                        .
                                        .
                              +1  .           ................................
                                        .          I              I
                                        .          I              I
                                        .          I              I
           -P2          -P1             .          I              I
       ...........................................................................
                  I            I        .         P1            P2
                  I            I        .
                  I            I        .
                  I            I        . -1
       ........................         .
                                        .
                                        .
                                        .
```

DIAGRAMM 2: ZWEIPUNKTGLIED ZPT

DIE HYSTERESE KANN UNTERDRUECKT WERDEN DURCH P1<=0.0.
P1<0.0 IST SICHER,DA RUNDUNGSFEHLER.

```
                                        .
                                        .
                                        .
              ----P2----.------------------------------------
                  I        .              I
                  I        .              I
                  I        .              I
                  I        .              I
              -P1          .              I
       ...........................................................................
                  I        .             P1
                  I        .              I
                  I        .              I
                  I        .              I
                  I        .              I
       -----------------------------(-P2)----
                           .
                           .
```

DIAGRAMM 3: BEGRENZER BGR

DIE HYSTERESE KANN UNTERDRUECKT WERDEN DURCH P1<=0.0.
P1<0.0 IST SICHER,DA RUNDUNGSFEHLER.

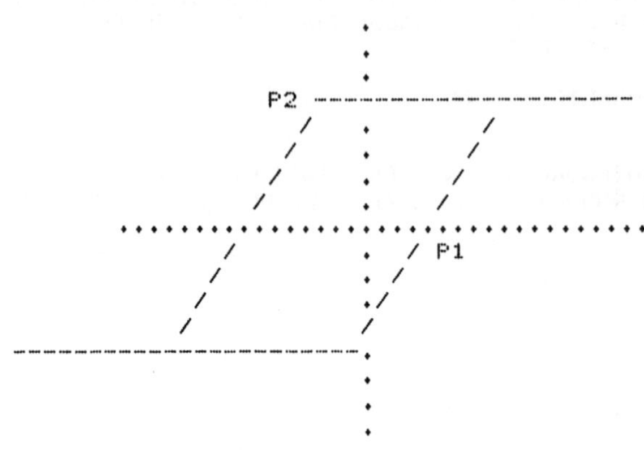

DIAGRAMM 4: TOTE ZONE TZO

DIE HYSTERESE WIRD UNTERDRUECKT DURCH P2 <= 0.0.
P2 < 0.0 IST SICHER, DA RUNDUNGSFEHLER.

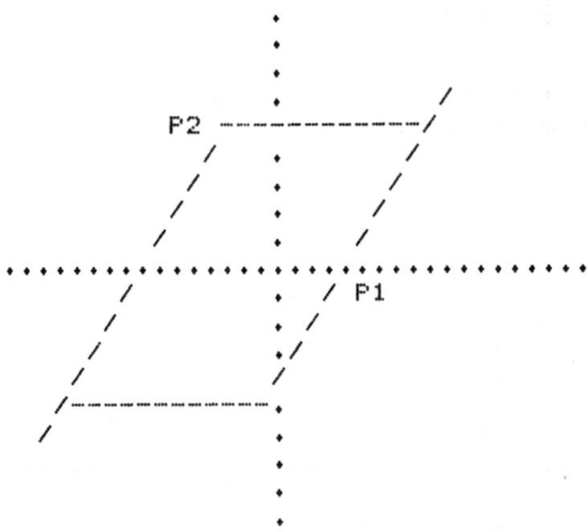

BEMERKUNG 1:

SAMPLE & HOLD

2 TAKTMOEGLICHKEITEN
A) E2+E3 NICHT BESCHALTET,TAKTUNG UEBER ZEIT T,1.ABTASTPUNKT FUER T=0
B) E2 (EXCLUSIV)-ODER E3 BESCHALTET,EINGANG WIRD ABGETASTET,WENN E2 ODER
   E3>0.5
PARAMETER:
P1=TAKTZAHL FUER A)
P2=ANFANGSWERT FUER B)

BEMERKUNG 2:

PULSGENERATOR PLS
1. FUNKTIONSWERT =1.0

BEMERKUNG 3:

EINGABE FUER DIE FUNKTIONSGERATOREN
DIE KENNLINIE DES FUNKTIONSGENERATORS BESTEHT AUS 8 INTERVALLEN:
9 X-WERTE X(1:9) UND 8 Y-WERTE Y(1:8).
AUSSERHALB DIESES BEREICHES IST DIE EINGANGSGROESSE GLEICH DER AUSGANGS-
GROESSE.DIE FUNKTIONSGENERATOREN KOENNEN SOMIT HINTEREINANDER GESCHALTET
WERDEN.AUF DIESE WEISE LAESST SICH EINE KENNLINIE MIT MAXIMAL 40
INTERVALLEN HERSTELLEN.

BEMERKUNG 4:

TOTZEITGLIED TZT
A(S)=EXP(-TD*S)*E(S)
TD=TOTZEIT=P2*DT   ; DT = SCHRITTWEITE
ABSPEICHERUNG NUR ZU DEN HAUPTABTASTZEITPUNKTEN.MAXIMAL 5 TOTZEITEN SIND
ERLAUBT;DIE SUMME DER TOTZEITEN MUSS KLEINER SEIN ALS 215.

BEMERKUNG 6:

MULTIPLIZIERER UND DIVIDIERER: NICHT BESCHALTETE EINGAENGE WERDEN MIT
FAKTOR 1.0 BERUECKSICHTIGT.

BEMERKUNG 7:

AUSGANG WID NUR ZU HAUPTABTASTZEITPUNKTEN BERECHNET.
IN DER ZWISCHENZEIT KONSTANT AUF DEM ALTEN WERT.

BEMERKUNG 8:

ALLE BLOECKE,DIE NUR ZU DEN HAUPTABTASTZEITPUNKTEN (ZEITRASTER TS)
ANGESPRUNGEN WERDEN,GEBEN DEN LINKSSEITIGEN WERT DES ZEITINTERVALLS,
D.H. DEN TATSAECHLICH VERWENDETEN WERT AUS. IM AUSGABEDIAGRAMM
ERSCHEINT DER WERT DIESER BLOECKE U.U. GEGENUEBER DER INTERNEN
BERECHNUNG UM TS VERZOEGERT.

BEMERKUNG 9: DAT-BLOCK NR.7

BLOCK LIEST IN DEN HAUPTABTASTZEITPUNKTEN WERTE VON EINER SIDAS-DATEI,
DIE VON EINEM VORHERIGEN,BEREITS ABGESCHLOSSENEN LAUF STAMMT.
ES KOENNEN BELIEBIG VIELE BLOECKE VERWENDET WERDEN,NUR EINE DATEI KANN
EROEFFNET WERDEN.
P1:   OFFSET ZUR LAUFENDEN ZYKLUS NR.,FALLS P3>0
         ZYKLUS NR.,FALLS P3<0
P2:   OFFSET ZUM LAUFENDEN ABTASTZEITPUNKT.ZUGRIFF UEBER INDEX
P3:   ABS(P3) =BLOCK NR.
         VORZEICHEN P3 SIEHE P1
         ZUGRIFF INNERHALB DES ZYKLUS
         J=N+INT(P2) ; N=INDEX DES AKTUELLEN ABTASTZEITPUNKTES

BEMERKUNG 10: FIL-BLOCK NR.43

BLOCK LIEST VON DER AKTUELL ANGELEGTEN DATEI.
PARAMETER:
P1:   ABS(P1) =OFFSET ZUM AKTUELLEN ZYKLUS,FALLS P3>0.0
         ABS(P1) =ZYKLUS NR.,FALLS P3<=0.0
         P1<0: VARIATION VON P2 DURCH E2 ODER E3 WAEHREND DES LAUFES.
         ABS(P1) UND P3 BLEIBT
P2:   OFFSET ZUM AKTUELLEN ABTASTZEITPUNKT INNERHALB DES ZYKLUS
P3:   ABS(P3) BLOCK NR.
         VORZEICHEN SIEHE P1

BEMERKUNG 11:

PARAMETERUEBERGABE ERFOLGT AUF DEN BLOCK,DER MIT DEM AUSGANG DES P-BLOCKS
VERBUNDEN IST.DIE PARAMETERANGABE SPEZIFIZIERT DIESEN PARAMETER.

BEMERKUNG 12:

DIE SPEZIALBLOECKE STELLEN DIE VERBINDUNG ZU EXTERNEN TASKS HER.
DEN SPEZIALBLOECKEN SP1 BIS SP5 SIND DIE TASKS MIT NAMEN SP1SDS BIS
SP5SDS UND DEN GLOBALEN EVENTFLAGS 44 FUER SP1 BIS 48 FUER SP5 UND 43 FUER
SIDAS ZUGEORDNET.

BEMERKUNG 13:

DER EINSPRUNG IN DEN SPEZIALBLOCK (SP1,SP5) KANN UNTERDRUECKT WERDEN,
WENN DIE EINGAENGE E2 ODER E3 BESCHALTET SIND UND DER WERT < 0 IST.
BEI GLEICHZEITIGER BESCHALTUNG VON E2 UND E3 WIRD ZUR EINSPRUNGSTEUERUNG
E2 VERWENDET.

5.2.8.-2 SIDAS-Liste der Struktur nach Bild 2.8-1

SIDAS GRAPHIC INPUT SYSTEM VER##02/79 TIME 19:06:07 DATE 22-APR-80 UIC

KURZZEITREGULATIONSMODELL DES KARDIOVASKULAEREN SYSTEMS.
ERGOMETRISCHE BELASTUNGSFOLGEN. DIETMAR MOELLER 22.4.80. SIMSOO.SYS
ANZAHL DER BLOECKE IN X-RICHTUNG   : 11
ANZAHL DER BLOECKE IN Y-RICHTUNG   : 9
LAENGE DER SYSTEMMATRIX   : 99
MAXIMAL VERWENDBARE BLOECKE   : 99
ANZAHL DER VERWENDETEN BLOECKE   : 98

INDEX	ART	EINGAENGE			PLOTRICHTUNG
1	8	27	5	0	0
2	10	1	13	0	0
3	8	15	2	0	0
4	2	3	0	0	0
5	8	16	4	0	0
6	8	32	10	0	0
7	10	6	18	0	0
8	8	20	0	7	0
9	2	8	0	0	0
10	8	16	0	9	0
11	1	0	0	0	0
12	1	0	0	0	0
13	9	12	38	0	0
14	8	0	73	47	0
15	10	48	12	0	0
16	1	0	0	0	0
17	1	0	0	0	0
18	9	17	43	0	0
19	3	77	0	0	1
20	10	53	17	0	0
21	9	22	11	0	0
22	1	0	0	0	0
23	8	27	5	0	0
24	10	23	35	0	0
25	8	37	24	0	0
26	2	25	0	0	0
27	8	16	26	0	0
28	8	32	10	0	0
29	10	28	40	0	0
30	8	42	29	0	0
31	2	30	0	0	0
32	8	16	0	31	0
33	9	22	44	0	0
34	1	0	0	0	0
35	9	34	38	0	0
36	1	0	0	0	0
37	10	53	34	0	0
38	1	0	0	0	0
39	1	0	0	0	0
40	9	0	43	39	0

41	8	0	73	52	0
42	10	48	39	0	0
43	9	95	72	0	0
44	1	0	0	0	0
45	1	0	0	0	0
46	9	45	5	0	0
47	10	46	82	0	0
48	9	14	79	0	0
49	2	36	0	0	0
50	1	0	0	0	0
51	9	50	10	0	0
52	10	51	87	0	0
53	9	41	79	0	0
54	24	49	0	21	0
55	24	49	0	33	0
56	1	0	0	0	0
57	9	56	45	0	0
58	10	69	57	0	0
59	15	58	0	0	0
60	8	59	72	0	0
61	1	0	0	0	0
62	9	61	50	0	0
63	10	69	62	0	0
64	15	63	0	0	0
65	8	64	72	0	0
66	3	55	0	0	1
67	1	0	0	0	0
68	10	67	78	0	0
69	8	68	70	0	0
70	1	0	0	0	0
71	10	72	60	0	1
72	1	0	0	0	0
73	3	54	0	0	1
74	48	32	0	0	0
75	1	0	0	0	0
76	10	72	65	0	0
77	8	66	74	0	0
78	9	67	79	0	0
79	10	19	67	0	1
80	1	0	0	0	0
81	10	32	80	0	0
82	8	81	71	0	0
83	9	14	77	0	1
84	10	85	96	0	1
85	48	32	0	0	1
86	10	27	75	0	0
87	8	86	76	0	0
88	1	0	0	0	0
89	10	90	67	0	1
90	9	95	83	0	1
92	1	0	0	0	0
93	10	94	83	0	1
94	10	97	92	0	1
95	3	84	0	0	0
96	8	97	72	0	1
97	3	98	0	0	1
98	24	49	0	99	1
99	9	22	88	0	1

```
LAENGE DER RECHENFOLGE-LISTE          : 77
ANZAHL DER INTEGRIERGLIEDER           : 10
ANZAHL DER GESICHERTEN BLOECKE        : 46
```

DIESE BLOCKAUSGAENGE	RECHENFOLGELISTE	
WERDEN ABGESPEICHERT:		

DIESE BLOCKAUSGAENGE
WERDEN ABGESPEICHERT:

RECHENFOLGELISTE

4	27	41
9	5	53
19	1	20
26	13	8
31	2	9
49	46	74
66	32	77
73	81	19
95	79	21
97	78	23
5	68	35
10	69	24
27	57	37
32	58	25
47	59	26
48	60	28
52	71	40
53	82	29
74	47	42
79	14	30
78	48	31
68	15	33
36	3	49
54	4	54
21	10	55
14	6	66
41	43	73
11	18	83
22	7	85
33	51	96
44	86	84
55	62	90
77	63	89
43	64	94
72	65	93
85	76	95
84	87	99
96	52	98
98		97
99		
83		
94		
93		
92		
89		
90		

```
BEGINN DER SIMULATION          :   0.0000000D+00
SCHRITTWEITE                   :   0.1000000D+01
DAUER DER SIMULATION           :   0.5005000D+03
GENAUIGKEIT DER INTEGRIERER    :       0.1000000D-04
```

5.2.8-3 Fortranprogramm des Spezialblocks SP5

```
FORTRAN IV-PLUS V02-04              09:49:53     05-FEB-81              PAGE 1
SP5SDS.FTN          /TR:ALL/WR

        C           TESTPROGRAMM SP5SDS
        C
        CC
        C                ****** VER##02/79 RSX-11D:   ABTLG. PROZESSRECHENTECHN. UN
        CC
        C           KOMMUNIKATION MIT SIDAS UEBER BLOCKTYP SP5
        C
0001                INTEGER*2 IF1(15),IF2(15),IF3(15)
0002                REAL*4 X(3,2)
        C
0003                EQUIVALENCE (T,IF1(3)),(IND,IF1(5)),(IN1,IF1(6))
                   1,(IN2,IF1(7)),(IN3,IF1(8)),(XXI,IF1(9)),(XX1,IF1(11))
                   2,(XX2,IF1(13)),(ITIME,IF1(15))
0004                EQUIVALENCE(XX3,IF2(3)),(X1,IF2(5)),(X2,IF2(7)),
                   1(X3,IF2(9)),(IFIRST,IF2(11)),(IFLAG,IF2(12)),(IZYKL,IF2(13)),
                   1(NZYKL,IF2(14))
        C
0005                EQUIVALENCE (YI,IF3(1)),(Y1,IF3(3)),(Y2,IF3(5))
                   1,(Y3,IF3(7))
        C
        C           =================================================================
        C
        C           NOMENKLATUR
        C
        C           EINGANGSGROESSEN
        C                   T=ZEIT
        C                   XXI=AUSGANG DES BLOCKS (EBENFALLS EINGANG IN SIDAS)
        C                   XX1 - XX3 = EINGANG 1 BIS 3
        C                   X1 - X3 PARAMETER 1 BIS 3
        C                   IND = BLOCKNUMMER
        C                   IN1 - IN3 BLOCKNUMMERN EINGANGSBLOECKE
        C                   ITIME = 1 HAUPTABTASTZEITPUNKT; =0 ZWISCHENWERT
        C                   IFIRST=1 1. AUFRUF INNERHALB EINES ZYKLUS, =0 SONSTIGER ZY
        C                        =-1 NACH LETZTEM AUFRUF INNERHALB DES ZYKLUS
        C                   ISII = FLAGNUMMER : 44=SPEC1 BIS 48 = SPEC5 43=SIDAS
        C                   IZYKL= NUMMER DES AKTUELLEN ZYKLUS
        C                   NZYKL=ZYKLENZAHL
        C                   IZSPBL=HAEUFIGKEIT DES SP5 EINSATZ
        C                   ISEC=ZAEHLER
        C           NSII = STARTFLAG SIDAS = 43
        C
        C                   PARAMETER DER SAUBROUTINE ALLE REAL*4
        C
        C           TNSID=TASKNAME DES SIMULATIONSSYSTEMS SIDAS
        C           INAME=TASKNAME DER ZU SPEC1 BIS SPEC5 GEHOERENDEN TASK
        C                   SP1SDS FUER SPEC1
        C                   BIS
        C                   SP5SDS FUER SPEC5
        C                   INAME=NAME DIESER TASK
        C
        C           =================================================================
        C
0006                REAL*8 INAME,TNSID
        C
0007                DATA TNSID/'SIDAS    '/INAME/'SP5SDS   '/
0008                 NSII=43
```

```
FORTRAN IV-PLUS V02-04            09:49:53    05-FEB-81            PAGE 2
SP5SDS.FTN          /TR:ALL/WR

0009                    IALT=1
0010      1000          CONTINUE
          C
0011                    CALL CLREF(NSII,IDS)
0012                ISEC=0
0013                IZSPBL=-2
0014                ISII=48
0015                WRITE (6,100)
0016      100        FORMAT ('$TASK SP5SDS AKTIV IDRU,ILUN = ')
          C          READ (6,101)IDRU,ILUN
          C101      FORMAT (2I6)
0017                IDRU=0
0018                ILUN=6
          C
0019                LAST=0
0020      1          CONTINUE                        ! WARTESCHLEIFE
          C          ITEST=-100
0021                IF(IFIRST.LT.0)GOTO 210
0022      400        CONTINUE
0023                ITEST=-200
0024                CALL EING(TNSID,INAME,IF1,IF2,ISII)
          C
          C
0025                IF(IDRU.EQ.1) WRITE (ILUN,120) IND,IN1,IN2,IN3,IZYKL,NZYKL,
                   1IFIRST,ITIME,IFLAG,T,XXI,XX1,XX2,XX3,X1,X2,X3
0026      120        FORMAT (' EINGANGSVARIABLE  ',60('*')/' BLOCKNR :',T15,I3,
                   1' EINGAENGE 1 BIS 3 :',T40,3(I3,X)/' ZYKLUSNR :',T15,I3,
                   2' MAX ZYKLUSNR :',T40,I3,' IFIRST,ITIME,IFLAG :',3(X,I3)/
                   350('-')/' ZEITPUNKT :',T25,E15.8,' AUSGANG : ',E15.8/
                   4' EINGANGSGROESSE 1 BIS 3 :',T25,3(E15.8,X)/' PARAMETER 1
                   5BIS 3 :',T25,3(E15.8,X)/)
          C
          C          PROGRAMM EINFUEGEN
          C
          C          ******************************************************************
0027                GOTO (10,20,30),INT(X3)
0028                IERR=-100


0029                GOTO 111
0030      10        XXI=XX1
0031                GOTO 111
0032      20        CONTINUE
0033                HFB=40.
0034                HFM=160.
0035                PASN=XX1/100.
0036                Y=PASN**8/(1.+PASN**8)
0037                Z=1.-Y
0038                XXI=HFB+HFM*Z
0039                GOTO 111
0040      30        CONTINUE
0041                PRB=0.5
0042                PRM=2.0
0043                PASN=XX1/100.
0044                Y=PASN**6/(1.+PASN**6)
0045                U=1.-Y
```

```
FORTRAN IV-PLUS V02-04          09:49:53     05-FEB-81              PAGE 3
SP5SDS.FTN          /TR:ALL/WR

0046              XXI=PRB+PRM*U
0047      111     CONTINUE
          C       ***********************************************************
          ?
0048      2       CONTINUE
0049              Y1=X1                 ! PARAMETER
0050              Y2=X2
0051              Y3=X3
0052              YI=XXI                ! WERTEAUSGABE
0053              IF(IDRU.EQ.1) WRITE (ILUN,121) Y1,Y2,Y3,YI
0054      121     FORMAT (' AUSGANGSVARIABLE   '//' PARAMETER 1 BIS 3 :'
                 1T25,3(E15.8,X)//' AUSGANGSGROESSE :',T25,E15.8/)
          C
0055              CALL AUSG (TNSID,INAME,IF3,NSII)
          C       IF(IERR.EQ.-100)GOTO 300
          C       ITEST=-300
0056              GOTO 1
0057        210 CONTINUE
0058            ISEC=ISEC-1
0059            IF(ISEC.NE.IZSPBL)GOTO 400
0060            IALT=IALT+1
0061          ITEST=-400
0062            WRITE(ILUN,122)IFIRST,ITEST,ISEC,IALT,NZYKL
0063        122 FORMAT(1H ,5I7)
0064              IF(IALT.LE.NZYKL)GOTO 1000
0065      300     CALL EXIT
0066              END
```

5.4.2-12 Ableitung der Vektorgleichung Gl. 4.2-12

Gleichung 4.2-8 wird in Vektorschreibweise geschrieben
wie folgt

$$M_k(\hat{\underline{p}}) = f(\hat{\underline{p}}_0 + \Delta\hat{\underline{p}}) = f(\hat{\underline{p}}_0) + \nabla_{\hat{\underline{p}}} f(\hat{\underline{p}}) \Delta\hat{\underline{p}} + \tfrac{1}{2} \Delta\hat{\underline{p}}^T \nabla_{\hat{\underline{p}}} \nabla_{\hat{\underline{p}}} f(\hat{\underline{p}}) \Delta\hat{\underline{p}} \qquad (5.4.2\text{-}12.1)$$

Setzt man Gl. 4.2-10 in Gl. (5.4.2-12.1) ein, erhält man
die Beziehung

$$M_k(\hat{\underline{p}}_j) = f(\Delta\hat{\underline{p}})_{j-1} - \nabla_p f(\Delta\hat{\underline{p}})_{j-1} \, K \, \nabla_p f(\Delta\hat{\underline{p}})_{j-1} + \tfrac{1}{2} K \, \nabla_p f(\Delta\hat{\underline{p}})_{j-1} \left[\nabla_p \nabla_p f(\Delta\hat{\underline{p}})_{j-1} \right] K \, \nabla_p f(\Delta\hat{\underline{p}})_{j-1}$$

Durch Umformung findet man

$$M_k(\hat{\underline{p}}_j) = f(\Delta\hat{\underline{p}})_{j-1} - K \, \nabla_p f(\Delta\hat{\underline{p}})_{j-1} \left[\nabla_p f(\Delta\hat{\underline{p}})_{j-1} - \tfrac{1}{2} \nabla_p \nabla_p f(\Delta\hat{\underline{p}})_{j-1} \, K \, \nabla_p f(\Delta\hat{\underline{p}})_{j-1} \right]$$

$$(5.4.2\text{-}12.2)$$

Setzt man in Gl. 5.4.2-12.2 für 1 die Identitätsmatrix

$$I = \begin{bmatrix} 1 & 0 & \cdots & 0 \\ 0 & 1 & \cdots & 0 \\ \vdots & \vdots & & \vdots \\ 0 & 0 & \cdots & 1 \end{bmatrix}$$

ein, erhält man die gesuchte Lösung Gl. 4.2-12

$$M_k(\hat{\underline{p}}_j) = f(\Delta\hat{\underline{p}})_{j-1} - K \, \nabla_p f(\Delta\hat{\underline{p}})_{j-1} \left\{ \nabla_p f(\Delta\hat{\underline{p}})_{j-1} \left[I - \tfrac{K}{2} \nabla_p \nabla_p f(\Delta\hat{\underline{p}})_{j-1} \right] \right\} \qquad (4.2\text{-}12)$$

5.4.3-1 Fortranprogramm des im Programmpaket NLP
implementierten Referenzmodells

```
FORTRAN IV-PLUS V02-04            09:55:44      05-FEB-81            PAGE 1
IDTE18.FTN          /TR:ALL/WR

0001            SUBROUTINE START
0002            COMMON/CST2C/PA(30),U(10),TI,XI(30),XMI(30),NORD,
               *            NMOD,NITER,XEND,XMM(10),IST,IKI
0003            COMMON/CID2C/MS,MM,NM,XXX(2100),QZ(10),NZ,KI,II,EI,NP,
               *SP(30),LP(30),IID,EOP,IDX,EMA(10),EMR(10),EMI(10),IERO
0004            COMMON/RKIC/AS(10),DEPS,MAXSTP,INRMX1,INRMX2,ICONT
0005            I=14
0006            CALL SSWTCH(I,J)
0007            IF(J.NE.2)GOTO3
0008            WRITE(3,4)
0009          4 FORMAT(1H ,/,5HIPRI=)
0010            READ(3,2)IPRI
0011          2 FORMAT(I7)
0012            CALL ALTPRI(,IPRI,)
0013          3 CONTINUE
0014            MAXSTP=30000
0015            J=0
0016            I=15
0017            CALL SSWTCH(I,J)
0018            IF(J.NE.2)GOTO 5
0019            DO 6 I=1,NP
0020            IF(LP(I).EQ.1)WRITE(3,8)I,PA(I)
0021          8 FORMAT(1H ,I7,E14.7)
0022          6 CONTINUE
0023            WRITE(3,7)
0024          7 FORMAT(1H ,/,6HISTOP?)
0025            READ(3,2)ISTOP
0026            IF(ISTOP.EQ.1)STOP
0027          5 CONTINUE
0028            NORD=9
0029            IKI=0
0030            XI(1)=117.54
0031            XI(2)=7.15
0032            XI(3)=17.18
0033            XI(4)=10.87
0034            XI(5)=0.
0035            XI(6)=0.
0036            XI(7)=0.0
0037            XI(8)=1.049588
0038            XI(9)=74.48032
0039            RETURN
0040            END
```

```
0001            SUBROUTINE DER
0002            COMMON/DERCOM/T,X(30),XP(30),KEEP
0003            COMMON/CST2C/PA(30),U(10),TI,XI(30),XMI(30),NORD,
               *           NMOD,NITER,XEND,XMM(10),IST,IKI
0004           COMMON/RKIC/AS(10),DEPS,MAXSTP,INRMX1,INRMX2,ICONT
0005            I=14
0006            CALL SSWTCH(I,J)
0007            IF(J.NE.2)GOTO3
0008            WRITE(3,4)
0009          4 FORMAT(1H ,/,5HIPRI=)
0010            READ(3,2)IPRI
0011          2 FORMAT(I7)
0012            CALL ALTPRI(,IPRI,)
0013          3 CONTINUE
0014            MAXSTP=30000
0015            PASN=(X(1)/100.)*(X(1)/100.)
0016            WRITE(6,100)PASN,X(1),T
0017        100 FORMAT(1H ,5E16.8)
0018            PASN1=PASN*PASN*PASN
0019            WRITE(6,100)PASN,PASN1
0020            PASN2=PASN1*PASN
0021            WRITE(6,100)PASN,PASN2,PASN1
0022            R1=PA(1)+PA(2)*(1-PASN1/(1+PASN1))
0023            XP(7)=(-1./PA(20))*X(7)+(PA(21)/PA(20))*U(1)
0024            KPRO=1.
0025            R2=R1/(KPRO+X(7))
0026            XP(8)=(-X(8)/PA(22)+R2/PA(22))
0027            PR=X(8)
0028            XP(5)=(-1./PA(5))*X(5)+(PA(6)/PA(5))*U(1)
0029            XP(6)=(-1./PA(7))*X(6)+(PA(8)/PA(7))*U(1)
0030            HF=PA(3)+PA(4)*(1-PASN2/(1+PASN2))
0031            HFS=HF+X(5)
0032            XP(9)=(-X(9)/PA(23)+HFS/PA(23))
0033            HF2=X(9)
0034            TT=60./HF2-0.2
0035            H1=PA(13)*PA(14)
0036            H2=EXP(TT/H1)
0037            H3=H2-1.
0038            H4=1./H3
0039            H5=X(1)/PA(15)
0040            PAR1=X(6)+(PA(13)*X(4))/(H5+H4)
0041            A1=PA(17)*PA(16)
0042            A2=EXP(TT/A1)
0043            A3=A2-1.
0044            A4=1./A3
0045            A5=X(3)/PA(18)
0046            PAR2=X(6)+(PA(16)*X(2))/(A5+A4)
0047            HF1=HF2/60.
0048            QL=HF1*PAR1
0049            QR=HF1*PAR2
0050            XP(1)=(1./(PA(9)*PR))*(-X(1)+X(2))+(1./PA(9))*HF1*PAR1
0051            XP(2)=(1./(PA(10)*PR))*(X(1)-X(2))-(1./PA(10))*HF1*PAR2
0052            XP(3)=(1./(PA(11)*PA(19)))*(-X(3)+X(4))+(1./PA(11))*HF1*PAR2
0053            XP(4)=(1./(PA(12)*PA(19)))*(X(3)-X(4))-(1./PA(12))*HF1*PAR1
0054            XMM(1)=X(9)
0055            XMM(2)=X(1)
0056            XMM(3)=HF
0057            XMM(4)=X(5)
0058            XMM(5)=HFS
0059            RETURN
0060            END
```

5.5.1 Tabelle der verwendeten Modellparameter des Orbis Cardiovascularis

BLK-NR	PARAMETER DER BLOECKE		
1	0.1000000D+01	-0.1000000D+01	0.0000000D+00
2	0.0000000D+00	0.0000000D+00	0.0000000D+00
3	0.1000000D+01	-0.1000000D+01	0.0000000D+00
4	-0.2869192D+01	0.1000000D+01	0.3642202D-05
5	0.1000000D+01	-0.1000000D+01	0.0000000D+00
6	0.1000000D+01	-0.1000000D+01	0.0000000D+00
7	0.0000000D+00	0.0000000D+00	0.0000000D+00
8	0.1000000D+01	0.0000000D+00	-0.1000000D+01
9	0.8479744D+00	0.1000000D+01	-0.7426899D-06
10	0.1000000D+01	0.0000000D+00	-0.1000000D+01
11	0.7200000D+00	0.0000000D+00	0.7200000D+00
12	0.1000000D+03	0.0000000D+00	0.1000000D+03
13	0.0000000D+00	0.0000000D+00	0.0000000D+00
14	0.0000000D+00	0.1000000D+01	0.1000000D+01
15	0.0000000D+00	0.0000000D+00	0.0000000D+00
16	0.8000000D+01	0.0000000D+00	0.8000000D+01
17	0.5000000D+03	0.0000000D+00	0.5000000D+03
18	0.0000000D+00	0.0000000D+00	0.0000000D+00
19	0.7448032D+02	0.1000000D+01	0.1214984D-04
20	0.0000000D+00	0.0000000D+00	0.0000000D+00
21	0.1700000D+02	0.0000000D+00	0.0000000D+00
22	0.5000000D+02	0.0000000D+00	0.0000000D+00
23	0.1000000D+01	-0.1000000D+01	0.0000000D+00
24	0.0000000D+00	0.0000000D+00	0.0000000D+00
25	0.1000000D+01	-0.1000000D+01	0.0000000D+00
26	0.9179569D+01	0.1000000D+01	-0.4578712D-06
27	0.1000000D+01	0.1000000D+01	0.0000000D+00
28	0.1000000D+01	-0.1000000D+01	0.0000000D+00
29	0.0000000D+00	0.0000000D+00	0.0000000D+00
30	0.1000000D+01	-0.1000000D+01	0.0000000D+00
31	0.1095293D+03	0.1000000D+01	-0.5751114D-05
32	0.1000000D+01	0.0000000D+00	0.1000000D+01
33	0.0000000D+00	0.0000000D+00	0.0000000D+00
34	0.3000000D+01	0.0000000D+00	0.3000000D+01
35	0.0000000D+00	0.0000000D+00	0.0000000D+00
36	-0.1000000D+01	0.0000000D+00	-0.1000000D+01
37	0.0000000D+00	0.0000000D+00	0.0000000D+00
38	0.6000000D-01	0.0000000D+00	0.2400000D+00
39	0.1000000D+01	0.0000000D+00	0.1000000D+01
40	0.0000000D+00	0.0000000D+00	0.0000000D+00
41	0.0000000D+00	0.1000000D+01	0.1000000D+01
42	0.0000000D+00	0.0000000D+00	0.0000000D+00
43	0.1000000D+01	0.0000000D+00	0.0000000D+00
44	0.6000000D+00	0.0000000D+00	0.6000000D+00
45	0.2000000D+02	0.0000000D+00	0.2000000D+02
46	0.0000000D+00	0.0000000D+00	0.0000000D+00
47	0.0000000D+00	0.0000000D+00	0.0000000D+00
48	0.0000000D+00	0.0000000D+00	0.0000000D+00
49	0.3000000D+03	0.1000000D+01	-0.1000000D+01
50	0.5000000D+02	0.0000000D+00	0.5000000D+02

51	0.0000000D+00	0.0000000D+00	0.0000000D+00
52	0.0000000D+00	0.0000000D+00	0.0000000D+00
53	0.0000000D+00	0.0000000D+00	0.0000000D+00
54	0.0000000D+00	0.0000000D+00	0.0000000D+00
55	0.0000000D+00	0.0000000D+00	0.0000000D+00
56	0.1750000D-01	0.0000000D+00	0.1750000D-01
57	0.0000000D+00	0.0000000D+00	0.0000000D+00
58	0.0000000D+00	0.0000000D+00	0.0000000D+00
59	0.1000000D+01	0.1000000D+01	0.0000000D+00
60	0.1000000D+01	-0.1000000D+01	0.0000000D+00
61	0.2700000D-01	0.0000000D+00	0.2700000D-01
62	0.0000000D+00	0.0000000D+00	0.0000000D+00
63	0.0000000D+00	0.0000000D+00	0.0000000D+00
64	0.1000000D+01	0.1000000D+01	0.0000000D+00
65	0.1000000D+01	-0.1000000D+01	0.0000000D+00
66	0.0000000D+00	0.2800000D+02	0.0000000D+00
67	0.6000000D+02	0.0000000D+00	0.6000000D+02
68	0.0000000D+00	0.0000000D+00	0.0000000D+00
69	0.1000000D+01	-0.1000000D+01	0.0000000D+00
70	0.2000000D+00	0.0000000D+00	0.2000000D+00
71	0.0000000D+00	0.0000000D+00	0.0000000D+00
72	0.1000000D+01	0.0000000D+00	0.1000000D+01
73	0.0000000D+00	0.2800000D+02	0.0000000D+00
74	0.2100000D+01	0.2100000D+01	0.2100000D+01
75	0.7000000D+01	0.0000000D+00	0.7000000D+01
76	0.0000000D+00	0.0000000D+00	0.0000000D+00
77	0.1000000D+01	0.1000000D+01	0.0000000D+00
78	0.0000000D+00	0.0000000D+00	0.0000000D+00
79	0.0000000D+00	0.0000000D+00	0.0000000D+00
80	0.5000000D+02	0.0000000D+00	0.5000000D+02
81	0.0000000D+00	0.0000000D+00	0.0000000D+00
82	0.1000000D+01	0.1000000D+01	0.0000000D+00
83	0.0000000D+00	0.0000000D+00	0.0000000D+00
84	0.0000000D+00	0.0000000D+00	0.0000000D+00
85	0.3100000D+01	0.3100000D+01	0.3100000D+01
86	0.0000000D+00	0.0000000D+00	0.0000000D+00
87	0.1000000D+01	0.1000000D+01	0.0000000D+00
88	0.1204000D-01	0.0000000D+00	0.1204000D-01
89	0.1140000D+01	0.0000000D+00	0.1140000D+01
90	0.0000000D+00	0.0000000D+00	0.0000000D+00
92	0.9900000D-06	0.0000000D+00	0.9900000D-06
93	0.0000000D+00	0.0000000D+00	0.0000000D+00
94	0.0000000D+00	0.0000000D+00	0.0000000D+00
95	0.1049588D+01	0.5000000D+01	0.3153440D-06
96	0.1000000D+01	0.1000000D+01	0.0000000D+00
97	0.0000000D+00	0.1000000D+01	0.0000000D+00
98	0.0000000D+00	0.0000000D+00	0.0000000D+00
99	0.0000000D+00	0.0000000D+00	0.0000000D+00

5.5.2 Datensatz des gemessenen Herzfrequenzverlaufs bei ergometrischer Belastung von 118 W zur Identifikation der Parameter KHF und THF

(s. Bild 4.4-6 und 4.4-7)

t [s]	EW [W]	HF $\left[\frac{1}{min}\right]$	t [s]	EW [W]	HF $\left[\frac{1}{min}\right]$
6.,	118.,	63.00	6.,	118.,	119.00
6.,	118.,	66.00	6.,	118.,	119.20
6.,	118.,	68.00	6.,	118.,	119.40
6.,	118.,	72.00	6.,	118.,	119.80
6.,	118.,	75.00	6.,	118.,	120.00
6.,	118.,	79.00	6.,	118.,	120.20
6.,	118.,	82.00	6.,	118.,	120.50
6.,	118.,	84.00	6.,	118.,	121.00
6.,	118.,	88.00	6.,	118.,	121.50
6.,	118.,	92.00	6.,	118.,	122.00
6.,	118.,	95.00	6.,	118.,	122.50
6.,	118.,	97.00	6.,	118.,	123.00
6.,	118.,	99.00	6.,	118.,	123.50
6.,	118.,	101.00	6.,	118.,	124.00
6.,	118.,	103.00	6.,	118.,	124.50
6.,	118.,	105.00	6.,	118.,	124.70
6.,	118.,	107.00	6.,	118.,	124.90
6.,	118.,	110.00	6.,	118.,	125.00
6.,	118.,	112.00	6.,	118.,	125.50
6.,	118.,	114.00	6.,	118.,	126.00
6.,	118.,	115.00	6.,	118.,	126.20
6.,	118.,	116.00	6.,	118.,	126.50
6.,	118.,	116.50	6.,	118.,	126.00
6.,	118.,	117.00	6.,	118.,	124.50
6.,	118.,	117.00	6.,	118.,	124.00
6.,	118.,	117.50	6.,	118.,	123.00
6.,	118.,	118.00	6.,	118.,	122.50
6.,	118.,	118.50	6.,	118.,	122.00
6.,	118.,	118.70	6.,	118.,	121.50
6.,	118.,	118.80	-1.,	0.,	121.

5.5.3 Datensatz des gemessenen Blutdruckverlaufs PAS bei ergometrischer Belastung von 100 W zur Identifikation der Parameter KL, KR und KHF (s. Bild 4.4-4 und 4.4-5)

Δt [s]	EW [w]	HF [1/min]	PAS [mmHg]
5.,	100.,	0.,	117.5293
5.,	100.,	0.,	112.0049
5.,	100.,	0.,	109.7332
5.,	100.,	0.,	110.3008
5.,	100.,	0.,	111.7181
5.,	100.,	0.,	113.1833
5.,	100.,	0.,	114.4866
5.,	100.,	0.,	115.600
5.,	100.,	0.,	116.5404
5.,	100.,	0.,	117.3321
5.,	100.,	0.,	117.9979
5.,	100.,	0.,	118.557
5.,	100.,	0.,	119.0276
5.,	100.,	0.,	119.4223
5.,	100.,	0.,	119.7536
5.,	100.,	0.,	120.0315
5.,	100.,	0.,	120.2645
5.,	100.,	0.,	120.4598
5.,	100.,	0.,	120.6235
5.,	100.,	0.,	120.7606
5.,	100.,	0.,	120.8755
5.,	100.,	0.,	120.9717
5.,	100.,	0.,	121.0522
5.,	100.,	0.,	121.1196
5.,	100.,	0.,	121.1761
5.,	100.,	0.,	121.2233
5.,	100.,	0.,	121.2628
5.,	100.,	0.,	121.2959
5.,	100.,	0.,	121.3236
5.,	100.,	0.,	121.3467
5.,	100.,	0.,	121.3661
5.,	100.,	0.,	121.3823
5.,	100.,	0.,	121.3959
5.,	100.,	0.,	121.4072
5.,	100.,	0.,	121.4167
5.,	100.,	0.,	121.4246
5.,	100.,	0.,	121.4313
5.,	100.,	0.,	121.4369
5.,	100.,	0.,	121.4415
5.,	100.,	0.,	121.4454
5.,	100.,	0.,	121.4486
5.,	100.,	0.,	121.4514
5.,	100.,	0.,	121.4536
5.,	100.,	0.,	121.4555
5.,	100.,	0.,	121.4571
5.,	100.,	0.,	121.4585
5.,	100.,	0.,	121.4596
5.,	100.,	0.,	121.4605
5.,	100.,	0.,	121.4613
5.,	100.,	0.,	121.4614

Δt [s]	EW [w]	HF [1/min]	PAS [mmHg]
5.,	100.,	0.,	121.4619
5.,	100.,	0.,	121.4625
5.,	100.,	0.,	121.4629
5.,	100.,	0.,	121.4633
5.,	100.,	0.,	121.4636
5.,	100.,	0.,	121.4639
5.,	100.,	0.,	121.4641
5.,	100.,	0.,	121.4645
5.,	100.,	0.,	121.4646
5.,	100.,	0.,	121.4647
0.,	100.,	0.,	121.4648
5.,	0.,	0.,	121.4648
5.,	0.,	0.,	134.5104
5.,	0.,	0.,	135.0191
5.,	0.,	0.,	132.4456
5.,	0.,	0.,	129.9014
5.,	0.,	0.,	127.7614
5.,	0.,	0.,	126.0030
5.,	0.,	0.,	124.5603
5.,	0.,	0.,	123.3735
5.,	0.,	0.,	122.3943
5.,	0.,	0.,	121.5841
5.,	0.,	0.,	120.9123
5.,	0.,	0.,	120.3541
5.,	0.,	0.,	119.8897
5.,	0.,	0.,	119.5028
5.,	0.,	0.,	119.1802
5.,	0.,	0.,	118.9111
5.,	0.,	0.,	118.6864
5.,	0.,	0.,	118.4987
5.,	0.,	0.,	118.3419
5.,	0.,	0.,	118.2109
5.,	0.,	0.,	118.1014
5.,	0.,	0.,	118.0098
5.,	0.,	0.,	117.9333
5.,	0.,	0.,	117.8693
5.,	0.,	0.,	117.8158
5.,	0.,	0.,	117.7710
5.,	0.,	0.,	117.7336
5.,	0.,	0.,	117.7023
5.,	0.,	0.,	117.6761
5.,	0.,	0.,	117.6542
5.,	0.,	0.,	117.6359
5.,	0.,	0.,	117.6206
5.,	0.,	0.,	117.6078
5.,	0.,	0.,	117.5971
5.,	0.,	0.,	117.5881
5.,	0.,	0.,	117.5806
-1.,	0.,	0.,	117.5743

6. LITERATUR

(1) R. Aaslid   Simulation of the individual cardio-
                                vascular system
                                Report 74-51-W Norwegen, Techn. Hoch-
                                schule Trondheim (1974)

(2) J. E. Allen,   Human red blood cells: prostaglandine
     H. Rasmussen E_2, epinephrine and isoproterenol
                                alter deformability
                                Science $\underline{174}$: 512-514 (1971)

(3) C. M. Anderson,   Analog simulation of left ventricular
     J. W. Clark   bypass mode control
                                IEEE Trans. BME $\underline{22}$: 384-392 (1975)

(4) M. Anlauf   Kreislaufmechanik bei arterieller
                                Hypertonie
                                In: Hoher Blutdruck, S. 31-38
                                Hrsg.: R Gotzen, F. W. Lohmann
                                Heidelberg, Springer (1979)

(5) M. Aoki   Introduction to optimization techniques
                                New York, Macmillan Comp. (1971)

(6) E. Asmussen,   Cardiac output during muscular work
     M. Nielsen   and its regulation
                                Physiol. Rev. $\underline{35}$: 778-800 (1955)

(7) P. O. Åstrand,   Cardiac output during submaximal and
     T. E. Cuddy,   maximal work
     B. Saltin,   J. Appl. Physiol. $\underline{19}$: 268-274 (1964)
     J. Stenberg

(8) K. J. Åström,   System identification - a survey
     P. Eykhoff   Automatica $\underline{7}$: 123 - 162 (1971)

(9) G. Avanzolini,   Steady state numerical model of the
     E. Belardinelli,   arterial peripheral system
     G. Capitani,   IFAC-Sympos. Brüssel 1971, S. 83-97
     R. Passigato   L'automatisation et les calculateurs
                         dans le domaine medical

(10) J. Baan   Model of the left ventricle based on
                        an electromagnetic contractile analog
                        of cardiac muscle
                        In: Cardiovascular system design,
                        S. 85-98. Hrsg.: J. Baan, A. Noorder-
                        graaf, J. Raines
                        Cambridge, Massachussetts,MIT-Press
                        (1978)

(11) K. Bachmann   Arbeitsbelastung und Hypertonie
                        In: Hypertonie, S. 149-160
                        Hrsg.: H. Sarre
                        Stuttgart, F. K. Schattauer (1969)

(12) R. J. Bagshaw,   Mechanoreceptor control of regional
     R. H. Cox   pressure flow relationship in the
                        anesthetized dog
                        In: Cardiovascular system design,
                        S. 271-279. a.a.o.

(13)   Physiologisches Praktikum für Mediziner
                        Hrsg.: W. Barnikol
                        Mainz, Eigendruck (1979)

(14) J. P. Barras   L'ecoulement du sang dans les
                        capillares
                        Helvetia Med. Acta 34: 468-477 (1967/
                        68)

(15) R. D. Bauer,   Biomechanik des Blutkreislaufs
     T. Pasch,   In: Biophysik, S. 551-561
     E. Wetterer   Hrsg.: W. Hoppe, W. Lohmann, H. Markl,
                        H. Ziegler; Heidelberg, Springer (1977)

(16) M. Becklake,   Influence of age and sex on exercise
   H. Frank,   cardiac output
   G. R. Dagenias, J. Appl. Physiol. $\underline{20}$: 938 -947 (1965)
   G. L. Ostiguy,
   C. A. Guzman

(17) G. E. Bekey,   Identifacation of biological systems:
   J. E. W. Beneken a survey
          Automatica $\underline{14}$: 41 - 47 (1978)

(18) J. E. W. Beneken A mathematical approach to cardio-
          vascular function
          Dissertation, Universität Utrecht
          (1965)

(19) J. E. W. Beneken, A physical approach to hemodynamic
   B. de Witt   aspects of the human cardiovascular
          system
          In: Physical basis of circulatory
          transport
          Hrsg.: E. B. Reeve, A. C. Guyton
          Philadelphia, Saunders Publ. Comp.
          (1967)

(20) E. Berglund   Ventricular function
          Amer. J. Physiol. $\underline{178}$: 381-386 (1954)

(21) S. Bevegard,   The effect of body position on the
   A. Holmgren   circulation at rest and during exercise,
   B. Jonsson   with special reference to the influence
          on the stroke volume
          Acta physiol. Scand. $\underline{49}$: 279-298 (1960)

(22) S. Bevegard,   Circulatory studies in well trained
   A. Holmgren,   athletes at rest and during heavy
   B. Jonsson   exercise, with special references to
          stroke volume and the influence of
          body position
          Acta physiol. Scand. $\underline{57}$: 26-50 (1963)

(23) K. D. Bock

Hochdruck
Stuttgart, Thieme (1975)

(24) J. G. G. Borst,
A. Borst De Geus

Hypertension explained by starling's
theory of circulatory homoeostasis
The Lancet, 30th March, 667-682 (1963)

(25) J. D. Bristow,
A. J. Honour,
G. W. Pickering,
P. Sleight,
H. S. Smyth

Diminished baroreflex sensitivity in
high blood pressure
Circulat. Res. $\underline{39}$: 48-54 (1969)

(26) J. Brod

Hämodynamik der Hypertonie
In: Aktuelle Hypertonieprobleme
S. 74-88
Hrsg.: H. Losse, R. Heintz
Stuttgart, Thieme (1973)

(27) D. W. Bronk,
G. Stella

The response to steady pressure of
single end organs in the isolated
carotid sinus
Amer. J. Physiol. $\underline{110}$: 708-714 (1934/
35)

(28) A. B. Brown,
W. R. Saum,
S. Yasui

Baroreceptor dynamics and their
relationship to afferent fiber type
and hypertension
Circulat. Res. $\underline{42}$: 694-702 (1978)

(29) A. Bühlmann

Beziehungen zwischen Herz- und Lungen-
funktion
Schweiz. med. Wschr. $\underline{92}$: 573-579
(1962)

(30) R. D. Busse

Ein neuer theoretischer und experimenteller Weg zur Bestimmung des Über-
tragungsmaßes und des Wellenwider-
standes an Arterien in situ
Habilitationsschrift (1976)
Universität, Erlangen-Nürnberg

(31) H. Cain,   The juxtaglumerolar apparatus in
     B. Kraus   malignant hypertension in man
                       Virchow Arch. A. Path. Anat. Histol.
                       <u>372</u>: 11-28 (1976)

(32) R. B. Case,   Ventricular function
     E. Berglund,   Circulat. Res. <u>2</u>: 319-325 (1954)
     S. J. Sarnoff

(33) S. Chien, S. Usami,   Blood viscosity: influence of
     R. J. Dellenbach,   erythrocyte deformation
     M. I. Gregersen   Science <u>157</u>: 827-829 (1967)

(34) S. Chien, S. Usami,   Blood viscosity: influence of
     R. J. Dellenbach,   erythrocyte aggregation
     M. I. Gregersen   Science <u>157</u>: 829-831 (1967)

(35) B. N. Christensen,   A technique for the quantitative
     H. R. Warner,   study of carotid sinus behavior
     T. A. Pryor   In: Baroreceptors and hypertension
                           S. 41-50. Hrsg.: P. Kezdi
                           New York, Pergamon Press (1967)

(36) J. W. Clark,   A two stage identification scheme for
     R. Y. S. Ling,   the determination of the parameters
     R. Srinivasan,   of a model of left heart and systemic
     J. S. Cole,   circulation
     R. C. Pniett   IEEE Trans. BME <u>27</u>: 20-29 (1980)

(37) T. G. Coleman,   Hypertension caused by salt loading
     A. C. Guyton   Circ. Res. <u>25</u>: 153-160 (1969)

(38) A. M. Cook,   A simple heart model designed to
     J. G. Simes   demonstrate biological system
                       simulation
                       IEEE Trans. BME <u>19</u>: 97-100 (1972)

(39) F. Csaki   Die Zustandsraummethode in der
                      Regelungstechnik
                      Düsseldorf, VDI (1973)

(40) J. W. Cubbin,   Baroreceptor function in chronic
     J. H. Green,   renal hypertension
     I. H. Page   Circulat. Res. $\underline{4}$: 205-210 (1965)

(41) I. De Brugh Dalay   A closed circuit heart lung preparation
                          J. Physiol. $\underline{60}$: 103-108 (1925)

(42) B. A. Deswysen   Parameter estimation of a simple model
                       of the left ventricle and of the
                       systemic vascular bed, with particular
                       attention to the physical meaning of
                       the heart ventricular parameters
                       IEEE Trans. BME $\underline{24}$: 29-38 (1977)

(43) B. A. Deswysen   Optimum choice of the statistical
                       parameters of a nonlinear filter
                       applied to cardiovascular parameter
                       estimation
                       In: Identification and system para-
                       meter estimation, S. 561-571
                       Hrsg.: N. S. Rajbman
                       North-Holland Pub. Comp. (1978)

(44) D. E. Dick   An hybrid computer study of major
                   transients in the canine cardio-
                   vascular system
                   Dissertation, Universität Wisconsin
                   (1968)

(45) K. H. Dittberner   Analyse der Funktion biologischer
     E. Zerbst   Meßfühler und Demonstration eines
                         elektrischen Rezeptormodells
                         Biokybernetik $\underline{2}$: 146-152 (1968)

(46) B. H. Douglas,   Hypertension caused by salt loading
     A. C. Guyton,   II: Fluid volume and tissue pressure
     J. B. Langston,   changes
     V. S. Bishop   Amer. J. Physiol. $\underline{207}$: 669-671 (1964)

(47) H. P. Dustan,   Physiologic characteristics of
     R. Tarazi,   hypertension
     E. Bravo   Amer. J. Med. 52: 610-622 (1972)

(48) R. H. Eich   Hemodynamics in labile hypertension
                       Circulation 34: 299-307 (1966)

(49) P. Eykhoff   System identification
                       London, John Wiley & Sons (1974)

(50) R. Fahraeus,   The viscosity of blood in narrow
     T. Lindquist   capillary tubes
                       Amer. J. Physiol. 96: 562-568 (1931)

(51) B. T. Fairchild, Digital computer simulation of
     L. J. Krovetz,   arterial blood flow
     C. E. Huckaba   In: Chemical engineering in medicine
                       and biology
                       Hrsg.: D. Hershey
                       New York, Plenum Press (1967)

(52) M. H. Finneberg, Compensation and failure of the right
     C. J. Wiggers   ventricle
                       Amer. Heart J. 11: 255-258 (1936)

(53) H. Flohr, W. Breull, Regional distribution of vascular
     H. W. Dahners,   resistance in two models of
     D. Redel,   hypertension
     H. Conradi,   Pflügers Arch. 362: 157-164 (1976)
     K. Stoepel

(54) B. Folkow   Strukturelle Anpassung peripherer Blut-
                       gefäße bei der Entstehung eines hohen
                       Blutdruckes
                       In: Essentieller Hochdruck und seine
                       Behandlung, S. 64-82
                       Hrsg.: R. Dietz, D. Ganten, K. G. Hof-
                       bauer, J. B. Lüth
                       Stuttgart, Schattauer (1977)

(55) O. Föllinger   Nichtlineare Regelungen Bd. 3
                           München, Oldenburg (1970)

(56) O. Föllinger   Laplace- und Fourier-Transformation
                           Berlin, Elitera (1977)

(57) O. Föllinger   Regelungstechnik
                           Berlin, Elitera (1978)

(58) I. W. Franz,   Die Bedeutung der ergometrischen Unter-
     F. W. Lohmann   suchung zur Beurteilung der anti-
                           hypertensiven Therapie
                           Dtsch. med. Wschr. 103: 1478-1481
                           (1978)

(59) E. D. Frohlich,   A hemodynamic comparison of essential
     M. Ulrych,   and renovascular hypertension
     R. C. Tarazi,   Circulation 35: 289-297 (1967)
     H. P. Dustan,
     I. H. Page

(60) O. H. Gauer   Kreislauf des Blutes
                           In: Physiologie des Menschen, Bd. 3,
                           S. 81-305
                           Hrsg.: O. H. Gauer, K. Kramer, R. Jung
                           München, Urban u. Schwarzenberg (1972)

(61) W. Giloi   Simulation and Analyse stochastischer
                           Vorgänge
                           München, Oldenburg (1967)

(62) W. Giloi   Priniciples of continous system
                           simulation
                           Stuttgart, Teubner (1975)

(63) J. J. Granger   Quantitative analysis of autoregulation
                           and interstitial fluid dynamics
                           Dissertation, Universität Jackson-
                           Mississippi (1970)

(64) M. E. Greene,   The innervated left ventricle: a
     J. W. Clarke   mathematical model of function
                          Med. Biol. Eng. 11: 464-468 (1973)

(65) G. Grimby,   Cardiac output during submaximal and
     N. J. Nilsson,   maximal exercise in active middle-
     B. Saltin   aged athletes
                          J. Appl. Physiol. 21: 1150-1156 (1966)

(66) H. Grobecker,   Biochemische Grundlagen der
     P. Holtz   sympathischen Kreislaufregulation
                          In: Hypo- und Hypertonie, S. 85-113
                          Hrsg.: D. Gross
                          Stuttgart, Hippokrates (1973)

(67) F. S. Grodins   Control theory and biological systems
                          New York, Columbia University Press
                          (1963)

(68) F. Gross   Niere und Hochdruck
                          Klin. Wschr. 50: 621-635 (1972)

(69) F. Grosse-Brockhoff Pathologische Physiologie
                          Heidelberg, Springer (1969)

(70) A. C. Guyton,   The limits of right ventricular
     W. Lindsey,   compensation following acute increase
     J. J. Gilluly   in pulmonary circulatory resistance
                          Circulat. Res. 2: 326-332 (1954)

(71) A. C. Guyton,   Long-term regulation of the circulation:
     T. G. Coleman   interelationships with body fluid
                          volumes
                          In: Physical basis of circulatory
                          transport, S. 179-201, a.a.O.

(72) A. C. Guyton,   Circulatory control in hypertension
     T. G. Coleman,   Circ. Res. Suppl. 2 26/27: 135-147
     J. D. Bower,   (1970)
     H. J. Granger

(73) A. C. Guyton,   Arterial pressure regulation
      T. G. Coleman,   Amer. J. Physiol. <u>52</u>: 584-594 (1972)
      A. W. Cowley,
      K. W. Scheel,
      R. D. Manning,
      R. A. Norman

(74) A. C. Guyton,   The role of kidney in hypertension
      D. B. Young,   In: Pathophysiology and managment of
      J. W. Declue,   arterial hypertension, S. 78-91
      I. D. Ferguson,   Hrsg.: G. Berglund, L. Hansson,
      R. E. McCaa,   L. Werkö
      A. Cevese,   Mölndal, Lindgren und Söner (1975)
      N. C. Trippodo,
      J. E. Hall

(75) A. C. Guyton   Textbook of medical physiology
                          Philadelphia, Saunders (1976)

(76) W. I. Hanna   A simulation of human heart function
                          Biophys. J. <u>13</u>: 603-621 (1973)

(77) O. Harth   Nierenfunktion
                          In: Physiologie des Menschen, S. 607-
                          650
                          Hrsg. R. F. Schmidt, G. Thews
                          Heidelberg, Springer (1978)

(78) I. Hartmann   Lineare Systeme
                          Heidelberg, Springer (1976)

(79) I. Hatakeyama   Analysis of baroreceptor control of
                          the circulation
                          In: Physical basis of circulatory
                          transport, S. 91-112, a.a.o

(80) R. H. Haynes,   Role of non-newtonian behavior of
      A. C. Burton   blood in hemodynamics
                          Amer. J. Physiol. <u>197</u>: 943-950 (1950)

(81) R. H. Haynes   Physical basis of the dependence of
blood viscosity on tube radius
Amer. J. Physiol. **198**: 1193-1200
(1960)

(82) Z. Hejl   Changes in cardiac output and
peripheral resistance during simple
stimuli influencing blood pressure
Cardiologica **31**: 375-381 (1957)

(83) E. Hofer,
     R. Lunderstädt   Numerische Methoden der Optimierung
München, Oldenburg (1975)

(84) A. Holmgren,
     B. Jonsson,
     T. Sjostrand   Circulatory data in normal subjects
at rest and during exercise in
recumbent position, with special
reference to stroke volume at different
work intensities
Acta physiol. Scand. **49**: 343-363 (1960)

(85) L. L. Huntsmann   Control of peripheral vascular
restistance: experimental and
theoretical studies
Dissertation, Universität Jackson-
Mississippi (1970)

(86) F. Husemann   Das Bild des Menschen als Grundlage
der Heilkunst Bd II/2
Hrsg.: E. Wolff
Stuttgart, Freies Geistesleben (1978)

(87) W. Irnich,
     W. Bleifeld   Determination of the pressure volume
characteristics of the aorta in vivo
Biomed. Techn. **17**: 84-86 (1972)

(88) R. Jacob   Wechselwirkungen zwischen Volumen und
Leistung des linken Ventrikels im
akuten Versuch
Ärztliche Forschung **22**: 329-348 (1968)

(89) J. Jahnecke   Risikofaktor Hypertonie
Mannheim, Boehringer (1974)

(90) W. Jentsch — Digitale Simulation kontinuierlicher Systeme. München, Oldenburg (1969)

(91) M. Kaltenbach — Die Belastungsuntersuchung von Herzkranken. Mannheim, Boehringer (1974)

(92) P. G. Katona, O. Barnett, W. D. Jachson — Computer simulation of the blood pressure control of the heart period. In: Baroreceptors and Hypertension, S. 191-199 a.a.O.

(93) I. N. Katz, W. Wise, K. Jochim — The dynamics of the isolated heart and heart-lung preparations of the dog. Amer. J. Physiol. 143: 463-478 (1945)

(94) L. N. Katz, W. Wise, K. Jochim — The control of the coronary flow in the denervated isolated heart and heart-lung preparation of the dog. Amer. J. Physiol. 143: 479-494 (1945)

(95) L. N. Katz, W. Wise, K. Jochim — The dynamics of the non failure period of the isolated heart and heart-lung preparation. Amer. J. Physiol. 143: 495-506 (1945)

(96) L. N. Katz, W. Wise, K. Jochim — The dynamic alterations in heart failure in the isolated heart and heart-lung preparation. Amer. J. Physiol. 143: 507-520 (1945)

(97) T. Kenner — The central arterial pulses. Pflügers Arch. 353: 67-81 (1975)

(98) H. P. Krayenbühl — Das enddiastolische Volumen der linken Kammer beim Menschen, bestimmt mit der Thermodilutionsmethode. Arch. Kreisl. Forsch. 58: 1-35 (1969)

(99) G. J. Langewouters, K. H. Wesseling, W. J. A. Goedhard — Dynamic behaviour of human aortas in vitro. Progress Report 6 (1978). Inst. Med. Phys. TNO, Utrecht

(100) J. K. Ledingham — The role of the heart in the patho-genese of renal hypertension
Lancet $\underline{2}$: 979-981 (1963)

(101) G. Lekkas, D. Rufer, W. Schaufelberger — Identifikation dynamischer Systeme durch nichtlinearen Modellabgleich
Scientia Electrica $\underline{24}$: 65-100, 101-144 (1978)

(102) W. H. Levison, G. O. Barnett, W. D. Jackson — Nonlinear analysis of the baroreceptor reflex system
Circ. Res. $\underline{18}$: 673-682 (1966)

(103) B. M. Lewis, H. E. J. Houssay, F. W. Haynes, L. Dexter — The dynamics of both right and left ventricles at rest and during exercise in patients with heart failure
Circulat. Res. $\underline{1}$: 312-320 (1953)

(104) F. W. Lohmann — Praxis der medikamentösen Hochdruck-therapie
In: Hoher Blutdruck, S. 122-134 a.a.O.

(105) H. Luczak — Untersuchungen informatorischer Be-lastung und Beanspruchung des Menschen
Düsseldorf, VDI-Verlag (1975)

(106) G. Ludyk — Theorie dynamischer Systeme
Berlin, Elitera (1977)

(107) Y. Lundgren — Adaptive changes of cardiovascular design in spontaneous and renal hypertension
Acta physiol. Scand. Suppl. $\underline{408}$: (1974)

(108) E. W. Merril — Rheology of blood
Physiol. Rev. $\underline{49}$: 863-888 (1969)

(109) H. Moll, H. Burkhardt — SIDAS, ein interaktives Progammsystem zur blockorientierten digitalen Simulation dynamischer Systeme
Regelungstechnik $\underline{26}$: 50-55, 87-91 (1978)

(110) D. Möller   A closed model of the cardiovascular
system including the baroreceptor
system: interactive block diagrammed
digital simulation at rest and work-
load
Pflügers Arch. Suppl. R $\underline{12}$: 382 (1979)

(111) D. Möller   Short- and longterm regulation model
for arterial pressure regulation
Proceedings IUPS Vol. XIV (1980)
S. 597 Budapest (Ungarn)

(112) D. Möller   Simulation of a closed nonlinear
average model of the cardiovascular
system
erscheint in: Cardiovascular system
dynamics:models and measurement
Hrsg.: Th. Kenner, H. Hinghofer-
Szalkay
Plenum Publishing Comp. (1981)

(113) D. L. Newman,   Modelling of aortic stenosis
     N. Westerhof,   J. Biomechanics $\underline{12}$: 229-235 (1979)
     P. Siphema

(114) A. Noordergraaf   Circulatory system dynamics
New York, Academic Press (1978)

(115) P. A. Öberg,   Studies of blood-pressure regulation.
     U. Sjöstrand   I. Common-carotid-artery clamping in
studies of the carotid-sinus baro-
receptor control of the systemic
blood pressure
Acta physiol. Scand.$\underline{75}$: 276-300 (1969)

(116) K. Ogata   State space analysis of control systems
Englewood, Prentice Hall (1967)

(117) W. J. Ohley,   Validity of an arterial system: a
     C. Kav, D. Jaron   quantitative evaluation
IEEE Trans. BME $\underline{27}$: 203-211 (1980)

(118) L. de Pater   An electrical analogue of the human
circulatory system
Dissertation, Universität Groningen
(1966)

(119) L. H. Peterson   Systems behavior, feed-back loops, and
high blood pressure research
Circ. Res. $\underline{12}$: 585-596 (1963)

(120) W. D. Pickering,   Analog computer model of the human
      P. N. Nihiforuk,   cardiovascular control system
      J. E. Merriman   Med. Biol. Eng. $\underline{7}$: 401-410 (1969)

(121) J. J. Pitteloud   Theoretische Grundlagen der Herz-
frequenzprüfungen
Schweiz. med. Wschr. $\underline{92}$: 712-716 (1962)

(122) J. W. Poitras,   Analysis of the blood pressure baro-
      N. Pantelokis,   receptor nerve firing relationsship
      C. W. Marble,   Eng. Med. Biol. Proc. 19th Annual
      K. R. Dwyer,   Conference (1966) S. 105
      G. O. Barnett,
      P. G. Katona

(123)   Prozeßidentifikation mit Bezugsmodell:
1. Gradientenmethode
Hrsg. D. Popović
Bremen, Eigendruck (1980)

(124) U. Ranft,   Ein einfaches Gefäßmodell zur
      R. Pestel   Simulation stationären Kreislaufver-
haltens, Teil 1
Biomed. Techn. $\underline{19}$: 102-105 (1974)

(125) U. Ranft   Zur Mechanik und Regelung des Herz-
kreislaufsystems - Ein digitales
Simulationsmodell
Heidelberg, Springer (1978)

(126) H. Reul, B. Tesch,   Hydromechanical simulation of systemic
      J. Schoemackers,   circulation
      S. Effert   Med. Bio. Eng. $\underline{12}$: 431-436 (1974)

(127) V. C. Rideout,
      J. B. Sims

Computer study of the effects of small
nonlinearities in the arterial system
Math. Biosciences $\underline{4}$: 411-426 (1969)

(128) M. Rödenbeck

Beiträge zur Modelltheorie des
arteriellen und venösen Systems
Dissertation, Universität Leipzig
(1963)

(129) H. Roskamm,
      Ch. Hahn

Ventricular function at rest and
during exercise
Heidelberg, Springer (1976)

(130) R. Rost

Kreislaufreaktion und -adaptation unter
körperlicher Belastung
Bonn, Osang (1979)

(131) D. Rufer

Optimale Steuerung des Zweikörper-
problems
Dissertation, ETH-Zürich (1975)

(132) D. Rufer

Implementation and properties of a
method for the identification of non-
linear continous time models
IFAC 7th Triennial World Congreß
Helsinki (1968) Vol. 3, S. 1919-1926
Hrsg.: A. Niemi

(133) L. Sachs

Statistische Methoden
Heidelberg, Springer (1970)

(134) A. P. Sage,
      J. L. Melsa

System identification
New York, Academic Press (1971)

(135) F. L. Schmidt

Herzschlagfrequenz und Leistung
Basel, Karger (1973)

(136) R. Schosser,
      K. E. Arfors,
      K. Messmer

MIC-II a program for the determination
of cardiac output, arterio-venous
shunt and regional blood flow using
the radioactive microsphere method
Computer Progr. Biomed. $\underline{9}$: 19-38 (1979)

(137) E. Schütz,
      H. Caspers,
      E. J. Speckmann

Physiologie
München, Urban u. Schwarzenberg (1978)

(138) E. E. Selkurit

Effect of pulse pressure and mean
arterial pressure modification on
renal hemodynamics and electrolyte and
water excretion
Circulat. $\underline{4}$: 541-551 (1951)

(139) W. Siegenthaler,
      U. Veragut,
      C. Werning

Blutdruck
In: Klinische Pathophysiologie, S. 617-
639
Hrsg.: W. Siegenthaler
Stuttgart, Thieme (1976)

(140) J. B. Sims

An hybrid computer aided study of
parameter estimation in the systemic
circulation
Dissertation, Universität Wisconsin
(1970)

(141) W. I. Smirnow

Lehrbuch der höheren Mathematik, Teil 2
Berlin, VEB Deutscher Verlag der
Wissenschaften (1972)

(142) M. F. Snyder,
      V. C. Rideout

Analog studies of the human systemic
arterial tree
J. Biomechanics $\underline{2}$: 121-143 (1968)

(143) M. F. Snyder

A study of the human venous system
using hybrid computer modelling
Dissertation, Universität Wisconsin
(1969)

(144) M. F. Snyder,
      V. C. Rideout

Computer simulation studies of the
venous circulation
IEEE Trans. BME $\underline{16}$: 325-334 (1969)

(145) J. Stegemann,
      Th. Kenner

A theory on heart rate control by
muscular metabolic receptors
Arch. Kreislauff. $\underline{64}$: 185-214 (1971)

(146) J. Stegemann

Leistungsphysiologie
Stuttgart, Thieme (1977)

(147) G. Thews

Der Blutdruck des Menschen - seine
Messung und Bewertung
Schriftenreihe d. Bundesapotheker-
kammer z. wiss. Fortbildung
Bd. V/Gelbe Reihe, 39-59 (1977)

(148) G. Thews,
E. Mutschler,
P. Vaupel

Anatomie, Physiologie, Pathophysiologie
des Menschen
Stuttgart, Wissenschaftl. Verlagsge-
sellschaft (1980)

(149) W. S. Tropham,
H. R. Warner

The control of cardiac output during
exercise
In: Physical basis of circulatory
transport, S. 77-90 a.a.O.

(150) J. Tuckman,
S. Slater,
M. Mendlowitz

The role of the carotid sinus reflexes
in hemodynamic regulation in normo-
tensive and hypertensive man
In: Baroreceptors and Hypertension
S. 333-347, a.a.O.

(151) H. Unbehauen,
B. Göhring,
B. Bauer

Parameterschätzverfahren zur
Systemidentifikation
München, Oldenburg (1974)

(152) M. B. Valloton

Pathophysiologie de l'hypertension
arterielle
Schweiz. med. Wschr. 106: 1766-1772
(1976)

(153) A. Waldeyer

Anatomie des Menschen 1. Teil
Berlin, De Guyter (1967)

(154) H. R. Warner,
R. O. Russel

Effect of combined sympathetic and
vagal stimulation on heart rate in the
dog
Circ. Res. 24: 567-573 (1969)

(155) H. R. Warner,
R. O. Russel

Effect of combined sympathetic and
vagal stimulation on heart rate in
the dog
Circ. Res. 24: 567-573 (1969)

(156) W. Weizel

Lehrbuch der theoretischen Physik
Bd. 1
Heidelberg, Springer (1955)

(157) R. E. Wells,
     E. W. Merrill

Shear rate dependence of the viscosity
of whole blood and plasma
Science _133:_ 763-764 (1962)

(158) L. Werkö,
     E. Varnaushas

Further evidence that the pulmonary
capillary venous pressure pulse in man
reflects cyclic pressure changes in
the left atrium
Circulat. Res. _1:_ 337-339 (1953)

(159) L. Werkö,
     E. Varnaushas,
     H. Eliasch,
     B. Thomasson

The influence of the pulmonary arterial
pressure on the pulmonary capillary
venous pressure in man
Circulat. Res. _2:_ 319-325 (1954)

(160) C. Werning

Das Renin-Angiotensin-Aldosteron-
System
Stuttgart, Thieme (1972)

(161) C. Werning

Kurzes Lehrbuch der Hochdruckkrank-
heiten
Stuttgart, F. Enke (1975)

(162) C. Werning

Die Bedeutung des Renin-Angiotensin
Aldosteron Systems bei primären und
sekundären Hochdruckformen
notabene medici _6:_ 22-32 (1976)

(163) K. H. Wesseling,
     B. de Witt,
     J. E. W. Beneken

Arterial haemodynamic parameters
derived from non-invasively recorded
pulsewaves, using parameter estimation
Med. Biol. Eng. _11:_ 724-731 (1973)

(164) N. Westerhof,
     F. Bosman,
     C. J. de Vries,
     A. Noordergraaf

Analog studies of the human systemic
tree
J. Biomechanics _2:_ 121-143 (1969)

(165) E. Wetterer,   Grundlagen der Dynamik des Arterien-
     Th. Kenner   pulses
                         Heidelberg, Springer (1968)

(166) K. Witzig   Über erzwungene Wellenbewegungen zäher,
                         inkompressibler Flüssigkeiten in
                         elastischen Röhren
                         Dissertation, Universität Bern (1914)

(167) E. Witzleb   Funktionen des Gefäßsystems
                         In: Physiologie des Menschen,
                         S. 386-451, a.a.O.

(168) W. Yongchareon,   Inition of turbulence in models of
     D. F. Young   arterial stenosis
                         J. Biomechanicus 11: 185-196 (1979)

(169) E. Zerbst,   Analyse der Informationsaufnahme und
     K. H. Dittberner   -verarbeitung durch biologische
                         Rezeptoren
                         Leipzig, Thieme (1973)